Karl Haag

Wenn Mütter zu sehr lieben

Verstrickung und Missbrauch in der Mutter-Sohn-Beziehung

Verlag W. Kohlhammer

Es konnten nicht alle Rechtsinhaber von Abbildungen ermittelt werden. Sollte dem Verlag gegenüber der Nachweis der Rechtsinhaberschaft geführt werden, wird das branchenübliche Honorar nachträglich gezahlt.

1. Auflage 2006

Umschlag: Data Images GmbH
Umschlagabbildung: Fotomontage auf Grundlage von Rubens, »Die Toilette der Venus«, um 1615 (Madrid, Museo Thyssen-Bornemisza)
Gesamtherstellung:
W. Kohlhammer Druckerei GmbH + Co. KG, Stuttgart
Printed in Germany

ISBN-10 3-17-019029-6
ISBN-13 978-3-17-019029-0

Inhalt

Teil I – Theoretischer Rahmen

Teil II – Fallstudien

Teil III – Zusammenfassung und Hypothesen zum Missbrauch

Teil I

Theoretischer Rahmen

1 Einführung in das Thema

1.1 Meine Motivation

Vor ca. 20 Jahren kam das Thema des sexuellen Missbrauchs von Kindern auf – wie üblich ausgehend von den USA – und nahm auch in Deutschland einen zunehmend breiten Raum ein, und zwar sowohl in der psychologischen Literatur wie auch in den Massenmedien. Früher war dieses Thema offenbar weitgehend tabuisiert worden, sodass nur wenige Fälle von Kindesmissbrauch öffentlich bekannt geworden waren. Mit der zunehmenden öffentlichen Diskussion begann auch die Forschung, sich mehr für das Thema zu interessieren. Es wurde sichtbar, dass das Phänomen des sexuellen Missbrauchs von Kindern sehr viel verbreiteter ist als früher angenommen. Es entstanden zahlreiche private Initiativen – meist von feministisch orientierten Frauen –, die Hilfe für die Opfer sexuellen Missbrauchs anboten.

Dabei ging es zuerst und für lange Zeit ausschließlich um den sexuellen Missbrauch von Mädchen. Es stellte sich heraus, dass die fast ausschließlich männlichen Täter[1] meist aus dem familiären und sozialen Umfeld der Opfer stammen. In der Öffentlichkeit wurden häufig die Väter beschuldigt, obwohl nach heutigen Angaben nur 2–3 % der Mädchen von ihren leiblichen Vätern missbraucht wurden. Auch die Anwendung von physischer Gewalt scheint häufig vorzukommen (vgl. Engfer, zit. n. Egle, Hoffmann & Joraschky, 2005, S. 15). Das waren alles schockierende Tatsachen, die das Bild der heilen Familie schwer erschütterten.

In der sich über mehr als zwei Jahrzehnte erstreckenden Arbeit in meiner psychotherapeutischen Praxis bin ich häufig auf andere Formen von Missbrauch als den sexuellen Missbrauch im engeren Sinne gestoßen, die ebenfalls schwere Störungen nach sich ziehen. Dazu zwei Beispiele. Eine 38-jährige Patienten erzählte mir, dass ihre Mutter vor zehn Jahren, als sie – die Tochter – erstmals allein in Urlaub fahren wollte, zu ihr gesagt hatte: »Wenn du ohne mich in Urlaub fährst, bringe ich mich um!« Die Tochter fuhr trotzdem allein in Urlaub, und die Mutter beging tatsächlich Selbstmord. Die Tochter erkrankte an einer schweren wiederkehrenden Depression.

In einem anderen Beispiel besprach eine geschiedene allein erziehende Mutter alle ihre persönlichen, emotionalen Probleme mit ihrem pubertierenden Sohn, einschließlich ihrer Probleme mit ihrem Liebhaber. Zudem erwartete sie von ihrem Sohn, dass er den geschiedenen Ehemann – seinen Vater – als Bösewicht behandelte, der an allen ihren Schwierigkeiten schuld sei. Der Sohn hatte später als Erwachsener nicht nur eine depressive Störung, sondern insbesondere in seiner Intimbeziehung beträchtliche sexuelle und emotionale Probleme.

---

[1] Nach den Angaben von Engfer (zit. n. Egle, Hoffmann & Joraschky, 2005, S. 14) sind bei 97,5 % der weiblichen Opfer die Täter männlich.

In beiden Fällen handelt es sich unzweideutig um einen Missbrauch, aber um eine Form von Missbrauch, der weder auf physischer Gewalt beruht noch einen sexuellen Inhalt hat, zumindest keinen offenkundigen. (Im zweiten Beispiel kann durchaus eine untergründige erotische Beziehung zwischen Mutter und Sohn bestehen). Die Kinder werden vermöge ihrer *emotionalen Beziehung* zur Mutter manipuliert und benutzt, deshalb spreche ich von einem *emotionalen* Missbrauch. Es ist bemerkenswert, dass der so thematisierte emotionale Missbrauch bis heute selbst in einer so breit und fundiert angelegten Untersuchung wie der von Egle-Hoffmann-Joraschky zum Thema »Sexueller Missbrauch, Misshandlung, Vernachlässigung« bestenfalls am Rande als »psychische Formen der Misshandlung« in das Blickfeld gerät (Engfer, zit. n. Egle, Hoffmann & Joraschky, 2005, S. 6).

Im Verlaufe meiner weiteren Untersuchung präzisierte ich die Fragestellung nach dem emotionalen Missbrauch in der *Mutter-Sohn*-Beziehung. Mögliche *sexuelle* Missbräuche in der Mutter-Sohn-Beziehung hatte ich ursprünglich als quantitativ vernachlässigbar konzediert und mich gar nicht erst damit beschäftigt. Bei der Lektüre der Mütterbefragung von Amendt (1994) begann ich zu ahnen, dass auch ich noch einige Aspekte des Themas verdrängt haben könnte. Durch den verengten Blickwinkel, – nämlich auf das genitale Primat bei der Sexualität und die Einengung auf den emotionalen Missbrauch, – hatte ich weitgehend die Sexualität aus der Mutter-Sohn-Beziehung eliminiert. Ich begann, meine Untersuchung auf die subtileren Formen von erotischen und sexuellen Verstrickungen zwischen Müttern und Söhnen zu erweitern.

Warum habe ich mich thematisch auf das Verhältnis von Müttern und Söhnen beschränkt? Ich sehe durchaus, dass fast alle beschriebenen Formen von Verstrickung und Missbrauch auch zwischen Vätern und Töchtern vorkommen (wenn auch nicht unbedingt in der gleichen Häufigkeit), viele Formen auch zwischen Müttern und Töchtern und zwischen Vätern und Söhnen. Ich habe mehrere Gründe für diese Beschränkung. Als persönlicher Grund zählt mein spezifisches Interesse als Sohn. Dazu kommen gewichtige sachliche Gründe: Zum Mutter-Sohn-Verhältnis gibt es bisher nur wenige Untersuchungen; da herrscht mehr Ideologie als Sachkenntnis, mehr Tabuisierung als Einsicht.

Der Titel meines Buches ist eine ironische Anspielung auf das bekannte Buch von Robin Norwood, »Wenn Frauen zu sehr lieben«, das vor ca. 20 Jahren zuerst in Amerika, dann bei uns einiges Aufsehen erregte (Norwood, 1986). Norwood behandelt darin das (selbst)destruktive Verhalten von Frauen in ihren Partnerbeziehungen, die als Kinder von Mutter oder Vater emotional oder sexuell missbraucht wurden.[2] Es handelt sich also grundsätzlich um das gleiche Thema wie in meiner Untersuchung, allerdings in Bezug auf Töchter und mit Fokus auf die Verhaltensweisen der erwachsenen Frauen.

---

[2] Norwood erwähnt die Übernahme der Elternrolle sowie der Rolle der Partnerin und Vertrauten durch die Tochter (S. 88 f.), den Retterkomplex und grandiose Vorstellungen (S. 97). Sie skizziert die Situation sexueller Anziehungskraft zwischen Vater und Tochter und die schädlichen Folgen (S. 98 f., 101).

Schon der Untertitel von Norwood, »Die heimliche Sucht, gebraucht zu werden«, stellt klar, dass es sich nicht um wirkliche Liebe, sondern um eine Abhängigkeit handelt. An Liebe kann es nicht zu viel geben, weder in der Partnerbeziehung noch in der Eltern-Kind-Beziehung noch in sonstiger Hinsicht. Meister Eckehart drückte das vor 700 Jahren so aus: »Lebte ein Mensch tausend Jahre, er könnte immer noch zunehmen an Liebe«.[3] Deshalb kann es nicht zu viel Mutterliebe geben, sondern nur ein Übermaß der gesellschaftlich sehr verbreiteten Formen von falsch verstandener »Mutterliebe«, die ich in den folgenden Kapiteln ausführlicher darstelle.[4]

1.2 Meine Haltung zum Thema

Bei der Haltung zum Thema des Kindesmissbrauchs muss man unterscheiden zwischen der Haltung in einer wissenschaftlichen Untersuchung und der Haltung in der Therapie von Betroffenen. In einer wissenschaftlichen Untersuchung zu diesem Thema kann nichts anderes gelten als sonst in der Wissenschaft, nämlich eine Haltung von Objektivität und Sachlichkeit. Moralische Bewertungen haben darin nichts zu suchen. Es geht weder um Anklage noch um Verurteilung, sondern um die Erforschung von Ursachen und Wirkungen, um das Verstehen und die Aufklärung von Zusammenhängen. Ein Ausdruck von menschlicher Betroffenheit steht dazu nicht in Widerspruch.

In der vorliegenden Untersuchung kommt es mir insbesondere nicht darauf an, die Mütter einmal mehr als Sündenböcke abzustempeln, die an allen Schwierigkeiten des Lebens die Schuld tragen, wie dies schon früher als Folge der Popularisierung psychoanalytischer Einsichten über den Ursprung von Störungen in der Mutter-Kind-Beziehung häufig der Fall war und noch verbreitet ist. Das schmeichelt möglicherweise dem Machtgefühl der Mütter, weil ihnen damit ein unvergleichlicher Einfluss auf das Schicksal ihrer Kinder zugeschrieben wird. Andererseits wurde und wird diese Begründung häufig von den (erwachsenen) Kindern benutzt, um die Verantwortung für ihr eigenes Leben abzuwälzen.

Meine Haltung in der Psychotherapie von Betroffenen oder Beteiligten des Kindesmissbrauchs ist sehr viel komplexer. Hier kann ich mich nicht objektiv und neutral verhalten, sondern stehe mit Verständnis und Mitgefühl auf der Seite meines Patienten (wie auch sonst in der Therapie).[5] Dabei enthalte ich mich aller moralischen Bewertungen, sowohl aufgrund meiner eigenen moralischen Maßstäbe wie auch aufgrund derer des Patienten. Wenn der Patient in seiner Kindheit ein Opfer von Missbrauch oder Misshandlung war und wenn er mit

---

3 Meister Eckehart: Deutsche Predigten und Traktate (hrsg. von Quint 1979), S. 405.

4 Die grundlegende Schwäche von Alain Braconnier: Mère et Fils (2005) besteht darin, dass er Liebe und Missbrauch nicht differenziert, sondern alles als Mutterliebe verherrlicht (z.B. S. 16 f.). Die Schäden für den Sohn erklärt er zu Ausnahmen.

5 Das meint wohl auch Miller (2004, S. 16), wenn sie eine »parteiische und nicht neutrale« Begleitung des Patienten fordert.

seinem Schmerz, seiner Entrüstung und seiner Wut in Kontakt kommt, so teile ich seine Entrüstung und anerkenne, dass ihm Unrecht geschehen ist, ohne selbst den »Übeltäter« zu kritisieren oder zu verurteilen. Trotz seiner Wut hat er noch eine Bindung an den betreffenden Elternteil und könnte sich durch meine Kritik an diesem Elternteil verletzt oder bevormundet fühlen.

Schwieriger kann sich die Situation für mich gestalten, wenn der Patient selbst das eigene Kind (oder andere Kinder) missbraucht hat oder aktuell noch missbraucht. Es gibt Kolleginnen und Kollegen, die die Therapie von solchen »Tätern« ablehnen – das ist ihr gutes Recht – oder die strenge Bedingungen aufstellen, was dann die Therapie möglicherweise erschwert oder ganz blockiert. Es gilt in dieser Konstellation nichts anderes als sonst in der Therapie, auch wenn es manchmal schwerer fallen mag auf der Seite meines Patienten zu stehen. Eine Kritik oder sonstige Bewertung seines Verhaltens gegenüber seinen Kindern steht mir nicht zu und könnte dazu führen, dass er sich verschließt und damit die Therapie blockiert oder ganz abbricht. Wenn die Therapie erfolgreich verläuft, wird er sein destruktives Verhalten von sich aus beenden.

In der Vergangenheit wurde die öffentliche Diskussion über den sexuellen Missbrauch häufig von einer mehr oder weniger stark moralisierenden Haltung geprägt. Die Entrüstung und der Abscheu über das Ungeheuerliche standen im Vordergrund. Das ist menschlich verständlich, aber die Frage muss erlaubt sein, ob und in welcher Hinsicht die moralische Entrüstung hilfreich ist. Die Boulevardpresse macht mit der Entrüstung ihre Geschäfte. Doch schon ein Staatsanwalt, der bei einem sexuellen Missbrauch Anklage erhebt, hat eine andere Aufgabe als sich moralisch zu entrüsten: er kann das Gesetz nur dann richtig anwenden, wenn er eine gewisse Distanz zu seinen Gefühlen und zu seinen eigenen moralischen Bewertungen einhält.

Auch Psychotherapeutinnen und Psychotherapeuten haben sich häufig genug in moralisierenden Betrachtungen ergangen.[6] Das häufig gebrauchte Wort »Seelenmord« für Inzest ist ein Beispiel dafür.[7] Vom sachlichen Inhalt her ist »Seelenmord« ein sinnloser Ausdruck, denn wenn die Seele ermordet wäre, wäre sie nicht mehr am Leben, d.h. der Mensch wäre tot. Das soll damit nun gerade nicht ausgedrückt werden, sondern das Wort »Mord« soll andeuten, dass es sich um die verwerflichste Kategorie von Verhalten überhaupt handelt.

Aus psychodynamischer Sicht sind Entrüstung und Abscheu *psychische Abwehrmechanismen*. Sie haben die Funktion, den Schmerz über die erlittene Verletzung – genauer: das Ausgeliefertsein an den Schmerz – zu vermeiden oder zu mildern. Die moralische Entrüstung ist eine Form von Aggression, eine Art »Gegenangriff«. Als solcher geht er ins Leere, wenn die Verletzung schon passiert ist. In der Psychotherapie ist die moralische Entrüstung kontraindiziert.

---

6 Vergleiche zum Beispiel das Buch von Röhr (1998) mit vielen Gefühlsmalereien (z.B. S. 31, 46, 50, 67, 82, 89, 90, 159) und Verurteilung des Täters (z.B. S. 33, 51, 54, 55).

7 Dieser Begriff dürfte zuerst benutzt worden sein von Shengold (1989). Shengold ist im Übrigen ein anerkannter Analytiker, der viel zur Aufklärung des sexuellen Missbrauchs beigetragen hat.

Stattdessen muss sich der Patient mit Unterstützung des Therapeuten dem Schmerz stellen, um ihn zu verarbeiten und um eine Heilung der Verletzung zu ermöglichen.

Im Hinblick auf eine schon erlittene Verletzung stellt die moralische Entrüstung ein Vermeidungsverhalten dar. Unter soziologischem Blickwinkel kann ihr allerdings eine andere Funktion zukommen: nämlich als Mittel der *sozialen Kontrolle*. Das wäre dann der Fall, wenn einzelne Menschen aus Angst vor der moralischen Entrüstung anderer Mitglieder der Gesellschaft ein bestimmtes missbilligtes Verhalten – in unserem Zusammenhang den Missbrauch – unterlassen würden. In welchem Kontext diese Form von sozialer Kontrolle wirkt, lasse ich hier dahingestellt. Das zu untersuchen ist nicht meine Aufgabe.

Ein Psychotherapeut, der sich in der Therapie moralisch entrüstet, hilft damit seinen Patienten nicht, im Gegenteil: Er schadet ihnen.

In entsprechender Weise sind die Rolle des Therapeuten und die Rolle des Verfolgers unvereinbar. Mit »Verfolgung« meine ich nicht nur die Strafverfolgung, sondern jedes Verhalten, das darauf abzielt, staatliche oder gesellschaftliche Instanzen zum Einschreiten gegen »Täter« eines Missbrauchs zu veranlassen. Es würde in diesem Sinne zur »Verfolgung« gehören, wenn ein Therapeut, der im Rahmen einer Kindertherapie von einem Kindesmissbrauch erfahren hat, darüber einen Bericht an das Jugendamt schreibt, der zum Beispiel das Jugendamt zu einem Antrag auf Entzug des Sorgerechts veranlassen könnte. Man muss sich klar entscheiden, welche Rolle man einnimmt. Allerdings gibt es auch hier Grenzfälle, in denen aufgrund einer Güterabwägung ein Einschreiten unabweisbar ist, wenn z. B. das Leben bedroht ist oder schwere Gesundheitsschäden bevorstehen.

Schließlich halte ich es auch für ungünstig, dass manche Vereine oder Institutionen den Opfern eines Missbrauchs sowohl Hilfe bei der Strafverfolgung als auch Psychotherapie anbieten. Beides sollte institutionell klar getrennt sein.

1.3 Adressatenkreis und Zielrichtung

Das Buch richtet sich in erster Linie an meine psychotherapeutischen Fachkolleginnen und Fachkollegen, des weiteren an Ärzte, Psychologen, Pädagogen und Sozialpädagogen, die beruflich mit Familien, Kindern und Jugendlichen zu tun haben (z. B. Jugendämter), nicht zuletzt auch an Familienjuristen, die mit Fragen des Sorgerechts, Umgangsrechts usw. befasst sind. Ich bemühe mich aber auch, für interessierte Laien verständlich zu sein. Mein generelles Ziel ist Aufklärung und Verständnis von bisher übersehenen, verdrängten oder verleugneten Zusammenhängen.

In der Psychotherapie geht es mir vor allem darum, den Blickwinkel der therapeutischen Betrachtung zu erweitern. Nun könnte man sagen, dass jeder Therapeut, der aufmerksam und unvoreingenommen an die Dinge herangeht, schon von selbst die geschilderten Zusammenhänge – so weit sie vorliegen – aufdecken wird. Das mag sein und ist vermutlich auch mehr oder weniger häufig der Fall.

Wollte man aber ausschließlich diese Einstellung zugrunde legen, so bräuchte man eigentlich gar keine psychologische Theorie in der psychotherapeutischen Behandlung.

Grundsätzlich ist jede Wahrnehmung von kognitiven Konstrukten geleitet – auch die psychotherapeutische Wahrnehmung. Das, wovon wir keine Begriffe und Kategorien haben, werden wir leichter zu übersehen geneigt sein. Hinzu kommt der sehr viel gravierendere Aspekt, dass das hier untersuchte Thema in vielfältiger Hinsicht emotional stark aufgeladen ist. Es dürfte schwer möglich sein, einfach nur aufmerksam und unvoreingenommen an die betreffenden Sachverhalte heranzugehen. Eine bewusste Aufarbeitung der Thematik – einschließlich unserer eigenen persönlichen Verstrickungen – erscheint mir deshalb für Psychotherapeutinnen und Psychotherapeuten unumgänglich.

1.4 Therapeutischer Ansatz

Ich propagiere in diesem Buch keinen bestimmten therapeutischen Ansatz, schon gar nicht eine bestimmte Therapieschule. Es geht mir in erster Linie um die Aufklärung von psychischen und sozialen Zusammenhängen. Die Diskussion von therapeutischen Ansätzen und Therapierichtungen würde von meinem eigentlichen Thema nur ablenken. Ich bin der Meinung, dass man zur Behandlung der Folgen von Missbrauch grundsätzlich keinen speziellen therapeutischen Ansatz oder spezielle Therapiemethoden braucht.

Allerdings kann und will ich nicht verbergen, dass ich aufgrund einer bestimmten Therapierichtung – bzw. mehrerer Therapierichtungen – praktisch arbeite. Deshalb halte ich es für besser, vorweg darauf hinzuweisen. Meine ursprüngliche Therapieausbildung habe ich in Gestalttherapie absolviert. Parallel dazu lief eine Ausbildung in tiefenpsychologisch fundierter Psychotherapie auf der Basis der Selbstpsychologie und Objekt-Beziehungs-Theorie. Später kam eine Fortbildung in Verhaltenstherapie hinzu, wobei ich die kognitive Verhaltenstherapie dauerhaft in meine Arbeit integriert habe. Schließlich habe ich noch vieles aus der systemischen Familientherapie gelernt. Im Rahmen meiner Kassenzulassung arbeite ich vor allem tiefenpsychologisch.

Zusammenfassend kann ich feststellen, dass ich einen methodenübergreifenden Ansatz vertrete. Damit meine ich nicht eine willkürliche Sammlung verschiedener Methoden. Ich bin der Meinung, dass es einen Kernbestand von psychotherapeutischen Einsichten, Haltungen und Vorgehensweisen gibt, die unabhängig von einer bestimmten Richtung oder Schule sind bzw. die allen Richtungen und Schulen gemeinsam sind, die den Namen Psychotherapie verdienen. Allerdings formuliert jede Richtung oder Schule diesen Kernbestand in einem eigenen Denk- und Sprachsystem, das in der Regel nur diejenigen verstehen, die darin eine Ausbildung erhalten haben.

1.5 Forschungsansatz

Meine Untersuchung basiert schwerpunktmäßig auf Einzelfallstudien aus meiner psychotherapeutischen Praxis. Vorangestellt habe ich einige Studien aus Geschichte, Zeitgeschehen und Literatur. Der Umfang meiner Fallstudien resultiert daraus, dass es sich nach meiner Intention nicht bloß um beispielhafte Illustrationen von theoretischen Zusammenhängen, sondern um *empirische Belege* handelt. Das bedeutet, dass die theoretischen Zusammenhänge anhand meines Materials nicht bloß veranschaulicht werden, sondern auch empirisch überprüfbar sein sollen. Inwieweit diese Absicht verwirklicht werden konnte, muss der Leser entscheiden.

Eine direkte Anwendung von empirisch-statistischen Kriterien ist wegen der zu geringen Anzahl der Fälle nicht möglich. Ich kann also keine Aussagen über Häufigkeit und Verbreitung ableiten. Allerdings gibt es durch die beiden Erhebungen von Amendt eine Verbindung zur statistisch repräsentativen Seite. Einige Ergebnisse der Untersuchungen von Amendt tauchen auch in meiner Untersuchung auf, sodass hier durchaus Rückschlüsse auf Häufigkeiten möglich sind. *Beispiel*: 53,7 % der von Amendt befragten Männer waren als Kinder/Jugendliche der geheime Vertraute ihrer Mutter (Amendt 1999, S. 62). Bei meinen Patienten taucht diese Figur des Sohnes als geheimer Vertrauter der Mutter ebenfalls öfter auf. Es handelt sich also bei diesen Fallstudien um Repräsentanten von ca. der Hälfte aller Männer. Das bedeutet, dass man meine diesbezüglichen Ergebnisse nicht als Ausnahmen abtun kann, sondern als Massenphänomen betrachten muss (was man bei breiter klinischer Erfahrung allerdings schon weiß).

Hinzu kommt, dass die Einzelfallstudien eine gründlichere Durchdringung und ein sehr viel tieferes Verständnis der Zusammenhänge ermöglichen als rein statistische Erhebungen, (deren Wert ich im Übrigen keineswegs bestreiten will). In den klinischen Studien gebe ich zudem einen Einblick in den Prozessablauf der Psychotherapie, aus dem Anregungen und Hilfestellungen für Behandlungen entnommen werden können.

1.6 Auswahl der Fälle

Da ich in meiner Praxis sowohl mit Erwachsenen als auch mit Kindern und Jugendlichen arbeite, bin ich in der günstigen Lage, die Tatbestände des Missbrauchs aus den verschiedensten Perspektiven des Familiensystems (Eltern, Partner, Kinder) wahrnehmen und bearbeiten zu können. Ich konnte mich schon in jede Rolle oder Situation versetzen – des missbrauchten Kindes, der missbrauchenden Mutter, des haltlosen Vaters (auch des missbrauchenden Vaters, der hier nicht Thema ist) usw.

In der Erwachsenentherapie geht es meistens um die retrospektive Aufdeckung in der Kindheit des Patienten. Ich habe für die folgende Darstellung Behandlungen ausgewählt, die lange begonnen und meist beendet waren, bevor ich auf die Idee kam, ein Buch über dieses Thema zu schreiben. In selteneren Fällen ging es in der Erwachsenentherapie auch um das aktuelle oder zurückliegende Verhältnis der Patientin zu ihren eigenen Kindern.

Ein weiterer Schwerpunkt sind die Fallstudien aus der Kindertherapie. Hier ging es nicht um die rückblickende Aufdeckung, sondern um die Arbeit an einem aktuellen Geschehen zwischen Eltern und Kindern. Bei der Arbeit mit den Eltern kamen auch häufig deren eigene Missbrauchsgeschichten aus ihren Herkunftsfamilien zum Vorschein.

Was die Schwere der Fälle angeht, so hätte ich in noch größerer Anzahl drastische und gravierende Missbrauchsgeschichten präsentieren können. Mein Interesse gilt aber mindestens genauso den ganz subtilen Verstrickungen, die nur schwer wahrnehmbar sind, die aber dennoch schwerwiegende Folgen haben können. Ich habe mich deshalb bemüht, die Fallstudien exemplarisch so auszuwählen, dass sie möglichst das ganze Spektrum der möglichen Konstellationen von Missbrauch abdecken.

1.7 Aufbau

Im *zweiten Kapitel des ersten Teils* unterscheide ich anhand meines Erfahrungsmaterials verschiedene Formen des Missbrauchs. Ich zitiere einige Autoren zum Thema, die mir bahnbrechend erscheinen. Es ging mir nicht um eine möglichst vollständige Erwähnung der Literatur, die sich generell mit dem Thema des Missbrauchs beschäftigt, sondern Schwerpunkt dieser Studie sollten meine eigenen Erfahrungen, mein eigenes empirisches Material sein.

Innerhalb der verschiedenen Formen des Missbrauchs habe ich den Schwerpunkt eindeutig auf den inzestuösen Missbrauch gelegt, da hier noch die meisten Tabuisierungen und Verdrängungen stattfinden. Ein zweiter Schwerpunkt ist der von mir so genannte symbiotische Missbrauch, zum einen wegen der Häufigkeit des Vorkommens, zum andern, weil ich diese Form in der bisherigen Literatur kaum gefunden habe.

Im *zweiten Teil* folgen die Fallstudien, unterteilt nach den verschiedenen Quellen: aus Geschichte, Zeitgeschehen und Literatur *(drittes Kapitel)*, aus der Erwachsenentherapie *(viertes Kapitel)* und aus der Kindertherapie *(fünftes Kapitel)*.

Im *dritten Teil* unternehme ich den Versuch, einige Verallgemeinerungen und Hypothesen zu bilden sowie Folgerungen zu ziehen. Zuerst versuche ich, zwei typische Konstellationen des Missbrauchs im Familiensystem herauszuarbeiten. Dann diskutiere ich die zugehörige Dynamik und stelle eine Reihe von Hypothesen über die Folgen des Missbrauchs auf. Es folgt die Frage nach spezifischen methodischen oder technischen Problemen bei der Behandlung des Missbrauchs.

Zum Schluss werfe ich noch einen Blick auf die historisch-gesellschaftliche Einordnung des Phänomens des mütterlichen Missbrauchs von Söhnen. Es ist mir klar, dass dieser Aspekt eine eigene Untersuchung wert wäre, die ich an dieser Stelle nicht leisten konnte. Ich wollte aber auch nicht ganz darauf verzichten, da mir dieser Aspekt zu interessant erscheint.

2 Formen des Missbrauchs

Die folgenden Begriffsbestimmungen und begrifflichen Unterscheidungen sagen nichts über das »Wesen« des Missbrauchs aus. Sie haben lediglich eine denkökonomische Funktion, d.h. sie dienen dazu, das vorhandene Material zu ordnen und in eine übersichtliche Form zu bringen. Man könnte auch andere Definitionen und Unterscheidungen treffen und danach das Material anders ordnen. Man sollte sich nicht über die »Richtigkeit« von Definitionen streiten, höchstens über deren Zweckmäßigkeit.

In allen Formen des Missbrauchs erwartet ein Elternteil von seinem Kind ein Verhalten, welches seiner Position als Kind dieses Elternteils *nicht* gemäß ist. Fasst man ein Geflecht von Erwartungen im Begriff der Rolle zusammen, so könnte man formulieren, dass der Missbrauch in der Zuweisung einer Rolle besteht, die dem Adressaten als Kind dieser Eltern nicht gemäß ist.

Es liegt auf der Hand, dass die Anschauungen darüber, was der Position oder der Rolle eines Kindes »gemäß« ist, sich historisch verändern können und sich auch tatsächlich verändert haben. Aus heutiger Sicht ist es der Position eines Kindes nicht gemäß, zu außerhalb seiner selbst liegenden Zwecken benutzt zu werden. *Missbrauch* liegt dann vor, wenn ein Elternteil sein Kind zu Zwecken benutzt, die in erster Linie nicht im Interesse und Bedürfnis des Kindes liegen, sondern der Befriedigung der Interessen und Bedürfnisse des Elternteils dienen, z.B. den Elternteil von seinen eigenen Konfliktspannungen zu entlasten.

Was nun im Interesse und Bedürfnis des Kindes liegt bzw. nicht liegt, kann nicht abschließend bestimmt werden, ist also selbst noch ausfüllungsbedürftig. Nach unserer heutigen Auffassung dürfte alles das *nicht* im Interesse und Bedürfnis des Kindes liegen, was seine Entwicklung zu einer unabhängigen, selbständigen, verantwortlichen und liebevollen Persönlichkeit behindert oder schädigt.

Für den Sachverhalt des Missbrauchs kommt es *nicht* darauf an, ob die Vorstellungen und Erwartungen dem betreffenden Elternteil bewusst sind oder nicht; in aller Regel werden sie nicht bewusst sein, sondern verdrängten inneren Konflikten entspringen. Für den Begriff des Missbrauchs ist es auch nicht maßgeblich, ob das Kind mit dem Verhalten des Elternteils einverstanden ist oder nicht, ob es mitspielt oder nicht. In vielen Fällen der Verführung wird nämlich das Kind bereitwillig mitspielen.

In allen Fällen, in denen das Kind nicht bloß passives Objekt eines elterlichen Missbrauchs ist, sondern in irgendeiner Weise mitspielt, z.B. auf die elterliche Verführung eingeht oder eventuell sogar die Initiative ergreift, bietet sich der Begriff der *Verstrickung* zwischen Elternteil und Kind an. Ich verwende zwar öfter die Begriffe der Verstrickung und des Missbrauches nebeneinander, halte aber am Missbrauch als Oberbegriff fest. Das Verhältnis zwischen Eltern und Kind ist keine Beziehung zwischen Gleichen. Auch wenn das Kind »mitspielt«, hat es keine freie Wahl. Die Verantwortung liegt beim Elternteil. Der Begriff der Verstrickung verdunkelt insofern den eigentlichen Sachverhalt, nämlich den Missbrauch, weil mit »Verstrickung« eine gleichwertige Beteiligung der verstrickten Personen insinuiert wird.

Ich unterscheide anhand meiner Erfahrungen und meines aufgearbeiteten Materials fünf Formen des Missbrauchs.

1. Ein Elternteil erwartet vom Kind, dass es in gewisser Hinsicht die Rolle oder Funktion des *Intimpartners* übernimmt und die erotischen oder sexuellen Bedürfnisse des Elternteils im weitesten Sinne erfüllt. Der Elternteil richtet seine erotischen bzw. sexuellen Bedürfnisse – ganz oder teilweise – auf das Kind. Nach dieser Definition ist es nicht erforderlich, dass ein Geschlechtsverkehr oder überhaupt offenkundige sexuelle Handlungen zwischen Eltern und Kind stattfinden. Die erotischen oder sexuellen Wünsche und Bedürfnisse des Elternteils brauchen gar nicht direkt geäußert, ja diesem noch nicht einmal bewusst zu sein. Sie können sich in Zärtlichkeiten, Seufzern und sonstigen subtilen Formen, aber auch in ganz anders gearteten Handlungen manifestieren, wie z.B. in der Körperpflege oder in Strafen, denen die sexuelle Motivation äußerlich nicht anzusehen ist.

Ich habe bewusst formuliert, dass die Partnerrolle nur in gewisser Hinsicht, nur in gewissen Aspekten dem Kind angetragen wird. Dazu gehört normalerweise nicht, dass der Elternteil das Kind als gleichberechtigt betrachtet, sondern er behält mehr oder weniger die Kontrolle. Wenn der Elternteil bereit wäre, eine Beziehung unter Gleichen aufzubauen, so könnte er sich gleich einem erwachsenen Partner zuwenden. Stattdessen nimmt er das Kind, weil es ihm grundsätzlich unterlegen und von ihm abhängig ist und weil er es deshalb besser kontrollieren kann.

Bei dieser Form des Missbrauchs gibt es große geschlechtsspezifische Unterschiede, auf die ich noch ausführlicher eingehen werde.

2. Ein Elternteil erwartet vom Kind, dass es in gewisser Hinsicht die Rolle oder *Funktion von Eltern* übernimmt. Das bedeutet im Wesentlichen, dass das Kind dem Erwachsenen die unbedingte Zuwendung und Akzeptanz, die Geborgenheit und den Halt, die Einfühlung und Resonanz geben soll, die normalerweise Kinder von ihren Eltern erhalten. Diese Form des Missbrauchs wird in der Familientherapie *Parentifizierung* genannt. Die Zuordnung der Elternfunktion erfolgt natürlich *nicht* in der Hinsicht, dass dem Kind eine übergeordnete elterliche Autorität zuerkannt wird, da der Elternteil – ebenso wie im Fall der Partnerrolle – die Kontrolle behalten will.

Solche Erwartungen dürften bei Müttern und Vätern in gleicher Weise vorkommen. Ich gehe von der Hypothese aus (die allerdings noch weiter zu überprüfen wäre), dass es bei dieser Form keine signifikanten Unterschiede zwischen den Geschlechtern gibt.

3. Ein Elternteil erwartet vom Kind, dass es die *symbiotischen* Bedürfnisse, Wünsche und Phantasien des Erwachsenen erfüllt. Darunter verstehe ich Wünsche und Phantasien einer Person, mit einer anderen Person zu verschmelzen und eins zu sein. Der Elternteil differenziert nicht oder nicht hinreichend zwischen sich und dem Kind, sondern betrachtet das Kind als Anhängsel oder Fort-

satz seines eigenen Selbst, eventuell sogar seines eigenen Körpers. Der Elternteil erlaubt dem Kind nicht, sich im Rahmen seiner normalen Entwicklung von den Eltern allmählich zu lösen und seinen eigenen Weg zu gehen.

Diese Form betrifft ganz überwiegend Mütter. In selteneren Fällen habe ich sie auch bei Vätern in Beziehung zu ihren Töchtern bemerkt, wobei der inzestuöse Aspekt sicher ebenfalls eine Rolle gespielt hat. Nach meiner Beobachtung können Jungen wie Mädchen gleichermaßen von ihren Müttern zum symbiotischen Objekt gemacht werden, Töchter vielleicht sogar häufiger, weil bei den Söhnen der Geschlechtsunterschied die Differenzierung zur Mutter fördert. Bei den Söhnen dürfte häufig eine libidinöse Verstrickung hinzukommen.

Man könnte den symbiotischen Missbrauch als eine Form von *narzisstischem* Missbrauch bezeichnen, da dabei das eigene Selbst des Elternteils über die eigene Person hinaus erweitert wird. Die im folgenden Abschnitt beschriebene Rollenzuweisung an das Kind, dem Leben der Eltern einen Sinn zu geben, wäre ebenfalls eine Form von narzisstischem Missbrauch. Ich vermeide den Begriff des Narzissmus in meiner Systematik, weil er mir zu vieldeutig und schillernd erscheint.

4. Ein Elternteil erwartet vom Kind, dass es seine – des Elternteils – *Lebensaufgaben und Lebensziele* erfüllt und seinem Leben einen *Sinn* gibt. Solche Lebensziele können zum Beispiel sein: politische Macht (Beispiel: Katharina von Medici), literarischer Ruhm (Beispiel: Elias Canetti), Geld und sozialer Einfluss usw. Allgemeiner könnte man formulieren: das Kind soll die Defizite und Traumata der Eltern, die diese in ihrem Leben erlitten und nicht bewältigt haben, in seinem eigenen Leben kompensieren. Die Eltern delegieren eine unerledigte Aufgabe ihres Lebens an das Kind.

Eine solche Delegation wird meist hinter einer edlen Absicht versteckt. Zum Beispiel will die Mutter, dass ihr Kind es einmal besser haben soll als sie selbst, die keinen Hauptschulabschluss und deshalb schlechte berufliche Chancen hat. Oder die Mutter hatte ein unglückliches Leben in ihrer Kindheit und Jugend und sie will, dass ihre Kinder ein glückliches Leben führen sollen (Beispiel: Björn). Hinter der edlen Absicht steht aber die unerledigte Aufgabe aus dem Leben des Elternteils, die nun das Kind bewältigen oder kompensieren soll: ein durchaus eigennütziges Motiv des Elternteils, das die Freiheit des Kindes zur Gestaltung seines eigenen Lebens mehr oder weniger beschneidet, manchmal gänzlich vernichtet.

Grundsätzlich dürfte diese Form von Missbrauch bei beiden Geschlechtern gleichermaßen vorkommen – allerdings mit unterschiedlichen Inhalten. Genauere Untersuchungen stehen aus. Es ist jedoch naheliegend, dass bestimmte Inhalte, z. B. beruflicher Erfolg, häufiger von Müttern als von Vätern auf ihre Kinder projeziert werden, weil und soweit sie als Frauen geringere gesellschaftliche Chancen haben, bestimmte berufliche oder gesellschaftliche Erfolge zu erreichen. Als ein krasses Beispiel hierfür kann man Katharina von Medici betrachten, die es nicht nötig gehabt hätte, ihre Söhne zur Herrschaft zu benutzen, wenn sie selbst französische Königin hätte werden können, was aber auf Grund des patriarchalischen Thronfolgerechts in Frankreich nicht möglich war.

5. Eine weitere Form des Missbrauchs besteht darin, dass ein Elternteil ein Kind als Waffe im Konflikt mit dem andern Elternteil benutzt. Eine *Instrumentalisierung* des Kindes *im Paarkonflikt* liegt vor, wenn ein Elternteil versucht, das Kind als Verbündeten gegen den andern Elternteil auf seine Seite zu ziehen, seine Unterstützung im Ehestreit zu erlangen, das Kind gegen den andern Elternteil einzunehmen, es ihm zu entfremden usw.

Die Instrumentalisierung des Kindes im Paarkonflikt kann – und wird vermutlich häufig – mit dem Missbrauch des Kindes als Partnerersatz zusammenfallen. Die Familientherapeutin Satir hält es sogar für das eigentliche Motiv des inzestuösen Missbrauchs, nämlich dass ein Elternteil das gegengeschlechtliche Kind erotisch deshalb verführt, um es im Paarkonflikt auf seine Seite zu ziehen (1973, S. 75). Diese Konstellation kommt sicher vor, aber ich halte sie nicht für den hauptsächlichen oder gar alleinigen Grund des inzestuösen Missbrauchs. Allerdings ist es richtig, dass die Paarbeziehung immer gestört ist, wenn ein Elternteil ein Kind inzestuös missbraucht.

Ein Elternteil kann jedoch auch das gleichgeschlechtliche Kind zum Verbündeten zu gewinnen oder gar eine symbiotische Einheit mit dem Kind gegen den Partner herzustellen versuchen.

Setzt sich der Ehe- oder Paarkonflikt nach der Trennung oder Scheidung fort, was eher die Regel als die Ausnahme ist, so versucht häufig ein Elternteil, die gemeinsamen Kinder dem andern Elternteil zu entziehen oder den Kontakt so schwer als möglich zu machen, meist aus dem Motiv, sich an seinem Ex-Partner/seiner Ex-Partnerin zu rächen. Diese Form des Missbrauchs hat heute zunehmenden Umfang erlangt bzw. wird heute zunehmend gesellschaftlich bewusst.

6. Man kann noch weitere Formen von Missbrauch unterscheiden, die nicht unter die bisher aufgezählten Kategorien fallen, z. B. den uralten Missbrauch der materiellen Ausbeutung der Kinder, wenngleich hier viel von den objektiven materiellen Gegebenheiten unter bestimmten gesellschaftlichen Verhältnissen abhängt. Darauf werde ich hier nicht weiter eingehen.

Verschiedene Formen des Missbrauchs können sich überlagern und mehr oder weniger gleichzeitig vorkommen. So kann z. B. eine Mutter ihren Sohn als Ersatz-Ehemann benutzen und gleichzeitig ein Lebensziel, Schriftsteller zu werden, an ihn delegieren (Mutter Canetti). Eine Mutter kann ihren Sohn als symbiotisches Objekt und als Partner-Ersatz benutzen (Florian). Das ist nicht so merkwürdig, wie es auf den ersten Blick erscheint, da ja auch in der »normalen« Intimpartnerschaft unter Erwachsenen die Übertragung von symbiotischen Bedürfnissen und Verhaltensweisen aus der frühen Kindheit auf den Partner fast immer eine zentrale Rolle spielt. Schließlich können auch alle aufgezählten Formen von Missbrauch gleichzeitig vorkommen (Björn).

In den folgenden Abschnitten werde ich ausführlicher auf die so differenzierten Formen des Missbrauchs eingehen. Dabei lege ich den Schwerpunkt auf den Missbrauch als Intimpartner, d. h. den inzestuösen Missbrauch oder die libidinöse Verstrickung im weitesten Sinne. Diese Form des Missbrauchs wird bisher – in meiner Profession und in der Gesellschaft – am wenigsten gesehen und am meisten tabuisiert. Das heißt nicht, dass ich die andern Formen des Missbrauchs für weniger wichtig halte; ich beschäftige mich nur nicht ganz so ausführlich damit.

Was die zitierte wissenschaftliche Literatur betrifft, so habe ich mich auf die Autoren beschränkt, die nach meiner Meinung den Kern des Themas angesprochen haben. Es schien mir nicht sinnvoll, alle Literatur aufzuführen, die das Thema des Missbrauchs in irgendeinem Aspekt berührt hat. Die Literatur ist in dem einschlägigen Abschnitt über die jeweilige Form des Missbrauchs eingearbeitet.

Eine Sonderrolle nimmt eine relativ frühe, bahnbrechende Untersuchung von Horst-Eberhard Richter (2003) ein, in der alle Missbrauchsformen systematisch behandelt sind. Richter verwendet zwar die Bezeichnung »Missbrauch« nur am Rande, z. B. in der Bemerkung »das – im psychologischen Sinne – missbrauchte Kind« (2003, S. 77), aber der Sache nach behandelt er genau dieses Thema. Ich referiere deshalb seine Untersuchung vor der näheren Erörterung der einzelnen Missbrauchsformen.

Richter hat sich die Erforschung des Themas zur Aufgabe gestellt, wie die Eltern an der Entstehung kindlicher Neurosen mitwirken. Seine Arbeit beruht auf klinischen Untersuchungen an einer poliklinisch organisierten »Beratungs- und Forschungsstelle für seelische Störungen im Kindesalter«, an der der Verfasser und seine Mitarbeiter psychoanalytisch orientierte Beratungstätigkeit ausübten (ebd., 2003, S. 83). An dieser Beratungs- und Forschungsstelle wurden seit 1954 systematische Untersuchungen über Eltern-Kind-Beziehungen »im Längsschnitt« durchgeführt, d. h. die Beratungen erstreckten sich meist über mehrere Jahre (ebd., 2003, S. 85).

Richter ist Psychoanalytiker und arbeitet im psychoanalytischen Bezugsrahmen, den er allerdings in sehr viel stärkerem Maße als die Analytiker seiner Zeit zur Sozialpsychologie und Familiensoziologie hin erweitert hat. Der zentrale Begriff seiner Untersuchung ist der Begriff der Rolle des Kindes in der Familie. Rolle definiert er als die Gesamtheit der unbewussten elterlichen Erwartungsfantasien an das Kind. Dabei wird dem Kind die Funktion zugewiesen, den Eltern zu einer Entlastung von ihrer eigenen Konfliktspannung zu verhelfen (ebd., 2003, S. 73). Das entspricht ziemlich genau meiner obigen Definition von Missbrauch bzw. stellt einen Spezialfall meiner Definition dar.

Methodisch versteht Richter diese Rollen – in Anlehnung an Karl Jaspers – als Idealtypen (2003, S. 81, 83). Die von Richter geschilderten Krankengeschichten dienen als Beleg, als Exemplifizierung der Idealtypen. Sie sind also nicht als empirisch-statistische Durchschnittsbildungen entstanden (ebd., 2003, S. 81).

Richter zeigt zwei grundlegende Rollen auf, die die Eltern dem Kind zuweisen können: entweder die Rolle eines Ersatzes für einen anderen Partner oder die Rolle eines Substitut für einen Aspekt ihres eigenen Selbst (ebd., 2003, S. 75). Hinzu kommt als dritte Rolle die des Kindes als umstrittener Bundesgenosse des einen oder andern Elternteils (ebd., 2003, S. 227 f.).

Richter wendet den Begriff der Übertragung – ursprünglich entwickelt für die Beziehung Patient-Analytiker – auch auf die affektive Beziehung zwischen Eltern und Kindern an (2003, S. 76). Die Eltern übertragen auf das Kind die Rolle eines anderen Partners. Neben der Übertragung führt er den Begriff der »narzisstischen Projektion« ein. Dabei suchen die Eltern im Kind nicht einen anderen Partner, sondern Aspekte ihres eigenen Selbst (Richter, 2003, S. 77).

Diese beiden grundlegenden Rollen werden weiter differenziert in zwei Rollen-Skalen (ebd., 2003, S. 81). In der Partnerrolle kann das Kind zum Substitut für eine Elternfigur oder für einen Gatten oder für eine Geschwisterfigur gemacht werden. In der Rolle des Substituts des elterlichen Selbst wird das Kind entweder zum Abbild des elterlichen Selbst schlechthin oder des idealen Selbst oder der negativen Identität des Elternteils. Z. B. soll das Kind als Substitut eines Aspekts des elterlichen idealen Selbst Ziele erreichen, die die Eltern in ihrem Leben selbst verfehlt haben. Oder das Kind wird dadurch zum Sündenbock gemacht, dass es einerseits Strebungen, die der Elternteil bei sich unterdrücken musste, ausleben soll, andererseits dafür bestraft wird.

Meine Einteilung stimmt also nur teilweise mit der Klassifikation von Richter überein, nämlich soweit es die Rolle des Ersatzes für einen anderen Partner (Eltern, Gatte) sowie die Rolle als umstrittener Bundesgenosse betrifft. Bei der Klassifikation des Kindes als Substitut für einen Aspekt des elterlichen Selbst bin ich Richter nicht gefolgt, da mir seine Ausführungen zu sehr von dem Bedürfnis nach Einordnung in die psychoanalytische Begrifflichkeit und deren Weiterentwicklung bestimmt zu sein scheinen. In meiner Einteilung stehen an dieser Stelle die beiden Formen des symbiotischen Missbrauchs und der Delegation von Lebenszielen und Lebenssinn. Ich habe diese beiden Formen auf Grund ihrer Häufigkeit und Prägnanz im empirischen Material gebildet.

Eine Begrenztheit des Forschungsansatzes von Richter besteht darin, dass er nur Kinder untersucht. Er kann also über die Folgen der Rollenzuweisungen im späteren Erwachsenenleben nichts aussagen. Eine Schwäche seiner theoretischen Sicht liegt darin, dass er in erster Linie die Mutter-Kind-Dyade analysiert. Er unterschlägt zwar nicht die Rolle des Vaters, gewichtet sie aber meines Erachtens nicht hinreichend. In den Krankengeschichten, die die Rolle der Elternfigur illustrieren, tauchen die Väter nur am Rande auf (ebd., 2003, S. 92–108); ihre Rolle wird nicht hinreichend gewürdigt. Richter hat zwar ansatzweise eine triadische, sogar systemische Betrachtungsweise, ohne sie jedoch voll durchzuführen.

2.1 Der inzestuöse Missbrauch im weitesten Sinne (Sohn in der Rolle des Partners der Mutter)

Der Kernpunkt dieser Form von Missbrauch ist die erotische oder sexuelle Verstrickung zwischen Elternteil und Kind. Ich beschränke mich in den folgenden Ausführungen des einfacheren Ausdrucks halber auf den Begriff »sexuell« und verstehe ihn im weitesten Sinne, d. h. ich beziehe darunter auch die subtilsten erotischen Bezüge mit ein. Mit dem Stichwort »Verstrickung« will ich ausdrücken, dass nicht nur der Elternteil sexuelle Strebungen in Bezug auf das Kind hat, sondern auch das Kind sexuelle Strebungen im Hinblick auf den Elternteil haben kann.

Die bekannteste Variante und geradezu das Paradigma für Missbrauch ist der sexuell-genitale Missbrauch: ein Elternteil nimmt den Geschlechtsverkehr oder sonstige sexuell-genitale Handlungen (Oralverkehr, manuelle Stimulation der Genitalien usw.) mit einem Kind vor, um sich sexuell zu befriedigen. Bei dieser Variante bestehen allerdings signifikante Unterschiede zwischen Männern und Frauen. Männer neigen sehr viel häufiger als Frauen dazu, die inzestuöse Beziehung mit dem Kind in der Form von Geschlechtsverkehr oder sonstigen offenkundigen sexuell-genitalen Handlungen durchzuführen. Frauen dagegen neigen sehr viel mehr zu prägenitalen sexuellen Verhaltensweisen ohne körperliche Gewalt (Amendt, 1999, S. 170 f.).

Häufig ist im äußeren Verhalten der Frau der sexuelle Hintergrund nicht so leicht erkennbar und der betreffenden Person vermutlich meist nicht bzw. nicht voll bewusst. Das Verhalten kann äußerlich erscheinen als Maßnahme der Körperpflege, der Gesundheitsvorsorge, als einfache mütterliche Zärtlichkeit, als Sorge für das Kind, z. B. wenn der zwölfjährige Sohn nach der Scheidung der Eltern im Bett der Mutter schlafen darf, weil er behauptet, nachts allein in seinem Zimmer Angst zu haben, während in Wirklichkeit die Mutter sich nach Auszug des Mannes allein in ihrem Bett einsam fühlt und Trost und körperliche Nähe braucht (diese Konstellation habe ich in der Kindertherapie häufig erlebt). Etwas deutlicher scheint der sexuelle Hintergrund auf, wenn die Mutter den Sohn in der Badewanne am ganzen Körper einseift – bis zu seinem 18. Lebensjahr. Auch wenn die Mutter dem Sohn die Hosen herunterzieht, um ihm das nackte Gesäß zu versohlen – angeblich »weil das mehr wehtut« –, wird man unschwer ein sexuell-sadistisches Motiv erkennen.

Ich habe nur wenige wissenschaftliche Untersuchungen gefunden, die den sexuellen Missbrauch (und überhaupt den Missbrauch) in der Mutter-Sohn-Beziehung thematisieren, auch wenn sie nicht oder nur am Rand das Wort Missbrauch verwenden, sondern den Sachverhalt mit »Rollenzuweisung zur Entlastung von eigenen Konfliktspannungen« (Richter), »dysfunktionale Familie« (Satir) oder »unangemessene Beziehung« (Amendt) umschreiben. Zuerst werde ich allerdings die Frage behandeln, was der Ödipuskomplex der psychoanalytischen Theorie mit dem sexuellen Missbrauch in der Mutter-Sohn-Beziehung zu tun hat.

Sigmund Freud fasst in seinem Spätwerk »Abriss der Psychoanalyse« (1938/1999) den Inhalt des Ödipuskomplexes in meisterhafter Klarheit zusammen.

> »Wenn der Knabe (von zwei bis drei Jahren an) in die phallische Phase seiner Libidoentwicklung eingetreten ist, lustvolle Empfindungen von seinem Geschlechtsglied empfängt und gelernt hat, sich diese durch manuelle Reizungen nach Belieben zu verschaffen, wird er zum Liebhaber der Mutter. Er wünscht, sie körperlich zu besitzen in den Formen, die er durch seine Beobachtungen und Ahnungen vom Sexualleben erraten hat [...]. Seine früh erwachte Männlichkeit sucht mit einem Wort den Vater bei ihr zu ersetzen, der ohnehin bis-

her sein beneidetes Vorbild gewesen war […]. Jetzt ist der Vater sein Rivale, der ihm im Wege steht und den er aus dem Weg räumen möchte. Wenn er während einer Abwesenheit des Vaters das Bett der Mutter teilen durfte, aus dem er nach der Rückkehr des Vaters wieder verbannt wird, bedeuten ihm die Befriedigung beim Verschwinden des Vaters und die Enttäuschung bei seinem Wiederauftauchen tiefgreifende Erlebnisse. Dies ist der Inhalt des Ödipuskomplexes […]« (Freud, 1938/1999, S. 116).[8]

Eine Verführung des Sohnes durch die Mutter taucht in Freuds Theorie systematisch nicht auf. In seinen frühen Arbeiten, vor allem zusammen mit Breuer – »Studien über Hysterie«, *1895* – ging zwar Freud davon aus, dass den neurotischen Symptomen reale traumatische Ereignisse zugrunde lägen, insbesondere sexuelle Verführungen, von denen die hysterischen Patientinnen berichteten. Diese »Verführungstheorie« bezog sich immer nur auf den sexuellen Missbrauch durch einen »perversen Vater« und wurde von Freud 1897 widerrufen. Danach betrachtete er die von den Patientinnen vorgebrachten Erinnerungen an Verführungen als Schilderungen von Fantasien.[9]

Was den mütterlichen Missbrauch des Sohnes betrifft, so könnte man lediglich aus der bei der Beschreibung des Ödipuskomplexes beispielhaft gewählten Situation, dass der Knabe in Abwesenheit des Vaters das Bett der Mutter teilen durfte, auf ein Moment mütterlicher Verführung schließen. In früheren Schriften war Freud in diesem Punkt deutlicher. In den »Vorlesungen zur Einführung in die Psychoanalyse« (1917/1999) schreibt er:

»Übrigens reagieren die Kinder mit der Ödipuseinstellung häufig auf eine Anregung der Eltern, die sich in ihrer Liebeswahl oft genug vom Geschlechtsunterschied leiten lassen, sodass der Vater die Tochter, die Mutter den Sohn bevorzugt oder im Falle von Erkaltung in der Ehe zum Ersatz für das entwertete Liebesobjekt nimmt« (Freud, 1917/1999, S. 212). An einer anderen Stelle wird Freud noch deutlicher: »Versäumen wir nicht hinzuzufügen, dass häufig die Eltern selbst einen entscheidenden Einfluss auf die Erweckung der Ödipuseinstellung des Kindes üben, indem sie selbst der geschlechtlichen Anziehung folgen, und wo mehrere Kinder sind, in der deutlichsten Weise der Vater das Töchterchen und die Mutter den Sohn in ihrer Zärtlichkeit bevorzugen. Aber die spontane Natur des kindlichen Ödipuskomplexes kann nicht einmal durch dieses Moment ernstlich erschüttert werden« (Freud, 1917/1999, S. 345 f.).

---

[8] Der Vollständigkeit halber ist anzumerken, dass hier nur vom »einfachen, positiven Ödipuskomplex« die Rede ist. Nach Freud gibt es auf Grund der bisexuellen Anlage des Menschen auch einen »negativen Ödipuskomplex«, auf Grund dessen der Junge gleichzeitig eine zärtliche feminine Einstellung zum Vater und eine entsprechende eifersüchtig-feindselige gegen die Mutter zeigt: s. Freud, 1923/1999, S. 260f.

[9] Zur historischen Entwicklung s. die prägnante Darstellung von Sandler, Dare, Holder, 2001, S. 14ff.
Die Haltung Freuds und die jahrzehntelange Verleugnung des sexuellen Missbrauchs durch die Psychoanalyse wird scharf kritisiert von Sebastian Krutzenbichler, in: Egle, Hoffmann & Joraschky, 2005, S. 170ff.

Freud sieht also durchaus, dass der Tatbestand der Verführung eines Kindes durch den gegengeschlechtlichen Elternteil häufig gegeben ist und räumt diesem Tatbestand einen sogar entscheidenden Einfluss auf die Erweckung der Ödipuseinstellung ein. Dennoch hält er an der »spontanen Natur« des kindlichen Ödipuskomplexes fest. Seine Haltung erscheint merkwürdig uneindeutig, so als ob er zwar den wirklichen Sachverhalt – die Verführung, den Missbrauch – sieht, ihm aber nicht den gebührenden Stellenwert einräumen will. Man könnte auf den Gedanken kommen, dass Freud in ritterlicher Weise die Mütter – genauer: wohl die eigene Mutter – in Schutz nehmen will und dem Sohn die Hauptverantwortung (»spontane Natur des kindlichen Ödipuskomplexes«) zuschiebt. Jedenfalls ist seine Einschätzung des Mutter-Sohn-Verhältnisses als »überhaupt die vollkommenste, am ehesten ambivalenzfreie aller menschlichen Beziehungen«[10] fern jeder Realität. Christiane Olivier meint dazu: »Vergessen wir nicht, dass Freud von seiner Mutter vergöttert wurde, einer jungen, hübschen, begehrenswerten Frau, verheiratet mit einem sehr viel älteren Mann, die in ihrem Sohn Befriedigungen fand, die dem jungen Sigmund sicherlich Probleme bereiteten« (1989, S. 22).[11]

Beschränken wir uns auf seine ausdrücklichen Beteuerungen, so behauptet Freud im Kern, dass die Wahl der Mutter als Sexualobjekt des Jungen (und des Vaters durch das Mädchen) der natürlichen Entwicklung der Libido, des Sexualtriebes, entspringt. Soweit eine sexuelle Verführung durch einen Elternteil vorkommt, würde dieser Sachverhalt nach der Ansicht von Freud lediglich eine – vielleicht häufig vorkommende – Abweichung vom Entwicklungsschema darstellen und die ödipale Phase lediglich beschleunigen oder verstärken.

Ich kenne keine empirisch-statistischen Belege im strengeren Sinne dafür, was in diesem Zusammenhang Norm und was Ausnahme ist.[12] Dagegen gibt es viele Belege dafür, dass sexuelle Verhaltensweisen in weitem Umfang sozial erlernt werden. Man könnte also mit guten Gründen die Auffassung vertreten, dass auch die erste sexuelle Objektwahl in der kindlichen Entwicklung (und damit vielleicht die sexuelle Prägung überhaupt) durch den gegengeschlechtlichen Elternteil (oder durch beide Eltern) induziert wird. Es erscheint mir sogar unver-

---

10 Freud, 1917/1999, S. 143. Dort schreibt er weiter: »Auf den Sohn kann die Mutter den Ehrgeiz übertragen, den sie bei sich unterdrücken musste, von ihm die Befriedigung all dessen erwarten, was ihr von ihrem Männlichkeitskomplex verblieben ist.«

11 Eine tiefschürfende Analyse der Beziehung zwischen Freud und seiner Mutter findet sich bei Deborah Margolis, 1996. Sie beschränkt sich allerdings auf die präödipale Phase von Freud und seine Bestimmung zu Ruhm und Größe durch die Mutter. Vor der ödipalen Phase von Freud macht Margolis Halt.

12 Zwei Argumente von Freud bezüglich der spontanen Natur der erotischen Fixierung des Jungen auf die Mutter sind ganz offensichtlich falsch. Die Mutter wende dieselbe Fürsorge für Töchterchen wie für den Sohn auf, ohne dieselbe Wirkung zu erzielen. Der Vater wetteifere oft genug mit der Mutter in der Bemühung um den Knaben, ohne dass es ihm gelänge, sich dieselbe Bedeutung wie die Mutter zu erwerben. Freud, 1917/1999, S. 345.

meidlich, dass die Eltern spezifisch unterschiedlich auf das Geschlecht des Kindes reagieren. Dieser Sachverhalt allein hat noch nichts mit Verstrickung oder Missbrauch im oben definierten Sinne zu tun. Ein Elternteil kann zum gegengeschlechtlichen Kind ein erotisches Wohlgefallen, sogar eine sexuelle Erregung empfinden, ohne etwas dafür vom Kind zu wollen, insbesondere ohne seine sexuellen Bedürfnisse auf das Kind zu richten. Eine solche Reaktion oder Resonanz des Elternteils auf das Kind ist positiv, entwicklungsfördernd, weil es dem Kind die Vorstellung vermittelt, begehrenswert zu sein, ohne dass seine Grenzen überschritten werden.[13]

Ich lasse diese Frage der »spontanen Natur« des Ödipuskomplexes bei Freud hier dahingestellt und konzediere, dass der Junge im Rahmen seiner »natürlichen« Entwicklung die Mutter als erstes Sexualobjekt wählt. Was für Verhaltensweisen der Junge auf Grund seiner sexuellen Vorliebe dann entwickelt, ist allerdings weitgehend durch das Verhalten der Eltern bestimmt – Missbrauch versus klare Grenzen –, insbesondere ob er durch sein sexuelles Begehren in einen inneren Konflikt gerät.

Ich schließe hier die Darstellung der französischen Psychoanalytikerin Christiane Olivier an, da sie eine feministische Gegenposition zu Freud einnimmt. Sie geht von einer grundsätzlichen Asymmetrie in der Entwicklung der Geschlechter aus. Der Ödipuskomplex treffe nur auf die Entwicklung des Mannes, nicht auf die Entwicklung der Frau zu, weil die Erziehungsperson für beide Geschlechter in der Regel die Mutter, eine Frau, sei. Die Mutter richte ihr sexuelles Begehren nur auf den Sohn – der Sohn sei ihr »Sexualobjekt« –, nicht auf die Tochter. *Das ist eine Umkehrung der Freudschen These, dass die Mutter das Sexualobjekt des Sohnes sei.* Für das kleine Mädchen gebe es keine Person, die ihr Begehren auf sie richte; der Vater, der dafür in Frage komme, sei abwesend. Der Inzestwunsch präge in unserer Gesellschaft ausschließlich die Atmosphäre zwischen Mutter und Sohn (Olivier, 1989, S. 48).

Die Mutter habe Phantasien der Ganzheit mit dem Sohn. Sie möchte nicht, dass er sie verlässt (ebd., 1989, S. 55 f.). Die Junge sei »festgehalten« in der Falle der mütterlichen Liebe. Er werde Bettnässer, Einkoter. So entwickele der Mann eine Panik vor der mütterlichen Symbiose (ebd., 1989, S. 56). Der Vater halte sich absichtlich aus dem Konflikt des Sohnes mit der Mutter heraus (ebd., 1989, S. 57), weil er die inzestuöse Verstrickung mit seiner eigenen Mutter, der Furcht vor deren Allmacht, noch nicht verarbeitet habe (ebd., 1989, S. 50). Der Sohn sei allein mit der allmächtigen Mutter. Er müsse für die früheren Entbehrungen der Mutter bezahlen. Der Sohn bleibe immer der »Einmalige« der Mutter (ebd., 1989, S. 58).

Olivier geht also davon aus, dass die inzestuöse Verstrickung zwischen Mutter und Sohn dadurch zustande kommt, dass die Mutter den Sohn sexuell begehrt. Dass der Sohn auch die Mutter begehrt, gehört dazu, reicht aber nicht aus. Das folgt im Umkehrschluss daraus, dass durch die Abwesenheit des Vaters

[13] Siehe dazu unten meine Anmerkungen zum Begriff des Begehrens bei Olivier.

keine inzestuöse Beziehung zwischen Vater und Tochter entsteht, weil ein Begehren der Tochter allein nicht ausreicht, (sofern ein solches Begehren überhaupt entsteht).

Die inzestuöse Verstrickung zwischen Mutter und Sohn, – also das, was ich als Missbrauch bezeichne, – wird von Olivier als Normalfall in der patriarchalischen Gesellschaft dargestellt. Der Missbrauch der Söhne durch die Mutter ist in der patriarchalischen Gesellschaft also universell. Dieser Sachverhalt ist ein wesentliches Glied in der Beweisführung von Olivier. Die von der Mutter als sexuelles Objekt benutzten Söhne rächen sich später an den Frauen, – an ihrer Ehefrau und an anderen Frauen, – indem sie sie auf Distanz halten, sie unterdrücken und zum Objekt machen. So entsteht ein »Teufelskreis« (1989, S. 66), den Olivier folgendermaßen zusammenfasst.

Die grundlegende Struktur werde von Generation zu Generation weitergegeben. Die Frau werde vom Mann auf Distanz gehalten. Sie binde sich deshalb an den Sohn.[14] Damit bereite sie in ihm die Distanz zu dessen zukünftiger Frau vor (Olivier, 1989, S. 59). Die Mütter richten die zukünftigen Frauenfeinde zu. Die Frauen haben selbst erzeugt, worunter sie leiden (ebd., 1989, S. 67). Letztlich gibt Olivier die Schuld den Frauen, damit aber auch die Macht der Veränderung.

So weit kann ich der Argumentation von Olivier folgen. Allerdings erscheint es mir notwendig, ihren Begriff des Begehrens kritisch zu reflektieren. Olivier tut so, als ob das auf den Sohn gerichtete Begehren der Mutter etwas Positives sei. Sie meint z.B., es sei behaglich, ein narzisstisches Objekt zu sein (ebd., 1989, S. 76). Sie setzt in gewisser Weise »Begehren« mit »Lieben«[15] oder gar mit »Leben«[16] gleich. Gegenüber der Tochter fehle das Begehren der Mutter. Olivier stellt es so dar, als ob dem kleinen Mädchen durch das fehlende Begehren etwas Wichtiges entgehe. Wenn Olivier von Begehren redet, bleibt sie dabei im Grunde recht vage. Sie verwendet eher Bilder, wie z.B., dass schon beim männlichen Säugling »die Muttermilch mit dem Blick des Begehrens gewürzt« sei.

Hier muss man den vagen Begriff des Begehrens differenzieren. Damit kann zum einen ein Begehren gemeint sein, das (bewusste oder unbewusste) Erwartungen an das Kind einschließt, die Wünsche des Elternteils in irgendeiner Weise zu erfüllen. Das ist der inzestuöse Missbrauch, wie ich ihn oben definiert habe. Aus dem Zusammenhang ihrer Darlegungen geht hervor, dass Olivier im Großen und Ganzen den inzestuösen Missbrauch als Regelfall in der patriarchalischen Gesellschaft beschreibt. Versteht man Begehren in diesem Sinn, so ist nicht ersichtlich, dass dem kleinen Mädchen etwas für seine Entwicklung Positives entgeht, wenn es nicht Objekt des mütterlichen Begehrens ist – ganz im Gegenteil bleibt dem Mädchen eine ungeheure Last erspart.

---

14 Olivier, 1989, S. 58: »Was wollen Sie, man muss den Mann nehmen, wo man ihn kriegen kann, selbst in der Wiege ».

15 Olivier, 1989, S. 74: »[…] von einer Mutter schlecht geliebt, die sie nicht begehrte«.

16 Olivier, 1989, S. 96: »Nicht-begehrt-Werden ist Nicht-Leben«.

Für den Sohn liegt nichts Positives darin, Objekt eines solchen mütterlichen Begehrens zu sein; auch ein gesunder Narzissmus, wie Olivier zu meinen scheint, wird nicht gefördert, allenfalls das grandiose Selbst des Sohnes aufgebläht.

Davon ist grundsätzlich der ganz anders geartete Sachverhalt zu unterscheiden, wenn ein Elternteil ein erotisches Wohlgefallen an einem Kind hat, sogar eine sexuelle Erregung spürt, allerdings ohne irgendetwas dafür vom Kind zu erwarten, insbesondere ohne seine sexuellen Bedürfnisse (sei es auch nur in der Phantasie) beim Kind befriedigen zu wollen. Der entscheidende Punkt besteht darin, ob der Elternteil eine klare (innere und äußere) Grenze gegenüber dem Kind einhält. Versteht man Begehren in diesem Sinn, so wird normalerweise der Tochter eine solche Bestätigung durch die Mutter fehlen. Nur in diesem Sinn erleidet sie einen Mangel.

Horst-Eberhard Richter untersucht in »Eltern, Kind und Neurose« nicht speziell die Mutter-Sohn-Beziehung, sondern allgemeiner – neben anderen Formen – das Kind als Gatten-Substitut (2003, S. 108 ff.). Allerdings ist es bemerkenswert, dass die Krankengeschichten von Richter und seine zitierten Beispiele zur Gatten-Substitut-Rolle sämtlich Mutter-Sohn-Beziehungen beinhalten. Offenbar kommen in seiner Untersuchung keine anderen Fälle vor. Er zitiert lediglich eine von G. Wurzbacher geschilderte Geschichte einer Vater-Tochter-Verstrickung (Richter, 2003, S. 115 f.).

Richter beschreibt verschiedene Indizien für die Gatten-Rolle des Kindes. Zum Beispiel soll der Sohn denken, die Mutter sei eine gleichaltrige Vertraute (Richter, 2003, S. 112). Die Mutter schläft mit dem Sohn im gleichen Bett, sie übertreibt Zärtlichkeiten und sie setzt die Pflege-Praktiken weit über das durchschnittliche Alter hinaus fort (ebd., 2003, S. 113). Die Mutter versucht im Sohn Misstrauen, ja Abscheu gegen »Frau überhaupt« zu wecken (ebd., 2003, S. 114). Ist die Mutter mehr passiver Wesensart, drückt sich ihre Liebhaberin-Einstellung mehr in einer werbenden Gefügigkeit aus. Manifester Inzest kommt zwischen Müttern und Söhnen vergleichsweise viel seltener vor als zwischen Vätern und Töchtern (Richter, 2003, S. 116). Bei der Gatten-Rolle des Sohnes erwähnt Richter auch die Eifersucht des Vaters (2003, S. 117).

In der ersten Krankengeschichte Karl R. beschreibt Richter eine hilflos agierende Mutter, die ihren kleinen Sohn in die Rolle des Beschützers, des Verehrers, ihres kleinen Ritters manövriert (2003, S. 119–129). Als die Mutter sich einen gleichaltrigen Partner nahm, produzierte der achtjährige Sohn mit einem Schlag eine Reihe von Symptomen: er begann einzunässen und einzukoten; er entwendete der Mutter Geld; er bekam Wutanfälle, wenn die Mutter nicht wie bisher nach seinem Willen handelte. Die Mutter reagierte mit einer infantilen Resignation, schreibt Richter, sodass es dem Sohn gelang, seine Machtposition wieder zu stärken. Die hilflose Mutter lavierte unsicher zwischen dem Verlobten und dem Jungen hin und her.

In der zweiten Krankengeschichte zum Thema Gatten-Substitut beschreibt Richter eine dominierende und verschlingende Mutter (2003, S. 129–140). Die

Geschichte ist ein extremes Beispiel dafür, wie eine Mutter an ihrem Sohn klammert und ihn in völliger Abhängigkeit zu halten versucht. Ihr wichtigstes Mittel war maßlose Verwöhnung,[17] die den Sohn in weitem Umfang lebensunfähig machte. Die sexuelle Seite ist unübersehbar: die Mutter küsste den Sohn dauernd, mit 13 Jahren schlief er noch bei ihr im Ehebett.

Im Anschluss an die beiden Krankengeschichten erörtert Richter die *traumatische Bedeutung* der Gatten-Ersatz-Rolle (2003, S. 140–152). Er unterscheidet Einflüsse auf die allgemeine Charakterentwicklung und die soziale Anpassung von den speziellen Einflüssen auf die kindliche sexuelle Entwicklung. Dabei sei es wichtig zu unterscheiden, ob die Elternfigur dem Kind in einer dominierenden oder einer unterwürfigen Position gegenübertrete. Als Störung könne eine weitgehende Hemmung der Aggressivität des Sohnes auftreten (ebd., 2003, S. 142). Als weitere Störung benennt er die Unfähigkeit des Sohnes, sich von der Mutter zu lösen und eine Beziehung zu einer anderen Partnerin aufzunehmen (ebd., 2003, S. 144). Seine Sexualität werde durch die Mutter vorzeitig und übermäßig stimuliert; andererseits unterdrücke die Mutter manifeste Äußerungen sexueller Tendenzen. Der Sohn bleibe in einer unbewussten inzestuösen Mutterbindung stecken (ebd., 2003, S. 148). M. Porots Ansätzen nachgehend spricht Richter von einer psychologischen Kastration des Sohnes durch die Mutter, die eine dauerhafte sexuelle Infantilisierung des Sohnes bewirke (Richter, 2003, S. 148). Richter erwähnt noch, dass direkte Inzestversuche von Kindern in seiner Untersuchung nicht bekannt geworden seien, dass man aber damit rechnen müsse, dass die Mütter solche Vorkommnisse zu verschweigen trachten (2003, S. 149).

Virginia Satir, eine Pionierin der Familientherapie, hat als eine der ersten Autoren in bemerkenswerter Klarheit die grundlegenden Merkmale des familiären Missbrauchs skizziert. In ihrem Buch »Familienbehandlung« beschäftigt sich Satir mit der »Dreierbeziehung in der Familie« (1973, S. 71 ff.). Satir beginnt mit einer kritischen Auseinandersetzung mit der Psychoanalyse über den ödipalen »Konflikt« (1973, S. 73). In »dysfunktionalen Familien«, – das sind Familien, in denen die Beziehungen gestört sind –, fördere der gegengeschlechtliche Elternteil die Inzestwünsche, indem er offen entsprechende Erwartungen und Bitten zum Ausdruck bringe. Der gleichgeschlechtliche Elternteil fördere wegen solcher Wünsche Schuldgefühle, wenn er aufhöre, sich beim Partner und beim Kind einzuschalten, aber zur gleichen Zeit das Kind erniedrige und sich von ihm abwende. Das Inzesttabu selbst verursache im Kind nur geringe Konflikte; es sei die Inkonsequenz der Eltern in Bezug auf das Tabu, die sowohl sexuelle

[17] Zur Verwöhnung s. Frick, 2005. Das Material von Frick überschneidet sich in weitem Umfang mit meiner Definition von Missbrauch. Frick behandelt das Thema von der pädagogischen Seite her. Er sieht die negativen Folgen der Verwöhnung, bleibt allerdings am äußeren Verhalten der Eltern kleben und dringt nicht zum Kern der Psychodynamik vor.

Wünsche stimuliere, als auch Schuldgefühle erwachsen lasse (Satir, 1973, S. 74).

Wie Satir weiter ausführt, forderten die Ehepartner, wenn sie voneinander enttäuscht und in einen Ehekrieg verwickelt sind, beide vom Kind, dass es Partei – jeweils für den einen gegen den andern – ergreife. Die Mutter, in ihren Bemühungen, den Jungen zu einem Verbündeten zu machen, umwerbe ihn verführerisch und biete ihm einen zusätzlichen Anreiz; ein Vater werde dasselbe mit seiner Tochter tun (ebd., 1973, S. 75). Da der Junge beide Elternteile brauche und liebe, könne er durch die Liebe der Mutter nur in Konflikt geraten: »Die Liebe der Mutter lässt mich den Vater verlieren« (ebd., 1973, S. 76). Der Vater verhalte sich eifersüchtig gegenüber dem Sohn, wenn die Mutter diesen auffordere, Ersatzpartner und Verbündeter zu werden.

Satir kommt zu dem Schluss: obwohl der Sohn real die Schwierigkeiten der Eltern nicht beseitigen könne, ließen ihn seine Eltern glauben, er könne es doch und er sei für die eheliche Beziehung wichtig. Auf diese Weise leide er unter einer folgenschweren Illusion: er sei allmächtig. Warum sollten beide so intensiv auf ihn eingehen, wenn er nicht sehr wichtig wäre? Warum sollten beide ihn bitten, ihre Partei zu ergreifen, wenn er ihnen nicht ebenbürtig wäre? Warum sollten sich beide auf ihn verlassen, ihr Selbstwertgefühl zu bestärken, wenn er nicht allmächtig wäre? Warum sollten beide sich auf ihn verlassen, ihre Ehebeziehung zusammenzuhalten, wenn er nicht ein Teil dieser Beziehung wäre? Wer, wenn nicht ein omnipotenter und allwissender König würde solcherart behandelt? Letztlich falle das Kind von Omnipotenz in Hilflosigkeit, von Grandiosität in Selbstablehnung (ebd., 1973, S. 78).

Satir sieht also die sexuelle Verführung eines Kindes durch den gegengeschlechtlichen Elternteil vor allem dadurch motiviert, dass dieser Elternteil das Kind als Verbündeten gegen den andern Elternteil gewinnen will. Sie betont auch, wie der gleichgeschlechtliche Elternteil mitspielt, nämlich indem er aufhört, sich beim Partner und beim Kind einzuschalten und sich stattdessen vom Kind abwendet und das Kind erniedrigt. Allerdings differenziert Satir nicht nach Geschlechtern: sie formuliert ihre Aussagen streng egalitär und tut so, als ob Mutter und Väter haargenau die gleichen Verhaltensweisen an den Tag legen (wobei sie sich allerdings im oben zitierten Beispiel bemerkenswerterweise nur auf Jungen bezieht).

Am ausführlichsten hat sich bisher Gerhard Amendt mit dem Thema des mütterlichen Missbrauchs von Söhnen beschäftigt: in einer Befragung von Müttern und in einer von erwachsenen Männern. In der Mütterbefragung verschmäht Amendt allerdings ausdrücklich den Begriff des Missbrauchs und spricht stattdessen von *»unangemessenen Beziehungen«* zwischen Eltern und Kindern (vgl. Amendt, 1994, S. 12, 16, 19, 23, 33, 34, 39, 68). Ich meine, dass mit diesem vagen Begriff der wirkliche Inhalt nur verschleiert wird.

Die gegenwärtige Missbrauchs-Diskussion sei, wie Amendt zutreffend ausführt, auf Männer fokussiert, weil Missbrauch vor allem mit Gewalt als physischer Macht und mit körperlicher Penetration in Verbindung gebracht werde (1994, S. 33). Die »Wissenschaft« habe sich bisher auf die Erforschung unangemessener Beziehungen von Vätern zu Töchtern beschränkt. Die Debatte habe – nach der Formulierung von Amendt (1994, S. 23) – zur »Verteufelung der Väter« und zum Aufblühen »lilienweißer Mütter« geführt.[18]

Dabei mangele es den Müttern keineswegs an »Penetrationsmöglichkeiten« gegenüber dem Leben der Söhne. Zwar sei das »finale genitale Primat« der männlichen Verführung vorbehalten. Amendt hält dagegen, dass bei der weiblichen Verführung eher »prägenitale Triebregungen« in verschiedenen Abwehrmechanismen auftreten (1994, S. 39). Hier spielen also die Unterschiede in der männlichen und weiblichen Sexualität eine wichtige Rolle. Allerdings würde ich das meiste, was Amendt als Besonderheit der weiblichen Verführung aufzählt (1994, S. 40), als *emotionalen* Missbrauch bezeichnen.

Der emotionale Missbrauch wird an anderer Stelle bei Amendt noch deutlicher, wenn er ausführt, dass es um die Aufrechterhaltung von Einfluss und Macht über den Sohn geht, wenn es darum geht, ihn nicht aus der heiß begehrten körperlichen und psychischen Nähe zu entlassen (1994, S. 53). Die Besonderheit des weiblichen Missbrauchs scheint gerade darin zu bestehen, dass sich hier emotionale, erotische und sexuelle Momente untrennbar vermischen.

Eine weitere Besonderheit des mütterlichen Missbrauchs zeigt sich nach Amendt in der Weise, dass die Mutter ihre eigenen Bedürfnisse meist im Gewande der Fürsorglichkeit und Versorgung durchsetzt, ohne sich des sexualisierten Gehalts bewusst zu werden. Hier werden die Besonderheiten der weiblichen Machtausübung unübersehbar: sie seien vom Willen zur Bemächtigung der nachfolgenden Generation gekennzeichnet (Amendt, 1994, S. 153). Die Männer spielten mit, um ihre Illusion von Macht zu erhalten (ebd., 1994, S. 154). An dieser Stelle konvergiert die Position von Amendt weitgehend mit der Auffassung von Christiane Olivier.

Im Folgenden skizziere ich kurz die Vorgehensweise und Ergebnisse der Untersuchung von Amendt in seinem Buch »Wie Mütter ihre Söhne sehen«. Er hat mit Hilfe eines Fragebogens von 151 Fragen ca. 900 Frauen befragt. Bei der Interpretation der Ergebnisse versucht er, mit Hilfe psychoanalytischer Theorien mögliche psychodynamische Zusammenhänge zu (re)konstruieren (Amendt, 1994, S. 145), d.h. er versucht, unausgesprochene (ggf. unbewusste) Motive und psychische Zusammenhänge mit psychoanalytischen Mitteln zu erschließen.

Amendt hat aus der Mutter-Sohn-Beziehung schwerpunktmäßig fünf Themenbereiche ausgewählt:

- Der Penis als Objekt der mütterlichen Sorge am Beispiel der angeblich medizinisch indizierten Vorbeugung gegen Vorhautverengung (ebd., 1994, S. 60 ff.). Diese »Vorbeugung« in Form eines mehr oder weniger häufigen und z.T. über lange Zeiträume praktizierten Zurückstreifens der Vorhaut stellt eine sexuelle Stimulierung des Kindes dar (ebd., 1994, S. 71). Mittels der Antworten der

[18] S. Sabine Etzold in: Die Zeit v. 23.12.02 über die feministische Parole »Väter sind Täter«. Ein schönes Beispiel dafür, wie die Medien daran mitwirken, ist ein amerikanischer Fernsehfilm, der am 10.1.2003 im ZDF unter dem Titel »*Endgültig*« ausgestrahlt wurde.

befragten Mütter erschließt Amendt die (unbewusste) sexuelle Motivation, das sexuelle Begehren der Frau (1994, S. 82).

- Einen Kosenamen für den Penis geben 27 % aller Frauen der Befragung, die hoch signifikant mit zwei anderen Faktoren korrelieren: dass sie den Penis ihres Sohnes küssen und dass sie mit ihrem eigenen Sexualleben unzufrieden sind (ebd., 1994, S. 96). Amendt zieht den Schluss, dass der Sohn zum Ersatzobjekt für die Frau, zum Ersatzmann gemacht wird (1994, S. 97).
- Jetzt folgen zwei vorgestellte Situationen, zu denen die Befragten Stellung nehmen sollen:
- Der Sohn wünscht, dass die Mutter seinen Penis streicheln soll (ebd., 1994, S. 100 ff.). 14 % der Befragten würden den Wunsch erfüllen, 23 % davon ablenken, 47 % mit einem eindeutigen »Nein« zurückweisen. Also bei mehr als einem Drittel liegt eine inzestuöse Grenzverwischung vor, die sich als mütterliche Zuwendung tarnt.
- Der 14-jährige Sohn schenkt der Mutter wunderschöne Unterwäsche (ebd., 1994, S. 118 ff.): darauf würden 47 % der befragten Mütter positiv reagieren. Amendt kommt zum Ergebnis, dass diese Frauen im Konfliktfall mit dem Partner ihre Libido, ihre Erwartung von sexueller Zufriedenheit in stiller Hoffnung auf den Sohn übertragen.
- Der Sohn kommt in Mutters Bett, wenn der Partner abwesend ist (ebd., 1994, S. 138 ff.): 64 % der Mütter lassen dies immer, regelmäßig oder gelegentlich zu. Auch das sei eine Grenzverwischung.
- Bis zu einem Viertel der befragten Frauen wünschen sich den Sohn in verschiedener Hinsicht besser als den Vater: fürsorglicher (8,8 %), feinfühliger (17,6 %), offener (23,6 %), selbstloser (2,2 %). Amendt meint, man gehe nicht fehl in der Annahme, dass diese Frauen mit ihren Partnern unzufrieden sind. Amendt vermutet mit guten Gründen, dass diese Mütter das Mangelnde am Partner schon heute beim Sohn holen, mit der Erwartung, dass der Sohn sie trösten, bemitleiden, retten oder entschädigen möge (1994, S. 148).

Seine zweite Untersuchung – die Befragung von Männern – hat Amendt in sein Buch »Vatersehnsucht« eingearbeitet (Amendt, 1999). Sie ergibt u. a., dass ca. die Hälfte der Söhne die heimlichen Vertrauten ihrer Mutter waren (ebd., 1999, S. 62). Sie erhielten damit eine für ihr Alter unangemessene Erhöhung. Die Rollen von Eltern und Kindern seien verkehrt worden (ebd., 1999, S. 57). Der aktive Anteil des noch so kleinen Sohnes dürfe nicht vernachlässigt werden, weil sehr viel später sich seine Skrupel daran entzünden werden (ebd., 1999, S. 58). Der Vater werde ausgeschlossen (ebd., 1999, S. 60).

Der Sohn, der der geheime Vertraute seiner Mutter ist, erlebe zweierlei. Zum einen habe er das berauschende und überwältigende Gefühl des narzisstischen Triumphes, des Stolzes, der Grenzenlosigkeit und ein Gefühl einmaliger Auserwähltheit, das ihn in die Gefilde einer phantastischen Gottähnlichkeit erhebe; er glaube, sich über alle Gesetze der Natur hinwegsetzen zu können (ebd., 1999, S. 64, 66). Auf der anderen Seite stehe die wiederkehrende Erfahrung von Kleinheit und Unzulänglichkeit und dass er es der Mutter nicht recht machen könne, so sehr er sich auch bemühe (ebd., 1999, S. 64, 70).

Die Mutter werte alle anderen Frauen ab (ebd., 1999, S. 78 f.). Die vom Partner enttäuschte Frau setze an seine Stelle das Kind (ebd., 1999, S. 91). Wenn einer der Eltern sich einem Kind zuwende, wirken beide Eltern zusammen, da der andere es geschehen lasse: Kollusion der Eltern (ebd., 1999, S. 109). Die Mutter mache den Vater klein und den Sohn groß (ebd., 1999, S. 113 f.). Sie bewundere im Sohn die Größe, die er stellvertretend für sie zelebriere (ebd., 1999, S. 114).

Die gesellschaftliche Idealisierung der Mutter verdecke ihre inzestuösen Anteile, meint Amendt (1999, S. 160 f.). Es bestehe ein starker gesellschaftlicher Widerstand gegen die Bewusstwerdung der inzestuösen Mutter-Sohn-Beziehung. Dieser Widerstand hindere auch Psychotherapeuten daran, diese Erfahrungen zu bearbeiten (ebd., 1999, S. 174).

2.2 Das Kind in der Elternrolle (Parentifizierung)

Bei dieser Form des Missbrauchs erwartet ein Elternteil vom Kind, dass *das Kind* in zentralen Aspekten *Elternfunktionen* für den Elternteil übernimmt. Das bedeutet im Wesentlichen, dass das Kind dem Erwachsenen die unbedingte Zuwendung und Akzeptanz, die Geborgenheit und den Halt, die Einfühlung und Resonanz geben soll, die normalerweise Kinder von ihren Eltern erhalten. Ich referiere hier zwei Autoren, die sich ausführlicher mit dieser Form beschäftigt haben.

Horst-Eberhard Richter zählt einige Implikationen auf, wenn dem Kind die Rolle eines Substituts für eine Elternfigur zugeschrieben wird (2003, S. 89 ff.): So richten Eltern auf das Kind Erwartungen und Gefühle, mit denen sie eigentlich ihre Eltern »meinen«, z. B. ihre eigenen unbewältigten Liebesansprüche und Aggressionen (Richter, 2003, S. 90). Diagnostische Indizien sind z. B. die Überbewertung von Ähnlichkeiten zwischen Kind und der entsprechenden Großeltern-Figur, des weiteren infantiles Benehmen der Eltern gegenüber dem Kind, mütterliche Reaktionen von Unmut und Vorwürfen gegen das Kind, die bereits in der Formulierung verraten, dass sie damit eigentlich die eigene Mutter meinen, und ähnliche Verhaltensweisen (ebd., 2003, S. 91).

Alice Miller behandelt in ihrem Buch »Das Drama des begabten Kindes« das Phänomen der *narzisstischen Störung*. Dabei handelt es sich bei ihr im Kern um eine Form des Missbrauchs, die ich hier als Parentifizierung und als symbiotischen Missbrauch bezeichnet habe. Miller verwendet allerdings nicht den Begriff des Missbrauchs, sondern sie spricht von einer »narzisstischen Besetzung« des Kindes durch die Eltern (1983, S. 24, 58, 63). Sie verwendet auch den Ausdruck »narzisstisch gebrauchte« Kinder (ebd., 1983, S. 43). Im Anschluss an Kohut definiert Miller »narzisstische Besetzung« eines Objekts, »wenn wir es nicht als Zentrum seiner eigenen Aktivitäten erleben, sondern als Teil von uns selbst« (1983, S. 58). In diesem Zusammenhang wäre also der Begriff »narzisstisch« gleichbedeutend mit »missbräuchlich«.

Als Ausgangspunkt dieser Form des Missbrauchs beschreibt Alice Miller narzisstisch bedürftige Eltern, die ein ganzes Leben lang suchen, was ihnen ihre eigenen Eltern zur rechten Zeit nicht geben konnten: ein Wesen, das ganz auf sie eingeht, sie ganz versteht und ernst nimmt, das sie bewundert und ihnen folgt (ebd., 1983, S. 22). Miller spricht insbesondere von der emotional unsicheren Mutter, die für ihr narzisstisches Gleichgewicht auf ein bestimmtes Verhalten ihres Kindes angewiesen ist (1983, S. 23). Die narzisstisch bedürftige Mutter werde ihr Kind narzisstisch besetzen. Das Kind entwickele dann etwas, was die Mutter brauche (ebd., 1983, S. 63). »Was die Mutter seinerzeit bei ihrer Mutter nicht bekommen hat, kann sie bei ihrem Kind finden: Es ist verfügbar, kann als Echo gebraucht werden, lässt sich kontrollieren, ist ganz auf sie zentriert, verlässt sie nie, gibt ihr Aufmerksamkeit und Bewunderung« (ebd., 1983, S. 64).

Hinzu komme eine erstaunliche Fähigkeit des Kindes, dieses Bedürfnis der Mutter intuitiv zu spüren und zu beantworten und die ihm unbewusst zugeteilte Funktion zu übernehmen (ebd. 1983, S. 23 f.). Diese Funktion sichere dem Kind die »Liebe«, d. h. die narzisstische Besetzung durch die Eltern. Miller führt aus, dass diese Fähigkeit ausgebaut und perfektioniert wird und dass diese Kinder zu Müttern – Vertrauten, Tröstern, Ratgebern, Stützen – ihrer Mütter werden. Sie bilden ein ganz besonderes Sensorium für unbewusste Signale der Bedürfnisse des anderen aus (ebd., 1983, S. 61). Kein Wunder, wenn sie später oft den Beruf des Psychoanalytikers wählen, meint Miller (1983, S. 24).

Alice Miller bemerkt selbst, dass der Begriff des Narzissmus für die Alltagssprache ein hohes Maß an Vieldeutigkeit gewonnen hat (1983, S. 7). Ich meine, dass er für eine präzise psychologische Begriffsbildung kaum mehr zu gebrauchen ist. Er enthält auch eine abwertende Konnotation, die man kaum vermeiden kann. Die Begriffsbildung wird vollends bizarr, wenn Miller den »gesunden Narzissmus« mit innerer Freiheit und Lebendigkeit übersetzt (1983, S. 61).

2.3 Der symbiotische Missbrauch

Ursprünglich habe ich diese Form des Missbrauchs systematisch als einen Sonderfall der Parentifizierung eingeordnet. Dabei bin ich von der neueren psychoanalytischen Theorie mit dem Entwicklungsmodell von Margaret Mahler (Mahler, Pine & Bergmann, 1980) als Paradigma ausgegangen. Auf Grund von empirischen Untersuchungen (Längsschnitt-Beobachtung einer Mütter-Kinder-Gruppe) haben Mahler und Mitarbeiter ein Schema der frühkindlichen Entwicklung herausgearbeitet. Entsprechend diesem Schema beginnt nach einer normalen autistischen Phase ab dem 2. Lebensmonat die *symbiotische Phase*, die ihren Höhepunkt mit 4 bis 5 Monaten erreicht. Daran schließt sich bis zum Alter von 2½ bis 3 Jahren ein längerer Prozess der Loslösung und Individuation an, den Mahler in verschiedene Subphasen unterteilt: Differenzierung, Üben, Wiederannäherung, Konsolidierung der Individualität und Anfänge der emotionalen Objektkonstanz.

Mahler definiert Symbiose als *innerpsychischen Zustand* des Kindes, in dem es keine Unterscheidung zwischen dem eigenen Selbst und der Mutter gibt (1980, S. 19). Das Kind phantasiert sich und die Mutter als Zweieinheit innerhalb einer gemeinsamen Grenze (Mahler et al., 1980, S. 62), als omnipotente Fusion mit der Mutter. Das heißt, dass es zwischen Kind und Mutter keine Grenze gibt, sondern nur eine gemeinsame Grenze nach außen. Jedoch haben die symbiotischen »Partner« ganz unterschiedliche Rollen: der Säugling ist vom Erwachsenen völlig abhängig, umgekehrt aber nicht (ebd., 1980, S. 63). Die Mutter wird vom Kind libidinös besetzt (ebd., 1980, S. 67).

Auf diesem theoretischen Hintergrund sind symbiotische Wünsche, Phantasien und Verhaltensweisen als Fixierung oder Rückgriff auf die frühkindliche symbiotische Entwicklungsphase zu verstehen. Ein Elternteil, der sein Kind in einer symbiotischen Beziehung mit sich selbst zu halten versucht, erwartet damit vom Kind die Rolle einer symbiotischen Mutter – das wäre ein Unterfall der Parentifizierung.

In der neueren Säuglingsforschung wird das Konzept der symbiotischen Phase kritisiert und als nicht mehr haltbar bezeichnet, z.B. von Daniel Stern (2001, S. 60) und von Martin Dornes (2001, S. 16, 75). Eine theoretische Grundsatzdiskussion ist hier allerdings nicht erforderlich[19]. Auch wenn man das Konzept der Symbiose als normale frühkindliche Entwicklungsphase aufgibt, kann man den Symbiosebegriff als klinischen Begriff beibehalten. Symbiotische Bedürfnisse und Phantasien von Kindern und Erwachsenen wären dann nach der Auffassung von Dornes zu verstehen als modifizierte Überarbeitungen einer gestörten, die Selbstregulierungsfähigkeit des Kindes übermäßig einschränkenden Eltern-Kind-Beziehung und nicht als Abkömmlinge einer normalen symbiotischen Phase (Dornes, 2001, S. 77, 99). Dieser Position schließe ich mich hier an. (In einigen meiner Falldarstellungen scheint allerdings das Mahlersche Paradigma noch durch.)

Auch wenn man dem Paradigma von Mahler nicht folgt, so findet sich bei Mahler einiges empirisches Material, das für unser Thema des symbiotischen Missbrauchs von Interesse ist. Mahler beschreibt aus ihren Forschungen einige Konstellationen von unbefriedigend verlaufenen »symbiotischen Phasen«: zum Beispiel weil die Mutter eine geringe emotionale Bereitschaft zeigte (Mahler et al., 1980, S. 79) oder weil sie depressiv war oder weil sie ambivalent und unberechenbar war (ebd., 1980, S. 80). Besonders interessant sind die von Mahler beschriebenen Fälle, in denen die Mutter ihr eigenes symbiotisches Bedürfnis agierte, statt aus Rücksicht auf ihr Kind zu handeln, und ihren Jungen symbiotisch umschlang: Mahler bezeichnet diese Konstellation als *»symbiotisch-parasitär«* (1980, S. 82). Mahler drückt also den Missbrauch mit dem Begriff »parasitär« aus.

Mahler beschreibt als Folge einer solchen symbiotisch-parasitären Beziehung, dass die Differenzierung und Abstoßung des Kindes von der Mutter viel früher als normal einsetzte (1980, S. 84). In einem anderen Fall von symbiotisch-parasitären Bedürfnissen der Eltern reiften die motorischen Funktionen langsamer als normal (ebd., 1980, S. 84).

[19] Eine solche Diskussion hat Martin Dornes sehr sorgfältig durchgeführt, siehe vor allem S. 58ff.

Interessanterweise beschreibt auch der Säuglingsforscher Stern eine Konstellation von *Parentifizierung* eines Säuglings. Er diskutiert den Fall einer depressiven Mutter, die emotional kaum ansprechbar ist. Auf seiner Suche nach lebendiger Anregung sei das Kind gezwungen, entweder die dringend benötigte Anregung von anderen Personen zu erlangen, oder es müsse sich ungeheure Mühe geben, um seine Mutter werbend und schmeichelnd aus ihrer düsteren Stimmungslage herauszureißen. Es *»übernähme damit die eigentlich mütterliche Funktion der Einfühlung«*, schreibt Stern (2001, S. 68 [Herv. durch Verf.]).

Ein wesentliches Merkmal des symbiotischen Missbrauchs besteht darin, dass die Mutter die Schritte ihres Kindes weg von ihr, also Schritte zur Loslösung und Individuation, zu verhindern und ihr Kind in einer Art symbiotischen Beziehung zu halten versucht (Mahler et al., 1980, S. 85). Man könnte annehmen, dass eine solche Mutter dann wenigstens die Bedürfnisse des Kindes nach Nähe, nach Resonanz usw. optimal befriedigt, weil sie ja selbst solche unbefriedigten Bedürfnisse hat. Auch das wird in der Regel nicht eintreten, da die Mutter gegenüber dem Kind wie gegenüber ihrer eigenen Mutter reagiert, wenn das Kind ihre Bedürfnisse nicht befriedigt, also z. B. das Kind dann wütend zurückstößt und den Kontakt unterbricht. Oder sie wird die Nähe zu ihrem Kind nicht aushalten und diese Nähe immer wieder unterbrechen, weil sie durch die Nähe auch den Schmerz wieder spüren würde, den sie durch den Mangel an Nähe in ihrer eignen Kindheit erlitten hat.

2.4 Missbrauch durch Delegation von Lebenssinn und Lebensaufgaben an das Kind

Schon Erich Fromm hat diese Form des Missbrauchs erwähnt. Häufig »wird der Wunsch nach eigenen Kindern in erster Linie davon bestimmt, das eigene Existenzproblem auf das der Kinder zu projizieren. Wenn eine Person spürt, dass sie nicht fähig ist, ihrem eigenen Leben einen Sinn zu geben, versucht sie, diesen Sinn im Leben der Kinder zu finden.« Das müsse fehlschlagen, »weil das Existenzproblem von jedem nur für sich selbst gelöst werden kann« (Fromm, 1956, S. 133 f.).

Die Delegation von Lebenssinn und Lebensaufgaben an das Kind hat auch die Familientherapeutin Satir formuliert (1973, S. 39). Als gesellschaftliche Belastungen für die moderne Familie führt sie unter anderem die folgenden Punkte an. Nach dem Zweiten Weltkrieg wurde der Aufbau der Familie zum ausschließlichen Sinn des Lebens; es wurde zum Hauptthema, Kinder glücklich zu machen und ihnen zu geben, was die Eltern nie hatten. Je mehr Männer und Frauen ihre gegenseitigen Beziehungen als dornig und bedrohlich erlebten, desto stärker trat die Elternrolle in den Vordergrund, führt Satir aus. Die Eltern stimmten darin überein, für das Kind zu leben; gleichzeitig schlossen sie stillschweigend ein, dass das Kind für sie leben und seine Eltern glücklich machen solle. Die Entwicklung und Leistungen des Kindes wurden der bedeutendste Maßstab für Eltern, ihren persönlichen Wert zu messen. Diese Tendenz hat sich seitdem nicht nur fortgesetzt, sondern noch weiter verstärkt, wie man an den Anstrengungen der Eltern zur immer früheren Förderung ihrer Kinder erkennen kann.

2.5 Missbrauch durch Benutzung des Kindes im Paarkonflikt

Ich habe in der Übersicht zwei Varianten der Instrumentalisierung des Kindes im Paarkonflikt unterschieden: 1. bei bestehender Ehe beziehungsweise Paarbeziehung und 2. nach der Trennung bzw. Scheidung. Ich werde hier nur auf die zweite Variante – die Instrumentalisierung des Kindes nach der Trennung des Paares – etwas näher eingehen, da sie mit steigenden Scheidungs- und Trennungsraten eine zunehmende gesellschaftliche Bedeutung erlangt und da die unterschiedliche Behandlung von Vätern und Müttern durch den Gesetzgeber, die Gerichte, sonstige staatliche und gesellschaftliche Institutionen und die Medien diesen Missbrauch begünstigt. Daran lassen sich auch deutlich die gesellschaftlich noch herrschenden Rollenbilder und Ideologien erkennen. In den letzten Jahren haben die Veröffentlichungen zu diesem Thema erheblich zugenommen.

Bei den Formen der Instrumentalisierung des Kindes nach der Trennung der Eltern muss man zwischen ehelichen und nicht-ehelichen Kindern unterscheiden, da beide – trotz des Verfassungsgebotes nach Gleichbehandlung in Art. 6 Abs. 5 Grundgesetz und trotz einer Verbesserung der Rechtsstellung der nicht-ehelichen Kinder durch den Gesetzgeber – immer noch rechtlich unterschiedlich behandelt werden. Das Gesetz zur Reform des Kindschaftsrechts vom 16.12.1997 hat für beide Fälle einige bedeutsame Veränderungen gebracht.

a) Für eheliche Kinder besteht nach Trennung und Scheidung der Eltern das gemeinsame Sorgerecht der Eltern fort, sofern nicht nach § 1671 BGB das Gericht auf Antrag eines Elternteils diesem die elterliche Sorge allein überträgt. Die Bilanz ist nach fünf Jahren durchaus positiv. Nach einer für das Bundesfamilienministerium erstellten Studie leben inzwischen drei von vier geschiedenen Elternpaaren mit dem gemeinsamen Sorgerecht (Kahlweit, 2003, S. 9). Eine wesentliche Auswirkung des gemeinsamen Sorgerechts besteht darin, dass Kinder dann wesentlich häufiger bei ihrem Vater leben als bei alleinigem Sorgerecht. Allerdings eröffnet die Regelung des § 1671 BGB (Antrag auf alleiniges Sorgerecht) ein Schlachtfeld, auf dem unerledigte eheliche Konflikte, Rachegelüste usw. ausgetragen werden können. Die Rechtsprechung des BGH räumt dieser Möglichkeit einen weiten Raum ein.[20]
b) Für nicht-eheliche Kinder gibt es jetzt erstmals ein gemeinsames Sorgerecht, sofern nach § 1626a Abs. 1 BGB beide Eltern erklären, die Sorge gemeinsam übernehmen zu wollen. Kommt eine solche Erklärung beider Eltern nicht zu-

20 Siehe dazu die Darstellung der Rechtsprechung bei Eva Schumann, 2000, S. 389ff.

stande, so hat nach § 1626 a Abs. 2 BGB die Mutter das alleinige Sorgerecht. Auch wenn beide Eltern noch so lange in einer Lebensgemeinschaft zusammenleben, kann der Vater kein gemeinsames Sorgerecht für das gemeinsame Kind gegen den Willen der Mutter erzwingen. Das gilt umso mehr nach einer Trennung der Eltern. Der Vater eines nicht-ehelichen Kindes hat keine rechtliche Möglichkeit, das Sorgerecht für sein Kind allein übertragen zu bekommen (von extremen Fällen wie in §§ 1678, 1680 BGB abgesehen, wenn die Mutter stirbt oder ihr das Sorgerecht entzogen wird). Diese Regelung dient eindeutig *nicht* dem Wohle des Kindes, sondern den Interessen der Mutter, auch wenn die Begründung zum Regierungsentwurf etwas anderes suggerieren will (Schumann, 2000, S. 394). Der Bundesgerichtshof versteigt sich sogar zu einer Art Naturrecht der Mutter auf das Kind, wenn er behauptet, dass die Mutter »naturgegeben« mit der Geburt die Hauptverantwortung für das Wohl des Kindes trage.[21]

c) Umgangsrecht. Lebt das (eheliche oder nicht-eheliche) Kind nach der Trennung der Eltern wie üblich bei einem Elternteil – sei es, weil dieser Elternteil das alleinige Sorgerecht hat, sei es, weil sich die Eltern bei gemeinsamem Sorgerecht auf diese Lösung verständigt haben –, so haben sowohl das Kind wie auch der andere Elternteil nach § 1684 BGB das Recht auf Umgang miteinander, kurz Besuchsrecht genannt. Die übliche Regelung des Umgangsrechts ist ein Wochenendbesuch des Kindes alle 2 Wochen beim anderen Elternteil.

Nun gibt es in vielen Fällen Streit um das Umgangsrecht. Der allein sorgeberechtigte Elternteil – bei nicht-ehelichen Kindern immer die Mutter – versucht häufig, den anderen Elternteil auszugrenzen, entweder ihm das Umgangsrecht juristisch zu entziehen, etwa mit der Behauptung, der Vater sei Alkoholiker oder habe sie geschlagen oder er habe gar das Kind sexuell missbraucht, oder durch Sabotage der Besuchsregelung bei der praktischen Umsetzung, z. B. mit der Behauptung, sie oder das Kind seien an dem vereinbarten Termin krank oder hätten etwas anderes vor usw. Häufig werden die Kinder so subtil beeinflusst und manipuliert, dass sie den Vater angeblich von sich aus nicht mehr sehen wollen. Manche Mütter versuchen nach der Scheidung, den Vater im Gedächtnis der Kinder ganz auszulöschen.

Bei nicht-ehelichen Kindern sind die Chancen der Mütter günstiger als bei ehelichen Kindern, den Vater vom Umgang mit dem Kind ganz auszuschließen. In der letzten Zeit haben einige Väter versucht, bis zur höchsten Instanz ihr Umgangsrecht juristisch zu erstreiten und sind selbst vor dem Europäischen Gerichtshof für Menschenrechte in Straßburg gescheitert (Rath 2003, o. A.).

Blesken zählt eine Reihe von Argumentationssträngen auf, die bei der Ausgrenzung des Vaters häufig vorgebracht werden (1998, S. 344 ff., 347):

- das Kind werde zur sehr hin- und hergerissen, wenn es den Vater zu oft erlebe;

[21] BGH Beschluss v. 4.4.01, in: LM Nr. 1 zu § 1626 a BGB, Bl. 3, 4.

- in das gestörte Familiensystem müsse wieder Ruhe einkehren;
- die Anwesenheit des Vaters sei schädlich, weil sie das Kind immer wieder neu an die Trennung erinnere;
- der Vaters sei ungeeignet im Umgang mit dem Kind bzw. die Erziehungsvorstellungen des Vaters entsprächen nicht denen der Mutter; das Kind könne »charakterliche Mängel« des Vaters übernehmen usw.

Die wirklichen Motive sind meist weniger edel. Aus dem Scheitern der Beziehung bleiben häufig seelische Verletzungen zurück, für die die ganze Schuld dem Partner angelastet wird. Der Entzug des Kindes ist eine noch verbleibende Möglichkeit, »den ehemaligen Partner verletzend zu erreichen, um ihm das subjektiv erlittene Unrecht heimzuzahlen«, wie sich Blesken vornehm ausdrückt (1998, S. 349). Die Autorinnen der Spiegel-Titelgeschichte vom 25.2.2002 formulieren es drastischer: »Im Scheidungsdrama werden Kinder zu Opfern: aus Rache und Hass verwehren vor allem Mütter ihren Ex-Partnern jeden Kontakt mit ihnen.« »Da gebärden sich viele Mütter als Racheengel, die ihre Kinder als ihr Eigentum betrachten und sie – in fataler Indoktrination – zu Verbündeten machen« (Andresen, K. & Gatterburg, A., 2002, S. 134).

Der Spiegel formuliert erneut drastisch, dass beim Umgangsrecht meist die Väter »aussortiert« werden, »auch weil Gerichte und Jugendämter immer noch gern der fragwürdigen Ideologie folgen: Alle Macht den Müttern« (ebd. 2002, S. 126). Hier kommt die traditionelle Idealisierung und Ideologisierung der Mutterrolle deutlich zum Vorschein.

Ergänzend zur Praxis der Ausgrenzung der Väter wird in weiten Teilen der Öffentlichkeit darüber »gejammert«, dass die Väter unzuverlässig seien und sich nach einer Trennung nicht mehr um die Kinder kümmern würden. In meiner Praxis als Kindertherapeut habe ich andere Erfahrungen gemacht: fast immer ist es mir gelungen, die Verbindung zum Vater herzustellen und ihn zur Mitarbeit zu gewinnen.

Richtig ist, dass Väter weniger als Mütter dazu neigen, an den Kindern zu klammern und sie in ihrem Sinne zu manipulieren. Genau aus diesem Grunde wären die Kinder häufiger bei den Vätern besser aufgehoben. Richtig ist auch, dass Männer im Konflikt mit ihrer Ex Frau um die Kinder häufiger resignieren, weil sie eine für sie ungünstige juristische Praxis antizipieren.

Schließlich kommt es auch vor, dass Männer aus Schuldgefühlen gegenüber ihrer Ex-Frau wegen der Trennung einer für sie ungünstigen Regelung des Sorgerechts oder des Umgangsrechts zustimmen, vor allem während oder kurz nach der Scheidung. Es kommt vor, dass der Mann, der seine Partnerin verlassen hat, ihr wenigstens das Kind überlässt, also sein Kind opfert. Auch das ist ein Missbrauch des Kindes – in diesem Fall durch den Vater.

Es ist inzwischen hinreichend bekannt, dass der Entzug eines Elternteils für die Kinder häufig schwere Störungen zur Folge hat (Blesken, 1998, S. 350). Man hat hierfür ein neues Störungsbild definiert: *Parental Alienation Syndrome (PAS)* – Syndrom der Elternentfremdung. Walter Andritzky beschreibt mehrere, einfach erkennbare Merkmale im Verhalten des Kindes, die auf ein PAS hindeuten (2003, S. 81 f.).

- Das Kind übernimmt Meinungen und wörtliche Formulierungen vom betreuenden Elternteil, die dessen Haltung zum anderen Elternteil charakterisieren, und zwar in nicht kindgerechter Sprache.
- Nicht nur der andere Elternteil, sondern dessen gesamtes soziales und familiäres Umfeld wird in die Ablehnung mit einbezogen, z. B. die früher geliebten Großeltern und Freunde.
- Das Kind »spaltet« in gut und böse: der betreuende Elternteil ist nur »gut«, der andere nur »schlecht«.
- Das Kind betont auffällig, dass alles, was es sage, sein eigener Wille sei.

Zu den bleibenden Schäden der Elternentfremdung schreibt der Spiegel, dass bei jedem zweiten Kind mit anhaltenden Störungen – etwa Alkohol- oder Drogenproblemen – schon bald nach der Scheidung kein Kontakt mehr zu dem nichtsorgeberechtigten Elternteil bestand (Andresen, K. et al., 2002, S. 127). Christine Brinck berichtet in Der Zeit, dass drei von vier Mördern und zwei von drei Vergewaltigern ohne Vater aufgewachsen seien (2002, S. 9). Töchter, die ohne Väter groß wurden, werden als Teenager häufiger schwanger und brechen öfter die Schule ab. Judith Wallerstein beschreibt in der letzten Scheidungsstudie ihrer über 25 Jahre währenden Beobachtung von Scheidungskindern die Folgen der Vaterlosigkeit: Mädchen schließen sich sehr viel enger an ihrer Mütter an und fühlen sich für ihre Mütter verantwortlich. Die Jungen leiden unter Konzentrationsstörungen, prügeln sich viel oder werden zu Einzelgängern. Sie werden von den Müttern häufig mit den negativen Seiten des Vaters identifiziert und befinden sich deshalb als schlecht. Kinder, die unter Vaterverlust leiden, haben oft mit Bindungsängsten zu kämpfen. Sie heiraten später signifikant weniger.

Die UN-Kinderrechtskonvention stellt fest, dass die Kinder ein Recht auf Kontakt nicht nur zu beiden Elternteilen haben, sondern auch zu weiteren Verwandten, etwa den Großeltern. Die Bundesrepublik Deutschland hat zwar die UN-Kinderrechtskonvention akzeptiert, aber nicht in allen Trennungs- und Scheidungsfällen wird den Kindern dieses Recht in Deutschland gewährt.

Teil II

Fallstudien

3 Fallstudien aus Geschichte und Literatur

Dieses Kapitel eröffne ich mit einem Gemälde von Hans Baldung Grien über die Heilige Familie, ergänzt durch weitere Bilder des Malers. Es handelt sich um Themen aus dem Neuen Testament, aber mir kommt es hier nicht auf die biblischen Inhalte, sondern auf die individuelle Gestaltung dieser Inhalte durch den Maler Baldung Grien an. Sieht man sich in der Kunstgeschichte um, so taucht das Thema der »Heiligen Familie« und der »Jungfrau/Madonna mit Kind« häufig auf. Die Darstellungen der verschiedenen Künstler sind grundverschieden. Die Gestaltung, die Form, die der Künstler dem Thema gegeben hat, sagt also etwas über ihn und seine Zeit aus. Nur diese Aussage interessiert mich hier, also wie der Maler Baldung Grien zu Beginn des 16. Jahrhunderts das Mutter-Sohn-Verhältnis darstellt.[22]

In der zweiten Studie geht es um die historische Figur der Katharina von Medici, ebenfalls aus dem 16. Jahrhundert. Sie ist ein klassisches Beispiel für die Funktionalisierung von Kindern im Dienste der politischen Macht.

Die dritte Studie referiert die autobiographischen Erzählungen von Elias Canetti. Nach dem Tod seines Vaters entwickelte sich der junge Elias immer mehr zum Ersatzpartner seiner Mutter. Sie führte die Art von Gesprächen mit ihm, wie sie sie früher mit dem Vater geführt hatte. Er wachte eifersüchtig darüber, dass kein anderer Mann in ihr Leben trat. Außerdem projizierte die Mutter ihr Lebensziel auf ihn, nämlich den Wunsch, Schriftstellerin zu werden. Die Lektüre der Biografie von Canetti war für mich der Ausgangspunkt meiner Beschäftigung mit dem mütterlichen Missbrauch von Söhnen. Sie hat mich insbesondere dadurch beeindruckt, wie tiefgreifend das Leben eines Sohnes dadurch geprägt wurde.

In der vierten Studie stelle ich anhand von Zeitungsberichten über den Strafprozess die Geschichte eines französischen Frauenmörders dar, der 2001 in Toulouse zu lebenslanger Haft verurteilt wurde. Die Konstellation in seiner Herkunftsfamilie ist besonders extrem: Eine haltlose, verführerische Mutter, die den Sohn zum Komplizen ihrer sexuellen Eskapaden macht, und ein rigider, prügelnder, meist abwesender Vater. Seine Geschichte ist ein krasses Beispiel dafür, wie wenig in der Öffentlichkeit der Anteil des mütterlichen Missbrauchs an der Entwicklung des Frauenmörders gesehen wurde. Stattdessen haben Gericht, Verteidiger und Medien die Ursache der Gewalttätigkeit lediglich der physischen Misshandlung durch den Vaters zugeschrieben und somit den Vater zur Verantwortung gezogen. Kein Richter, Anwalt oder Journalist hat sich gefragt, wie aus der väterlichen Gewalttätigkeit ein mörderischer Hass auf Frauen entstehen konnte.

---

22 Schon ein Zeitgenosse von Hans Baldung Grien, nämlich Matthias Grünewald, stellt auf seinem Gemälde der Madonna mit Kind auf dem Isenheimer Altar (Museum Unterlinden in Colmar) das Thema ganz anders dar.

In der letzten Studie geht es um eine Mutter-Sohn-Beziehung in dem Roman »Die Verteidigung der Kindheit« von Martin Walser. Bei dem Roman als Gattung handelt es sich erklärtermaßen um Fiktion, nicht um die Beschreibung von Realität. Insofern ist dies die einzige Studie, die keinen direkten empirischen Beleg darstellt. Allerdings gehe ich davon aus, dass Literatur zumindest ausschnittsweise die Wirklichkeit abbildet und die Beschreibung der Romanfiguren daher relevant ist.

3.1 Gemälde von Hans Baldung Grien

Fast in der Mitte des Bildes (Abb. 1) sitzt die Mutter auf einer Bank. Sie trägt ein weites rotes Gewand, das bis zum Boden reicht. Daraus geht ein schwarzer Ärmel hervor, der den Arm bis zum Knöchel bekleidet. Auf ihrem Schoß auf einem Kissen steht ein nackter Knabe im Alter von etwa vier bis sechs Jahren – ihr

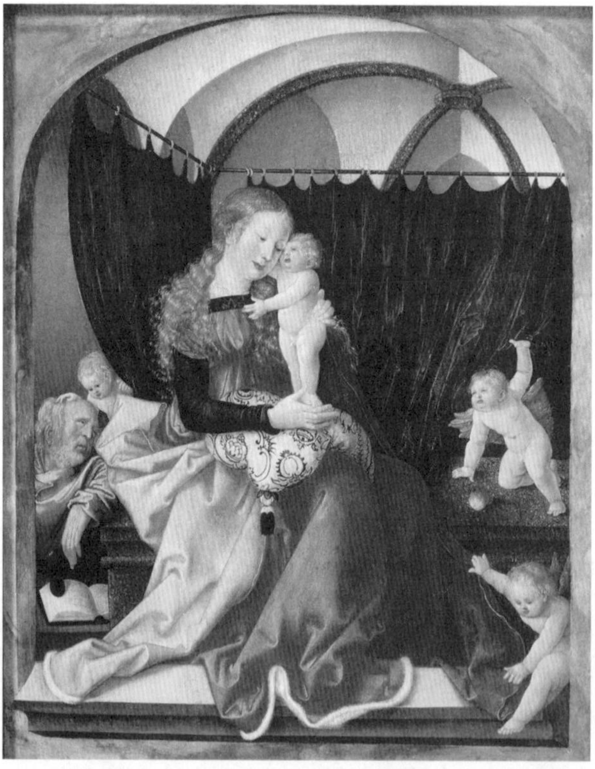

Abb. 1: Hans Baldung Grien, Heilige Familie, 1513, Innsbruck, Tiroler Landesmuseum Ferdinandeum

Sohn – genau im Zentrum des Bildes. Er hat den rechten Arm um ihren Nacken geschlungen und macht mit dem linken Arm eine Bewegung, als ob er sie auch damit umfassen wolle. Sie hat den linken Arm um seine Körpermitte gelegt und umfasst mit der Hand seine Hüfte. Ihr rechter Unterarm liegt auf den Kissen, und der Sohn hat seinen Fuß auf ihre rechte Hand gestellt. Beide haben die Köpfe auf gleicher Höhe aneinander gelegt wie bei einem innigen Tète-à-Tète.

Der Sohn hat sorgfältig gekämmte und gescheitelte Haare. Er hat einen Gesichtsausdruck wie ein Erwachsener. Auch seine aufrecht stehende Haltung entspricht nicht der eines Kindes seines Alters. Er wirkt wie ein kleiner Mann, der Besitz von der Frau ergreift. Bei genauer Betrachtung (beim Original deutlicher sichtbar als bei der Reproduktion) fällt noch auf, dass die Farbe seines Gesichts etwas rötlicher ist als die seines übrigen Körpers. Damit drückt der Maler eine Gemütsbewegung aus.

Links im Bild hinter der Mutter befindet sich der Mann (Ehemann, Vater). Halb sitzt er, halb liegt er, den linken Arm auf die Bank aufgestützt. Genauer müsste man sagen: Er »hängt herum«. Dazu passt auch sein Gesichtsausdruck: müde, erschöpft, resigniert. Eine Putte – Tochter? – legt ihm wie tröstend die Hand auf den Kopf.

Interpretation: In der Darstellung des Malers hat die Mutter den Sohn in den Mittelpunkt gestellt. Ihre Köpfe befinden sich auf gleicher Höhe. Mutter und Sohn haben eine innige Beziehung – wie zwei Verliebte.[23] Das Bild hat auch einen Bezug zur Geschlechtlichkeit, zwar nicht in der Person der Mutter, deren weiblicher Körper durch das weit wallende Gewand verhüllt ist, sondern durch den Körper des nackten Knaben, dessen Geschlechtsteile deutlich zu sehen sind. Der Ehemann ist im Hintergrund »abgehängt«.

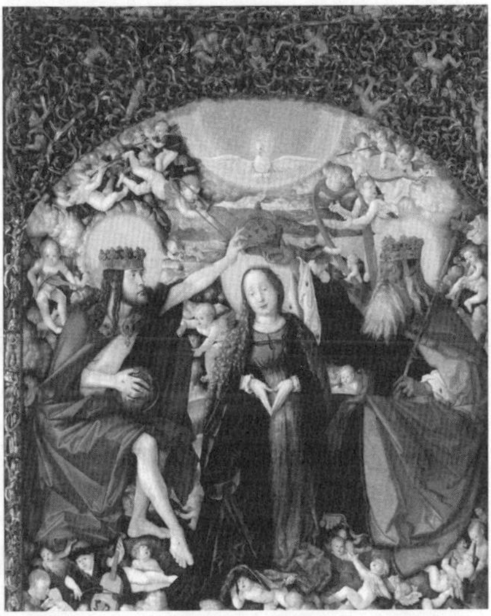

Abb. 2: Hans Baldung Grien, Marienkrönung, 1512–16, Freiburger Münster, Hochaltar Innenseite Mitteltafel

Zur Antwort auf die Frage, warum die Mutter den Sohn in den Mittelpunkt stellt, kann man ein anderes Gemälde (Abb. 2) des Malers als Darstellung der Hoffnungen der Mutter heranziehen, nämlich die Krönung der Mutter im Himmel. Beide Gemälde im Zusammenhang betrachtet legen folgende Phantasie nahe. Die Mutter will von Anfang an, dass etwas Besonderes aus dem Sohn wird: nichts weniger als ein König. Was hat sie davon, wenn der Sohn ein König wird? Ruhm

23 Dem gegenüber wird bei Grünewald schon durch die unterschiedliche Höhe der Köpfe klar, dass es sich um ein Eltern-Kind-Verhältnis handelt, nicht um eine Beziehung zwischen Gleichen.

und Glanz des Königs scheinen dann auch auf sie, ja sie wird selbst zur Königin gekrönt und kann herrschen. Das ist der klassische Kern der Mutter-Sohn-Verstrickung.

Auf dem Gemälde des Hochaltars des Freiburger Münsters wird der Mutter vom Sohn – jetzt ein erwachsener gekrönter König – zusammen mit dem eine Krone tragenden himmlischen Vater eine Krone aufgesetzt. Daran sind zwei weitere Aspekte bemerkenswert. Zum einen ist die Figur des Vaters rehabilitiert und integriert, und zwar in Gestalt des himmlischen Vaters. Mit ihm als dem Allmächtigen kann sich der Sohn identifizieren. Und die Mutter kann ihn als allmächtigen König akzeptieren: So hat sie ihn sich vielleicht schon immer gewünscht, bevor sie ihre Hoffnungen auf den Sohn setzte.

Der zweite Aspekt bezieht sich auf das Verhältnis von Mann und Frau im Verständnis des Malers und seiner Epoche, nämlich dass Ruhm und Macht der gekrönten Frau und Mutter eine von Vater und Sohn – von den Männern – abgeleitete Macht ist. Die Männer haben sich selbst gekrönt. An der originären Macht der Männer lässt der Maler keinen Zweifel.

Zwischen diesen beiden Bildern stellt das Gemälde »Schmerzensmann, von Maria und Engeln beweint« von 1513 (Abb. 3) die Mutter-Sohn-Dyade in einer ganz anderen Beziehung dar: Die Mutter vor Mitleid mit seinem Unglück und Schmerz zerfließend, während der Sohn mit der Dornenkrone einen ausgesprochen bitteren Zug um den Mund trägt. Woher diese Bitterkeit? Weil die Versprechungen der Mutter sich nicht bewahrheitet haben? »Retten« und »Opfern« spielen bei Mutter-Sohn-Verstrickungen eine zentrale Rolle.

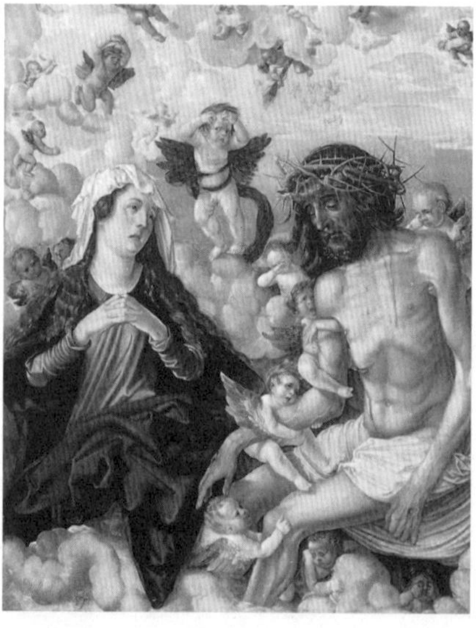

Abb. 3: Hans Baldung Grien, Schmerzensmann, von Maria und Engeln beweint, 1513, Freiburg, Augustinermuseum

Die christlich-katholische Lehre liefert mit dem Dogma der »unbefleckten Empfängnis« von Maria einen weiteren Aspekt der Geschichte der Mutter-Sohn-Verstrickung. Darin wird die Mutter als geschlechtslos idealisiert. Die Söhne verdrängen damit ihr eigenes inzestuöses Begehren ebenso wie das der Mutter. Die geschlechtlichen Frauen sind Hexen. Davon gibt es viele sehr erotische, manchmal fast pornographische Zeichnungen des Malers Hans Baldung Grien, z.B. »Hexe und fischgestaltiger Drache« von 1515 (Abb. 4) oder »Drei wild bewegte Hexen« von 1514 (Abb. 5).

Diese Aufspaltung der Frau in die »reine« (d.h. geschlechtslose) Mutter einerseits und die Hure andererseits durchzieht die ganze abendländische Geschichte.

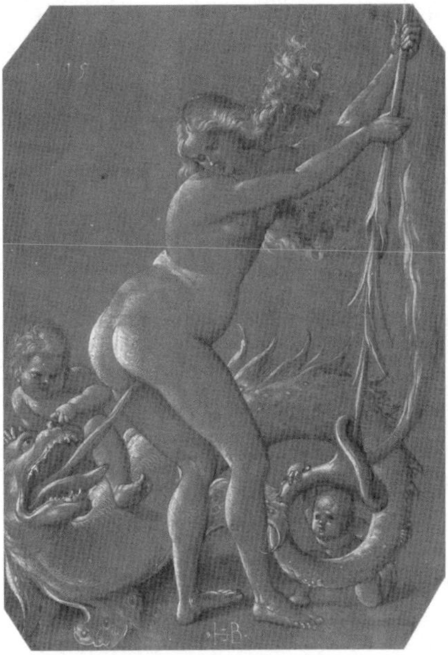

Abb. 4: Hans Baldung Grien,
Hexe und fischgestaltiger Drache, 1515,
Karlsruhe, Staatliche Kunsthalle

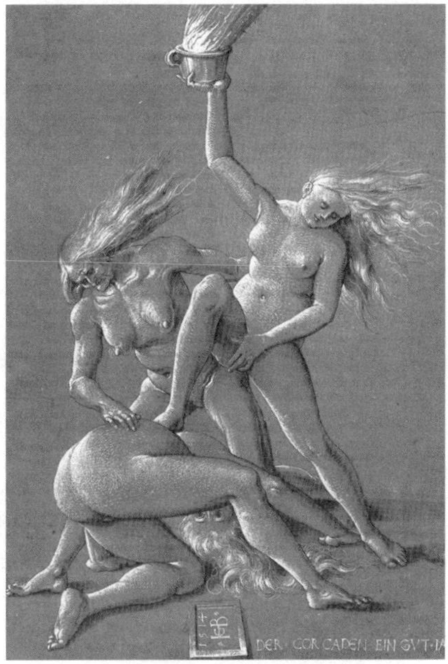

Abb. 5: Hans Baldung Grien,
Drei wild bewegte Hexen, 1514,
Albertina – Graphische Sammlung, Wien

3.2 Katharina von Medici

Katharina von Medici (1519–1589) ist ein extremes Beispiel dafür, wie es einer Mutter gelang, durch ihre Kinder, vor allem durch ihre Söhne zu herrschen. Schon die Geburt der Kinder war ein Mittel zum Zweck der politischen Herrschaft über Frankreich und Europa. Katharina erzog ihre Kinder selbst – ein für die damalige Zeit sehr ungewöhnlicher Vorgang. Der Zweck scheint klar: Katharina hielt ihre Kinder damit in enger Abhängigkeit von sich. Sie hatte vier Söhne, von denen drei nacheinander den französischen Thron bestiegen. Als Königinmutter versuchte Katharina, jeden von ihnen unter ihrer Kontrolle zu behalten, zu manipulieren und durch ihn die Herrschaft auszuüben. Vor allem die Söhne Katharinas waren als Folge ihrer Erziehung psychisch schwer gestört. Drei von ihnen starben eines frühen Todes mit unklaren physischen Ursachen.

Es ist klar, dass Katharina durch das patriarchale Thronfolgerecht zu diesem Umweg gezwungen war, wenn sie über Frankreich herrschen wollte. Als Frau hätte sie nicht allein herrschen können.

Ich stütze mich bei meiner Darstellung auf das Buch »Heinrich IV.« von Madeleine Marie Louise Saint-René Taillandier. Die Historikerin beschreibt darin Katharina und ihre Söhne folgendermaßen:

Katharina von Medici kam im Alter von 12 Jahren an den französischen Hof, um den zweiten Sohn von Franz I. zu heiraten. Als ihr Gatte durch Zufall Dauphin wurde, blieb sie zu ihrer Verzweiflung zehn Jahre lang kinderlos. Dann gebar sie dem König zehn Kinder, von denen drei starben. Die sieben anderen erzog sie mit einer eifersüchtigen Liebe und fiebernden Furcht (Saint-René Taillandier, 1996, S. 13).

Aus ihren Florentiner Kinderjahren hatte Katharina die grausigen Erinnerungen an Gift und Meuchelmorde bewahrt. Sie erzählte gern, wie man sie in Florenz einmal hoch oben auf einem Turm gefesselt hatte, um nach Wunsch als Zielscheibe oder Geißel zu dienen. *Hier scheint eine Grunderfahrung von Ohnmacht und Ausgeliefertsein vorzuliegen, die Katharinas späteres Macht- und Kontrollbedürfnis erklären könnte.* Ihre Kinder sah sie, solange sie klein waren, nur von Gefahren bedroht. Sie bewachte sie im eigenen Schlafzimmer mit ihren Hunden zusammen, kochte ihnen mit eigener Hand den Brei (ebd., 1996, S. 13) und niemand außer ihr selber durfte den Kindern die sorgfältig und geheim verwahrten Arzneimittel verabreichen. Manchmal versprach sie ihnen Königreiche und manchmal die Rute, und beim Austeilen von Püffen oder Zärtlichkeiten verwechselte sie oft die Kinder mit den Hunden. Bis zum letzten Atemzug beherrschte sie die Kinder und regierte über die, die Frankreich regierten (ebd., 1996, S. 14).

Der älteste Sohn, der Dauphin und Gatte Maria Stuarts, war schwach, zart und kränklich. Dann kam der Heißsporn Karl. Den dritten hatte man Alexander getauft. Er war zierlich, zärtlich und hübsch, die Mutter nannte ihn, den zukünftigen Heinrich III., »ihren kleinen Medici«. Dem letzten gab man wieder einen großartigen Namenspatron und nannte ihn Herkules. Er wurde nur ein nichtsnutziger Knirps, der nach dem Tod des ältesten Bruders den Namen Franz annahm. Die drei Töchter waren Claude, Herzogin von Lothringen, Elisabeth, die künftige Königin von Spanien, und Margarethe, die für Heinrich von Navarra bestimmt war. Katharina konnte mit ihrer zahlreichen königlichen Brut herrschen und triumphieren: es würde der Krone nie an einem Valois fehlen. Sie schreckte vor keiner List, keiner Falschheit, keiner Lüge zurück (ebd., 1996, S. 14).

Die Söhne von Katharina waren alle vier gesundheitlich – körperlich oder psychisch – schwer gestört. Dabei gaben die körperlichen Symptome den Ärzten Rätsel auf, sodass es naheliegend erscheint, dass es sich um psychosomatische Störungen handelte. Der älteste, der als Franz II. 1560 den Thron bestieg, starb plötzlich mit 17 Jahren – nach einer Verschwörung, die seine Entführung zum Ziel hatte –, sei es an den Folgen der Aufregung, sei es an einem Ohrenleiden. Sanft und klagend fragte er nur noch, warum man ihm übel wolle (ebd., 1996, S. 26).

Sein Nachfolger war sein nächst jüngerer Bruder Karl, der als zehnjähriges Kind den Thron bestieg (ebd., 1996, S. 26). Er litt an plötzlichen Schwächeanfällen und unberechenbaren Zornausbrüchen, die sich auch gegen die ihm Nächsten und Liebsten richteten, gegen Mutter und Brüder. Er fluchte dann so lästerlich, als wäre er vom Teufel besessen (ebd., 1996, S. 39). Dabei war seine Heftigkeit und Sprunghaftigkeit nur die Kehrseite seiner Schwäche (ebd., 1996,

S. 76). Es reizte ihn so sehr, sich der ewigen mütterlichen Bevormundung zu entziehen, dass er sich mit dem Führer der Hugenotten – Admiral Coligny-, den Katharina aufs heftigste bekämpfte und töten wollte, zusammentat und ihn zu seinem Berater machte (ebd., 1996, S. 77). Er warnte Coligny eindringlich vor seiner Mutter (ebd., 1996, S. 78). Katharina stiftete gegen den Willen Karls zum Mord an Coligny an (ebd., 1996, S. 88 f.). Schließlich gelang es Katharina, Karl so zu manipulieren, dass er der Ermordung aller Hugenotten in Paris zustimmte (ebd., 1996, S. 93). Als Folge davon fiel Karl in eine Depression mit schweren psychosomatischen Störungen wie Schweißausbrüche und Angstzustände (ebd., 1996, S. 103). Schließlich glaubte er Gespenster zu sehen und Schreie zu hören (ebd., 1996, S. 107), und starb schließlich 1574.

Heinrich, der dritte Sohn war überaus zart und anfällig, »ein Hauch könnte ihn fortblasen«, hieß es (ebd., 1996, S. 39). Er wurde als Heinrich III. der Nachfolger von Karl IX. Als König litt er an Entscheidungsschwäche und hatte Anfälle von Schwermut (ebd., 1996, S. 137). Überhaupt litten alle Valois an innerer Unruhe und Schwermut (ebd., 1996, S. 110). Heinrich III. schwankte zwischen den Extremen von Verschwendungssucht und Bußübungen unter Mönchen (ebd., 1996, S. 150 f.). Als er sich schließlich zum Handeln entschloss, ließ er – Katharinas »kleiner Medici« – seinen Gegenspieler, den Führer der katholischen Liga, den Herzog von Lothringen ermorden (ebd., 1996, S. 196). Der Kardinal von Bourbon sagte Katharina ins Gesicht: »Das ist Ihre Schuld, das sind Ihre Methoden, Sie werden uns noch alle zur Schlachtbank führen« (ebd., 1996, S. 197).

Der jüngste Sohn, Franz, war »ein schwieriges unberechenbares Kind, eifersüchtig auf die älteren, ein Schnüffler und Wortverdreher« (ebd., 1996, S. 39). Er intrigierte gegen seine älteren Brüder um Macht und Einfluss. Er starb vor Heinrich III. an einem Blutsturz (ebd., 1996, S. 164).

Die einen waren also der Mutter gegenüber folgsam, dabei aber zart, schwächlich und anfällig, die anderen unberechenbar aggressiv, aufsässig oder eifersüchtig. Katharina selbst hatte paranoide Vorstellungen (ebd., 1996, S. 38 f.). Mit der Wahrheit hantierte sie ebenso geschickt wie mit der Lüge und wusste immer ihren Willen durchzusetzen (ebd., 1996, S. 47). Katharina starb zehn Tage nach dem Mord ihres Sohnes Heinrich III. an dem Herzog von Lothringen (ebd., 1996, S. 197).

3.3 Elias Canetti

Die Autobiographie von Elias Canetti besteht aus drei Bänden. Im 1. Band beschreibt Canetti seine Kindheit und Jugend bis zu seinem 16. Lebensjahr (1979). Der 2. Band setzt die autobiographischen Erinnerungen für die Jahre 1921 bis 1931, also seinem 16. bis 26. Lebensjahr fort (1982). Mit dem 3. Band schließt Canetti die Darstellung seiner Lebensgeschichte 1937, also mit seinem 32. Lebensjahr ab (1988). *Meine Kommentare zu Canettis Text habe ich kursiv gesetzt.*

Die ersten 6 Jahre seines Lebens von 1905 bis 1911 wuchs Canetti in Rustschuk auf, einer bulgarischen Kleinstadt an der Donau, auf einem Anwesen, das nicht nur das Haus seiner Eltern, sondern auch das Haus seiner Großeltern und weiterer Verwandter umfasste, also die Großfamilie beherbergte. Die Mitglieder seiner Familie waren wohlhabende spaniolische Juden. Die Mutter stammte aus einer alten reichen Familie und bildete sich viel auf ihre Herkunft ein. Der Vater des Vaters war ein Emporkömmling, auf den der Vater der Mutter herabsah. Elias und seine beiden 4 bzw. 6 Jahre jüngeren Brüder hatten eine Amme, dann Kindermädchen, später eine Gouvernante. Die Mutter scheint sich persönlich nicht sehr um die Kinder gekümmert zu haben. Als ältestem Sohn kam Elias in der patriarchalisch orientierten jüdischen Familie eine besondere Rolle zu: er war das zukünftige Oberhaupt der Sippe.

Die Schilderung seiner frühen Kindheit ist farbig, anheimelnd und mit vielen Gefühlen verbunden. Auffällig ist vor allem, welche Distanz er zu seiner Mutter beschreibt: vor dem Tod des Vaters bedeutete sie ihm nicht viel (Canetti, 1979, S. 50), er hatte sogar früh einen Groll auf sie (ebd., 1979, S. 35) und hegte eine regelrechte Abneigung (ebd., 1979, S. 53). Als der junge Elias einmal durch eine Verbrühung dem Tode nah war, verlangte er nur nach seinem Vater, der gerade verreist war, (»verzweifelte Sehnsucht nach meinem Vater«, Canetti, 1979, S. 43). Die Rückkehr des Vaters wirkte als Wunderheilung (ebd., 1979, S. 43 f.). Die Abneigung gegen die Mutter vertiefte sich noch nach der Übersiedlung nach England. Den Vater liebte er wie keinen Menschen (ebd., 1979, S. 52). *Man muss allerdings fragen, inwieweit Canetti seine Vater-Beziehung aus späterer Sicht idealisiert hat.*

Die Mutter beschreibt Canetti von ihrer Persönlichkeit her als stolz und hochfahrend (z. B. Canetti, 1979, S. 174), arrogant und überheblich (z. B. Canetti, 1979, S. 171, 174), impulsiv und aufbrausend, intellektuell, bildungsbeflissen und ehrgeizig. Sie tröstete nicht (ebd., 1979, S. 63). Sie bemaß den Wert eines Menschen nach seiner Kenntnis der Literatur (z. B. Canetti, 1979, S. 127). Sie war manipulativ und bog die Wahrheit nach ihren Zwecken zurecht (z. B. Canetti, 1979, S. 132, bzgl. der Sexualaufklärung; die wechselnden Versionen bzgl. des Todes des Vaters etc.). Sie hatte eine brutale sadistische Seite, z. B. wie sie sein jüdisches Schweinefleischtabu brach (ebd., 1979, S. 267); wie sie den Deutschunterricht durchführte (s. u.); wie sie Elias mit einem Kalb verglich, das zum Schlachten geführt wird, um ihm sein Mitgefühl für Tiere auszutreiben (ebd., 1979, S. 320). *Man wird ohne Übertreibung sagen können, dass die Mutter Canettis wenig nährende mütterliche Qualitäten gehabt hat.*

Der Vater war eher weich. Er war schwächer als sein Vater und fügte sich diesem (ebd., 1979, S. 55). Er wäre am liebsten Schauspieler geworden, aber er musste ins Geschäft seines Vaters. Er dürfte von seiner Frau emotional abhängig gewesen sein (z. B. Canetti, 1979, S. 71). Zu seinen Kindern, vor allem zu Elias war er sehr liebevoll (z. B. Canetti, 1979, S. 51 f., 61). Er war wie Vater und Mutter zugleich.

1911 zog die Kleinfamilie Canetti nach Manchester. Der Vater des Vaters wollte seinen Sohn nicht gehen lassen und verfluchte ihn. In Manchester arbeitete der Vater in einem Geschäft eines Bruders der Mutter. In England vertiefte sich noch die Beziehung Canettis zu seinem Vater. Der Vater kümmerte sich in einer sehr liebevollen Weise um seine Kinder.

Nach einem Jahr in Manchester erkrankte die Mutter. »Es hieß, dass ihr die Luft in England nicht zusage« (ebd., 1979, S. 71). Canetti spekulierte später, »dass das Leben in Manchester unter den halbgebildeten Spaniolen ihr nicht genügte, vielleicht war das ihre Krankheit«. Bei einer Kur in Reichenhall führte sie literarische Gespräche mit einem Arzt, der sich in sie verliebte und sie heiraten wollte. *Die Erotik scheint bei ihr durch literarische Gespräche vermittelt gewesen zu sein: literarische Gespräche bildeten einen Kernbereich der Beziehung zu ihrem Mann und später zu ihrem Sohn Elias.*

Der junge Elias vermisste die Mutter nicht (Canetti, 1979, S. 71), umso mehr vermisste sie der Vater und rief sie schließlich zurück. Einen Tag nach ihrer Rückkehr starb er an einem plötzlichen Herzschlag. Sie hatte ihm die Geschichte mit dem Arzt erzählt; er war tief verletzt. Außerdem brach der Balkankrieg aus. *Was nun zu seinem Herzschlag führte, lässt sich kaum ergründen. Auch wenn er von seiner Frau tief verletzt war, stirbt daran kein gesunder junger Mann. Wieweit der Fluch seines Vaters mitgewirkt hat, entzieht sich meiner Einschätzung.* Jedenfalls wähnte sich die Mutter am Tod ihres Mannes schuldig.

Canetti schiebt in seiner Schilderung im ersten Band eine sehr viel spätere Begebenheit ein: »Der Tod des Vaters. Die letzte Version« (ebd., 1979, S. 71 ff.). Die Mutter hatte ihm alle paar Jahre eine neue Version über den Tod des Vaters erzählt, angeblich als »›Schonung‹ für seine Jugend«. Das bedeutete jedes Mal eine völlige Umwälzung. »Im Zentrum jeder Welt, in der ich mich befand, stand der Tod des Vaters« (ebd., 1979, S. 74). Als sein erstes Buch erschien, erzählte ihm die Mutter die letzte Version vom Tod des Vaters, (wie sie im vorigen Absatz wiedergegeben ist). Sie reklamierte das Buch für sich: Es »sei Fleisch von ihrem Fleisch, sie erkenne sich in mir« (ebd., 1979, S. 77); »sie beuge sich vor mir, sie anerkenne mich doppelt als ihren Sohn, ich sei das geworden, was sie sich am meisten gewünscht habe«, schreibt Canetti angewidert (1979, S. 77).

Zurück zur Zeit unmittelbar nach dem Tod des Vaters. Die Mutter Canettis schien dem Selbstmord nahe gewesen zu sein. Der älteste Sohn schlief bei ihr im Bett und wachte über sie. Wenn sie nachts aufstand, um sich vielleicht aus dem Fenster zu stürzen, stand er mit auf und klammerte sich an sie, damit sie nicht springen konnte. Diese Schilderung hat mich am meisten bewegt. Die Mutter begann, den Siebenjährigen wie einen Erwachsenen zu behandeln (ebd., 1979, S. 49). »›Du bist mein großer Sohn‹« sagte sie und erfüllte ihn mit der Verantwortung, die er nachts für sie fühlte (ebd., 1979, S. 50).

1913 zog Frau Canetti mit ihren Kindern und einem Kindermädchen von England weg – nach Wien. Sie machte Station in Lausanne. Dort »vergewaltigte« sie Elias – wie er es selbst im 3. Bd. nennt (Canetti, 1988, S. 213 f.) – zur deutschen Sprache, d. h. sie brachte ihm mit terroristischen Mitteln, mit Hohn und Schrecken Deutsch bei. Wenn er einen Satz nicht sofort richtig wiederholen konnte, sagte sie: »›Ich habe einen Idioten zum Sohn! Das habe ich nicht gewusst, dass ich einen Idioten zum Sohn habe!‹« (Canetti, 1979, S. 87). Sie verhöhnte ihn für seine Aussprache (ebd., 1979, S. 86). »Ich lebte nun in Schrecken vor ihrem Hohn«, schreibt Canetti (ebd., 1979, S. 87). »Den Terror, in dem ich lebte, hielt sie für pädagogisch […]. Sobald der Idiot kam, war ich vernichtet« (ebd., 1979, S. 88). Dabei enthielt sie ihm Lehrbücher vor!

Weshalb hat die Mutter gerade bei der Vermittlung des Deutschen einen solchen Druck ausgeübt? Deutsch war die Sprache ihrer Liebe zu ihrem Mann. »In dieser Sprache hatte sich ihre eigentliche Ehe abgespielt. Sie wusste sich keinen Rat, sie fühlte sich ohne ihn verloren, und versuchte so rasch wie möglich, mich an seine Stelle zu setzen«, schreibt Canetti. »[…] die Sprache unserer Liebe […] wurde Deutsch« (ebd., 1979, S. 90). Doch das erklärt noch nicht, weshalb sie den Unterricht auf eine solch sadistische Art durchgeführt hat. *Ich denke, dass darin eine verdrängte Aggression gegen ihren Mann, weil sie sich von ihm durch seinen Tod allein gelassen fühlte, und gegen ihren Sohn, den sie mit ihm identifizierte, zum Ausdruck kam. Denkbar ist auch eine unterdrückte Aggression gegen den Sohn, weil sie sich seinetwegen Einschränkungen in ihrem Leben auferlegte.*

Nach den Qualen des Sprachunterrichts begann eine »erhabene Zeit«, schreibt Canetti, als er mit der Mutter deutsch zu sprechen anfing: »Ich spürte, dass ich ihr wieder nahe war, wie in jenen Wochen nach dem Tod des Vaters« (ebd., 1979, S. 90). »[…] unter dem Krampf dieser Geburt entstand die Leidenschaft, die mich mit beidem verband, mit dieser Sprache und mit der Mutter« (ebd., 1979, S. 94). Jetzt spielte er sich als Stütze der Mutter auf, gegen andere Männer (ebd., 1979, S. 91). Wie ist das möglich, dieser Umschwung der Gefühle bei Canetti nach all dem Druck und Hohn von der Mutter?

Ich kann das nur als Identifikation mit dem Aggressor erklären: er war in einer ausweglosen Lage, es blieb ihm nichts anderes übrig, als sich mit dieser dominanten und sadistischen Seite der Mutter zu identifizieren. Deshalb ist es ihm auch so wichtig, dass die Mutter »eine unbezwingbare und unablenkbare Kraft«, dass sie die »Allerstärkste« ist (Canetti, 1979, S. 118) – *dann ist seine Unterwerfung keine Schande.* Ihre hilflose Verzweiflung konnte er nicht ertragen (ebd., 1979, S. 118), auch nicht, als sie sich später ihm unterwarf.

In Wien führte die Mutter mit dem neunjährigen Elias regelmäßige Leseabende durch, Schiller auf Deutsch, Shakespeare auf Englisch. Damit »hielt sie auch die Erinnerung an den Vater wach, mit dem sie früher immer über diese Dinge gesprochen hatte«. »Je verständiger ich reagierte, je mehr ich zu sagen fand, um so kräftiger stiegen die alten Erlebnisse in ihr auf« (ebd., 1979, S. 103). »[…] sie sprach dann zu mir wie zu einem erwachsenen Menschen«. »Ich fühlte, wie sie zum Vater sprach […] und vielleicht wurde ich dann selbst, ohne es zu ahnen, zu meinem Vater« (ebd., 1979, S. 104). »An den Leseabenden mit ihr in Wien, aus denen ich entstanden bin, führte sie wieder jene frühen Gespräche mit ihm«, dem Vater (Canetti, 1988, S. 214). Kurz gesagt: *die Mutter setzte Elias an die Stelle des Vaters.* Die Leseabende und literarischen Gespräche mit der Mutter wurden Canetti am wichtigsten, »denn ich bestehe zum guten Teil aus ihnen« (Canetti, 1979, S. 111).

Man kann auch eine erotisch-sexuelle Fixierung des Sohnes auf die Mutter vermuten. Es ist jedenfalls bemerkenswert, mit welcher Abwehr der junge Elias auf Wissen über Sexualität reagierte: einen Klassenkameraden, der etwas über das Kinderkriegen sagte, verfolgte er mit totalem Hass. Die Mutter unterstützte diese Verdrängung durch Lügen (ebd., 1979, S. 132). Die sexuelle Abwehr setzte sich bei Canetti bis in die spätere Jugend fort. Er schweigt sich in seinen biographischen Erinnerungen darüber aus, wann und wie er das erste Mal eine sexuelle Beziehung hatte. In Bezug auf Veza, seiner späteren Frau, berichtet er nur über literarische Gespräche. Seine Verdammung Freuds passt gut in diese Verdrängungsstrategie.

Als der junge Canetti 11 Jahre alt war – die Familie lebte noch in Wien – kam es auf Grund der besonderen Beziehung zwischen Mutter und Sohn zum ersten offenen Konflikt zwischen beiden. Die Mutter hatte – als sie krank war – während eines Sanatoriumsaufenthalts einen Mann kennen gelernt, der Sanatoriumsleiter und ihr Arzt war, und den sie heiraten wollte. Der junge Elias hasste diesen Mann, einen »Hass, wie ich ihn noch nie gekannt hatte« (ebd., 1979, S. 148), und leistete härtesten Widerstand gegen eine Beziehung dieses Mannes zu seiner Mutter. Er wollte sie selbst pflegen: »Ich sprach, als wäre ich erwachsen, ein Mann und gar ein Arzt dazu« (ebd., 1979, S. 148). Er wurde von einer schrecklichen Eifersucht heimgesucht, »eine Eifersucht, die mich mein Leben lang gequält hat« (ebd., 1979, S. 149). Er spionierte seiner Mutter und dem Mann, wenn er zu Besuch kam, ununterbrochen nach (ebd., 1979, S. 149 f.).

Canetti machte seiner Mutter das Leben in Wien so schwer wie möglich (ebd., 1979, S. 154). »Es war Krieg zwischen uns« (ebd., 1979, S. 153), »unversöhnliche Feindschaft« (ebd., 1979, S. 154). Er setzte es sogar mehr oder weniger durch, dass die Familie Canetti in die Schweiz umzog. Als die Mutter der Mutter und die Schwester der Mutter diese in einem Gespräch zu einer Heirat drängten, mischte sich der junge Canetti, der an der Tür gelauscht hatte, sogar direkt ein und schrie, dass er die Heirat nie dulden würde: »›*Ich* will nicht‹«. *Das ist eine ungeheure Anmaßung eines Kindes, das seine Grenzen verloren hat.* Die Mutter antwortete darauf zärtlich: »›Du kommst mich beschützen. Du bist mein Ritter‹« (ebd., 1979, S. 167). Sie weist also die Anmaßung des Sohnes nicht nur nicht zurück, sondern benutzt ihn gegen ihre Verwandten. *Es wirft ein bezeichnendes Licht auf die patriarchalische Struktur der orientalisch-jüdischen Familie, dass die Frauen der beiden übergeordneten Generationen sich diese Einmischung eines 11-jährigen Jungen gefallen ließen.*

Als Großmutter und Tante gegangen waren, drohte Canetti seiner Mutter sogar mit Selbstmord: »›Wenn du heiratest, stürze ich mich vom Balkon hinunter!‹ Es war eine furchtbare Drohung, sie war ernst gemeint, ich weiß mit absoluter Sicherheit, dass ich es getan hätte« (Canetti, 1979, S. 167). Schließlich schwor die Mutter ihrem Sohn, dass sie den beiden nicht mehr erlauben würde, so mit ihr zu reden (ebd., 1979, S. 168). Canetti beschreibt diese Nachtszene später so, dass »ich sozusagen um die Hand meiner Mutter kämpfte und sie gewann« (1979, S. 244) – *eine groteske Selbstüberschätzung und eine Verschleierung des Missbrauchs, da seine Mutter in der Auseinandersetzung mit ihrer Mutter ja schon vor seiner Einmischung entschlossen war, nicht zu heiraten und ihr die Intervention ihres Sohnes gerade recht kam.*

Übrigens entwickelte der Junge in der Folgezeit erstmals Zwangssymptome in Form eines Zählzwangs (ebd., 1979, S. 169) und zwanghafter Wiederholung von »barbarischen« Melodien (ebd., 1979, S. 183). Man kann die Zwangssymptomatik als Versuch einer Kontrolle seiner Aggressionen verstehen.

1916 zog die Familie Canetti nach Zürich um und blieb dort bis 1921. In Zürich lebte die Mutter Canetti mit ihren 3 Kindern zwei Jahre lang in einer kleinen Wohnung und versorgte sie erstmals selbst – ohne Hausgehilfin, Kindermädchen etc. Der symbiotische Charakter der Beziehung der Mutter zum ältesten Sohn wurde in dieser Zeit besonders deutlich: er habe ein untrügliches Gefühl für alle Regungen der Mutter gehabt. »Ich wachte über sie wie sie über mich« (ebd., 1979, S. 199). »[...] solange wir zusammenlebten, waren wir einander Rechenschaft schuldig. Jeder wusste nicht nur, was der andere tat, jeder spürte auch die Gedanken des anderen, und was das Glück und die Dichte dieses Verständnisses ausmachte, war auch seine Tyrannei« (ebd., 1979, S. 237) »[...] ich war sie, wir kannten die Gedanken des anderen, es waren die eigenen« (Canetti, 1988, S. 296).

Im Rahmen dieser symbiotischen Beziehung gewann Elias zunehmend Einfluss auf die Mutter. Als sie von Rudolf Steiner fasziniert war, brachte er sie mit allen manipulativen Mitteln von Steiner ab, weil er um ihre Gespräche fürchtete (ebd., 1979, S. 201). Er reagierte wieder eifersüchtig (ebd., 1979, S. 201 f.) Die Mutter kam seiner Eifersucht entgegen und opferte ihm Steiner, da auch ihr die Gespräche mit dem Sohn am wichtigsten waren (Canetti, 1979, S. 201). »Sie war es ja, die mir dieses Recht auf sich gab. Sie schloss sich mir aufs engste in ihrer Einsamkeit an, weil sie niemanden kannte, der ihr gewachsen gewesen wäre« (Canetti, 1979, S. 202, [Herv. durch Verf.]). *Darin kommt selbst 50 Jahre später noch eine groteske Überhebung bei Canetti zum Vorschein: dass der Mutter niemand, den sie kannte, gewachsen gewesen sei, nur er, der minderjährige Sohn! Die Beziehung Mutter-Sohn stellte also eine wechselseitige Abhängigkeit dar; dafür, dass die Mutter den Sohn als Partner benutzte, räumte sie ihm auch Rechte über sich ein.*

Canetti äußert sich in diesem Zusammenhang auch über seine Eifersucht. »Sie hat sich immer gemeldet, wenn ein Mensch mir wichtig wurde, und nur wenige unter solchen gab es, die nicht darunter zu leiden hatten« (ebd., 1979, S. 202). Seine Eifersucht trat also immer auf, wenn ihm jemand nahe kam. *Man kann diese Eifersucht als mütterliches Introjekt interpretieren: Canetti wird in seinen nahen Beziehungen beherrschend wie die Mutter ihm gegenüber.*

Die Mutter wurde wieder krank, zuerst eine Grippe (ebd., 1979, S. 208), dann lange und unspezifisch (ebd., 1979, S. 209). *Ich denke, dass das wieder psychisch bedingt war: sie lebte nicht ihr Leben:* »Mein Leben ist zu Ende«, äußerte sie (ebd., 1979, S. 216). Als ein Maler sie malen wollte, geriet sie ganz aus der Fassung und dachte, dadurch unsterblich zu werden (ebd., 1979, S. 213). *Sie lebte nicht ihre Möglichkeiten, also wollte sie unsterblich werden.* Die Erfüllung des Wunsches nach Unsterblichkeit legte sie in die Hände eines anderen, hier eines Porträtmalers. Der Sohn reagierte wieder mit Hass (ebd., 1979, S. 215). *Warum? Bis dahin war ihm diese Rolle zugedacht, und er hatte es übernommen, die Mutter dadurch unsterblich zu machen, dass er selbst ein berühmter Schriftsteller werden würde. Hier wird deutlich, dass Canetti Schriftsteller wurde, um den Wunsch der Mutter nach Unsterblichkeit zu erfüllen. Sie selbst hatte nicht ge-*

wagt, Schriftstellerin zu werden; sie hatte diesen Wunsch stattdessen auf ihren ältesten Sohn projeziert.

Canetti ist schon als Kind und Jugendlicher ein eifriger Leser gewesen. In den Augen der Mutter galt nur der als gescheit, der belesen war (Canetti, 1979, S. 127). Er musste viel wissen, um mit der Mutter reden zu können und sie nicht zu langweilen (ebd., 1979, S. 212). Das heißt, dass er so viel Literatur als möglich in sich »hineinstopfte«. Auf diesem Hintergrund lassen sich seine häufigen Albträume verstehen, in denen er sich als Mastgans erlebte (ebd., 1979, S. 279): zuerst wird er von der Mutter mit Wissen voll gestopft (siehe Deutschunterricht), dann stopft er sich selbst voll.

Das Vollgestopftwerden bezieht sich dabei nicht nur auf literarisches Wissen, sondern noch tiefergehend auf Erwartungen und Regeln, auf Ge- und Verbote, auf Werte und Lebensziele: die Mutter als letzte Instanz aller Gebote und Verbote, als letzte Quelle aller Verkündigung (ebd., 1979, S. 268). *Das illustriert meine Interpretation von der Identifikation mit dem Aggressor: der Aggressor wird ganz geschluckt.* In diesem Zusammenhang ist auch die Vorstellung des jungen Canetti bemerkenswert, dass für ihn eine Art Gott war, wer ein Buch geschrieben hat (ebd., 1979, S. 277). *Diese Vorstellung trug dann zu seiner eigenen Grandiosität bei, als er selbst Bücher zu schreiben begann.*

Nachdem die Mutter wegen ihrer Krankheit in ein Sanatorium kam, zog Elias in eine Pension in Zürich, um dort weiter das Gymnasium zu besuchen, während die jüngeren Brüder in ein Internat nach Lausanne kamen. Im Buch beschreibt er seine Lehrer, seine Schulkameraden, seine geistigen Interessen. Er war erstmals äußerlich von der Mutter frei, auch wenn er regelmäßig mit ihr korrespondierte. Er fühlte sich wohl in dieser Umgebung, ja er war glücklich.

Der Tod des Vaters war allerdings unverarbeitet. Zeitweise kamen Trauer und Schwermut hoch. Selbst den Tod von Tieren konnte Canetti nicht ertragen: beim Besuch eines Schlachthauses reagierte er mit Angst und Entsetzen (ebd., 1979, S. 282).

Als Canetti 16 Jahre alt war, kam die Mutter und riss ihn aus seinem Züricher Idyll heraus, in dem er sich zunehmend zu Hause gefühlt hatte, weil er ihrem Einfluss zu entgleiten drohte. Sie wollte ihn in eine »härtere« Umgebung bringen, über die sie selbst Kontrolle hatte (ebd., 1979, S. 322). Zudem war sie wohl auch eifersüchtig auf die ausschließlich weibliche Umgebung ihres Sohnes in der Pension »Jalta« (ebd., 1979, S. 321). Sie schlug dabei mit einer sadistischen Brutalität auf ihn ein. »›Du musst weg von hier! Du verblödest!‹« war noch das Mildeste (ebd., 1979, S. 319). »›Du bist noch kein Mensch. Du bist nichts. Ein Schwätzer ist kein Mensch.‹« sagte sie zu ihm (ebd., 1979, S. 323), »›Wer sich vor der Wirklichkeit drückt, verdient es nicht zu leben‹« (ebd., 1979, S. 326). »[...] jedes ihrer Worte traf mich wie eine Peitsche« bemerkt Canetti (1979, S. 327). »Ihr Hohn [...] steigerte sich mit jedem Satz« (ebd., 1979, S. 328). Er hatte das Gefühl, dass sie ihn vernichten wollte (ebd., 1979, S. 329). »Die einzig vollkommen glücklichen Jahre, das Paradies in Zürich, waren zu Ende« resümiert Canetti. Es gelingt ihm aus der späteren Sicht, diesem Bruch doch noch einen Sinn zu geben: »Es ist wahr, dass ich, wie der früheste Mensch, durch die Vertreibung aus dem Paradies erst entstand« (ebd., 1979, S. 330).

Der 2. Teils der Autobiographie von Canetti, »Die Fackel im Ohr«, beginnt mit der Zeit von 1921 bis 1924 in Frankfurt, wohin Mutter Canetti mit ihren Kindern von Zürich aus umgezogen war. Canetti bespricht darin hauptsächlich seine literarische Bildung. Eine Ausnahme bildet eine Erfahrung mit einem Arbeiteraufmarsch, der ihn stark beeindruckte (Canetti, 1982, S. 79), mehr noch das spätere Erlebnis der Arbeiterrevolte in Wien (ebd., 1982, S. 230 ff.). Diese Erfahrungen mit der Masse haben sein Schaffen thematisch stark geprägt.

1924 zog Canetti von zu Hause aus und lebte bis 1931 in Wien. Er verzichtete auf die Medizin – als Opfer für die Mutter, »weil es zu lange gedauert hätte«, nachdem die Mutter den Kindern »ihr Leben zum Opfer gebracht« hatte (ebd., 1982, S. 107). Stattdessen wurde er Schriftsteller. Offiziell studierte er Chemie und schloss dieses Fach auch ab.

Überhaupt spielte der Topos des »Opfers« eine besondere Rolle im Verhältnis Mutter-Sohn. Der Mutter pflegte häufig davon zu sprechen, »dass sie uns ihr Leben geopfert habe« – »das Leben, das sich aus all den Stunden zusammensetzte, in denen man nicht gelebt hatte, war das Opfer« (Canetti, 1982, S. 100). Aufgrund ihres Opfers forderte die Mutter Dankbarkeit vom Sohn und warf ihm Undankbarkeit vor, wenn er nicht ihre Erwartungen erfüllte (ebd., 1982, S. 102). *Darin drückt sich ein Grundmuster des Missbrauchs aus.*

Mit dem Auszug des ältesten Sohnes Elias übernahm der jüngste Sohn Georg die Rolle des Ersatzpartners der Mutter (ebd., 1982, S. 211). Canetti preist in den höchsten Tönen seine Fürsorge für die Mutter, wie er jeden Konflikt mit ihr vermied, sich ihre Anklagen gegen Elias geduldig anhörte usw. »Es war, als hätte er meine frühere Liebe zu ihr übernommen, um seine Zärtlichkeit [...] verfeinert« (ebd., 1982, S. 211).

Losgelassen hatte die Mutter Elias – und Elias die Mutter – allerdings noch lange nicht, wie ihre maßlose Eifersucht und ihr Hass auf Veza, die Freundin (und spätere Frau) des Sohnes zeigte. Die Mutter »schrieb ihr die niedrigsten Motive zu und sprach das Abscheulichste über sie hemmungslos aus« (ebd., 1982, S. 158). Der Sohn scheute die Konfrontation und belog sie stattdessen systematisch, indem er andere Frauen erfand, zu denen er eine Beziehung hatte, und zwar zwei zur gleichen Zeit (ebd., 1982, S. 211 ff.).

Auch das ist ein Muster im Missbrauchsverhältnis, weil das Kind innerlich noch an die Mutter gebunden ist. Selbst als er sehr viel später seine Biographie schrieb, verniedlichte er diesen Sachverhalt noch: »Ich empfand es nicht als Lügen im ordinären Sinn des Wortes« (ebd., 1982, S. 211). Mit ihrer Eifersucht auf Veza verknüpfte die Mutter eine Verherrlichung ihres Sohnes: »›Es spricht für sie, dass *du* es warst, mein Sohn, auf den sie ihr Auge warf.‹« *Mit »sie« ist Veza, die in den Augen der Mutter ehemalige Geliebte von Elias gemeint* (ebd., 1982, S. 216)*!*

In Wien schloss sich Canetti an Karl Krauss an, den er bewunderte und idealisierte. Den Sommer 1928 verbrachte er in Berlin, wo er viele literarische Größen seiner Zeit traf. Es ist immer wieder eine Haltung von Grenzenlosigkeit und ein intellektueller Größenwahn bei Canetti zu erkennen. Die intellektuelle Überheblichkeit kommt besonders bei der Darstellung seines Berlin-Aufenthaltes, bei der Beschreibung seines Verhältnisses zu den literarischen Größen seiner Zeit (Brecht etc.) zum Vorschein, auch in der Art und Weise, wie er Freud abtut.

Im 3. Band »Das Augenspiel« beschreibt Canetti sein Leben von 1931 bis 1937, das sich in diesem Zeitraum hauptsächlich in Wien abspielte.

Canetti beendete im Jahr 1931 als gerade 26-Jähriger das Manuskript seines ersten Romans mit dem Titel »Kant fängt Feuer«, der einige Jahre später unter dem Titel »Die Blendung« erschien.[24] Der Roman endet damit, dass der Protagonist mit allen seinen Büchern – einer riesigen Bibliothek – in Flammen aufgeht. Canetti fiel danach ungefähr ein Jahr lang in eine schwere Depression mit Zwangsymptomen. Er hatte die Phantasie, dass er nicht nur seine eigenen, sondern alle Bücher geopfert habe (Canetti, 1988, S. 9). Danach sei für ihn nur eine Wüste übrig geblieben (ebd., 1988, S. 10). Er fühlte sich schuldig und hatte Phantasien einer bevorstehenden Katastrophe und eines verdienten, gewaltsamen Untergangs seiner selbst und der Welt (ebd., 1988, S. 11). Er befand sich in einer Verfassung von Trostlosigkeit und Verzweiflung (ebd., 1988, S. 13 f.).

Exkurs. Ich schiebe hier einen Exkurs über den Roman »Die Blendung« ein, weil sich darin in vielfältiger Hinsicht eine verdeckte Psychodynamik bei Canetti ablesen lässt, deren er sich nicht bewusst war und die deshalb in seiner Biographie nicht explizit auftaucht. Meine Ausführungen beinhalten keine Literaturkritik, sondern eine psychologische Analyse. Den Inhalt des Romans betrachte ich als Material, an dem sich in verschlüsselter Weise die verdrängten Aspekte der Beziehung Canettis zu seiner Mutter, zu seinem Vater, zu seinen Geschwistern, zu sich selbst und zu seiner Umwelt ablesen lassen. Diese psychologische Betrachtung tut der literarischen Qualität des Romans in keiner Weise Abbruch.

Schon der endgültige Titel »Die Blendung« ist aufschlussreich: Er lässt an die Ödipus-Sage denken. Canetti selbst dachte dabei an die Blendung von Simson im Alten Testament (Canetti, 1982, S. 345). Ödipus blendet sich selbst, nachdem er gewahr wird, dass er seinen Vater erschlagen und seine Mutter geheiratet hat. Auf dem Hintergrund der inzestuösen Verstrickung von Canetti mit seiner Mutter erhält der Titel einen unmittelbar einleuchtenden Bezug. Nimmt man hinzu, dass in der Psychoanalyse die Blendung als eine symbolische Kastration interpretiert wird, so kann man auf verdrängte Kastrationsängste schließen.

Zum Inhalt des Buches: Der »Held« K. lebt nur in seinen Büchern, in seiner Gedankenwelt, wenig in der Realität, kaum in seinen Sinnen; er vermeidet geradezu Sinneserfahrungen, z. B. liest er beim Essen, weil er das Schmecken als Zeitverschwendung betrachtet. Die eigentliche Realität steht für ihn in den Büchern: Dort ist das »Urbild«, dessen Entsprechung er in der Wirklichkeit sucht (Canetti, 1965, S. 129). K. hat bestimmte Vorstellungen über die Motive, Gefühle, Gedanken von anderen Menschen (z. B. Therese, dem Buckligen etc.), und er reagiert auf diese Vorstellungen. Das ist psychologisch gut beobachtet, denn wir machen das mehr oder weniger alle so; die kognitive Verhaltenstherapie arbeitet auf die-

24 Über diesen Roman schreibt er in der Autobiographie in Bd. 2, S. 336 ff. und in Bd. 3, S. 9 ff.

ser Grundlage. Bei K. ist die Diskrepanz zur Wirklichkeit allerdings besonders krass; er überprüft seine Verstellungen kaum an der Realität; er hat in diesem Sinne wenig Lebenserfahrung. K. hat geradezu ein Vorurteil gegen Erfahrung; er meint, sich der Wahrheit zu nähern, indem er sich von den Menschen abschließt (ebd., 1965, S. 13). K. ist ein passiv-aggressiver Menschenfeind (z. B. Canetti, 1965, S. 15). Bücher schätzt er viel höher ein als die »Menschenbestien« (ebd., 1965, S. 238). Er versucht, die Bücher vor den Menschen zu retten.

In der Beziehung von K. zu seiner Haushälterin Therese dürften sich verdrängte Aspekte Canettis zu seiner Mutter spiegeln. K. heiratet seine Haushälterin Therese, aber er vollzieht die Ehe mit ihr nicht, obwohl sie darauf wartet (die Hochzeitsnacht, Canetti, 1965, S. 58 f.). K. hatte nie Sex. Ich kann nicht nachprüfen, inwieweit sich darin Canettis eigene sexuelle Schwierigkeiten spiegeln, da er sich über diesen Aspekt seines Lebens ausschweigt. In Anbetracht des strengen sexuellen Tabus, das die Mutter in Canettis Kindheit errichtete und das er bis in seine späte Jugend vehement verfocht, liegen Sexualprobleme bei ihm nahe.

K. ist manipulierbar (ebd., 1965, S. 127). Er tut alles – setzt z. B. Therese zu seiner Erbin ein – um ihrer »Liebe«, die nur in seiner Vorstellung existiert, zu entgehen (ebd., 1965, S. 130). Die negative Auffassung von Liebe kann man auf dem Hintergund von Canettis Erfahrung verstehen, wie er unter der »Liebe« seiner Mutter gelitten hat. Die Liebe einer Frau ist etwas, was Mann unbedingt meiden muss. K. kommt zu grotesken Fehlinterpretationen von Thereses Verhalten (z. B. Canetti, 1965, S. 144). Therese ist durchtrieben, ungebildet, geldgierig, bereit, ihn zu betrügen, gewalttätig-brutal, kurz: dumm-bösartig und geil. Hier tritt ein sehr negatives Frauenbild zu Tage. K. hat sadistische Todesphantasien über die Frau, dass sie sich selbst auffrisst (ebd., 1965, S. 292). Die Beerdigungsphantasien (ebd., 1965, S. 286) bilden einen interessanten Gegensatz zur Beschreibung der Beerdigung von Canettis Mutter im 3. Bd. der Autobiographie.

Neben der »Ehefrau« Therese ist die andere negative Hauptfigur der Hausbesorger, den Canetti zynisch den »guten Vater« nennt. Er ist dumm und brutal, ein Heuchler, (Tot-)Schläger, Blutschänder. K. betrachtet ihn zeitweise als seinen Freund und Helfer. Sollte diese negative Vaterfigur etwas von Canettis Gefühlen zu seinem eigenen Vater widerspiegeln? Das wäre überraschend, da Canetti seinen Vater zeitlebens idealisiert hat. Immerhin macht der Hausbesorger mit seiner Tochter Wortspiele, wie sie Canettis Vater mit seinen Kindern in England gemacht hat: er fing einen Satz an und die Kinder ergänzten. Es wäre möglich, dass der siebenjährige Canetti sich durch den Tod des Vaters von diesem verlassen und verraten fühlte und deshalb einen tief verborgenen Groll gegen ihn hegte. Der Zynismus, mit dem Canetti den »guten Vater« darstellt, spricht für eine sehr tiefe Enttäuschung. Es schwingt in der Figur des Hausbesorgers auch ein Moment von Trauer und Schwermut mit. *Mangels Kontakt und ohne Möglichkeiten der Auseinandersetzung mit dem toten oder abwesenden Vater kommt es häufig zu Idealisierungen, die auch eine Abwehr darstellen.*

Schließlich taucht K.s Bruder Georg auf, der als Arzt in Paris lebt, so wie Canettis jüngster Bruder Georg Arzt war und in Paris lebte. Der Georg im Roman ist ein Frauenheld und leitet jetzt eine Irrenanstalt. In Wirklichkeit hat Canettis

Bruder Georg nach dem Auszug von Elias die Rolle des Ersatzehemanns bei der Mutter eingenommen (»Frauenheld«) und sie bis zum Tode gepflegt. Der Protagonist Georg im Roman rettet K. vor der »Frau« (Haushälterin) und dem »guten Vater« (Hausbesorger), allerdings aus eigensüchtigen Motiven, weil er um seine Position als Anstaltsleiter fürchtet, weil er von K. Dankbarkeit erwartet. Er rettet andere, weil er Gläubige braucht (Canetti, 1965, S. 501). Er hat die relativ beste Realitätskontrolle und ist ein hervorragender Manipulator.

In dem Gespräch zwischen den Brüdern wird zusammengetragen, was in den letzten zweieinhalbtausend Jahren Negatives über die Frauen gesagt wurde. K. bezeugt, dass er die Frauen über den Tod hinaus hasse (ebd., 1965, S. 479); alle Frauen verdienten Hass. Sie verdienten die Hölle (ebd., 1965, S. 488). In der Welt von K. gibt es keine Liebe (ebd., 1965, S. 475); Liebe sei »ein Aussatz, eine Krankheit, von den Einzellern an weitervererbt« (ebd., 1965, S. 488). In der Spinne, »dem grausamsten und hässlichsten aller Tiere«, die die Männchen frisst, nachdem sie die Schwächlinge missbraucht hat, sieht K. die verkörperte Weiblichkeit (ebd., 1965, S. 475).

Hier drückt Canetti auf eine Weise seinen Frauenhass aus, ohne dafür die Verantwortung als *seinen* Hass zu übernehmen. Er kann ja immer sagen: das bin nicht ich, das ist der Protagonist. Wie tief muss der Hass gegen seine Mutter gewesen sein, dass er sie in die Hölle wünscht! Liebe gibt es nicht, in dem ganzen Roman nicht, aber auch in den anderen Schriften Canettis nicht. In seinen autobiographischen Schriften wird nirgends das Herz berührt. Es geht meistens um Rivalität mit anderen Schriftstellern und um den eigenen Ruhm. Das Herz ist unter einer dicken Schicht von Hass und Zynismus begraben.

In dem Gespräch der Brüder taucht »Gott« kurz auf. Canetti äußert sich – wie anders – zynisch: »Gott, der gütige Vater, von höhnischer Milde« (ebd., 1965, S. 486). *Hohn war eine Haupteigenschaft von Canettis Mutter.* Gottes Eitelkeit sei riesengroß, wie er selbst. Sein Hauptfehler sei die Erschaffung von Eva gewesen. Dann habe Gott die beiden – Mann und Frau – grausam alleingelassen (ebd., 1965, S. 487), *so wie Canettis Vater ihn und die Mutter allein gelassen hat.*

Im letzten Kapitel, als der Protagonist wieder einen Zustand hergestellt hat, das seinem großen Bedürfnis entsprach, nämlich allein in seiner Bibliothek zu sein, zündet er die Bibliothek und sich an. Alles verbrennt. Das ist der letzte große Akt von Aggression. Canetti lässt die Bücher verbrennen, denen er einen großen Teil seiner Kindheit und Jugend und seines ganzen Lebens geopfert hat; d.h. die verborgene Aggression gegen die Bücher kommt zum Vorschein.

Nach Beendigung des Romans konnte Canetti erst mal für ein Jahr keine Bücher mehr lesen: Es wurde ihm dabei übel. Ich denke, dass sich Canetti in dem Roman – bildlich ausgedrückt – seelisch erbrochen hat: Er hat alles, was aus seiner Kindheit und Jugend als seelisch Unverarbeitetes in ihm steckte, übergeben. Mit den Büchern verbrennt auch die Seite von Canetti, die nur in Büchern lebt. Natürlich verschwindet diese Seite seiner Persönlichkeit nicht wirklich, aber er hat möglicherweise etwas Distanz dazu erlangt. Man kann das Schreiben des Romans auch als therapeutischen Akt betrachten, mit dem Canetti etwas von der Aggression und dem Hass, der in ihm steckte, verarbeitet hat. Vielleicht konnte er diese Gefühle nicht in anderer Form zum Bewusstsein zulassen als in dieser Fiktion.

Aus dem 3. Bd. der Lebensgeschichte von Canetti greife ich noch zwei Aspekte heraus: zum einen sein Verhältnis zu Dr. Sonne, zum andern die weitere Entwicklung des Verhältnisses zu seiner Mutter.

Canetti ersetzte sein altes Idol Karl Kraus durch ein neues Idol, den ominösen »Dr. Sonne«. Dabei sind sie nicht so verschieden: beide moralisch streng, beide die gleichen Gesichtszüge. Es ist bemerkenswert, auf welchen unerreichbar hohen Sockel er Dr. Sonne stellt: »Ein Weiser, wie ich noch keinen erlebt hatte« (Canetti, 1988, S. 140). Er stellt ihn sogar literarisch über Musil (ebd., 1988, S. 136 f.)! Vor allem aber die moralische Höhe des Dr. Sonne! Dabei vermied Canetti alle persönliche Nähe zu Dr. Sonne. Er wusste fast nichts Persönliches über ihn und wollte auch nichts wissen. Er wehrte alle persönlichen Einsichten ab. Dazu passend polemisiert er über die »psychoanalytische Verseuchung« (ebd., 1988, S. 138). Canetti unterwarf sich Dr. Sonne (ebd., 1988, S. 134). Er wollte nur Dr. Sonnes literarisches Urteil über sein Buch anerkennen (ebd., 1988, S. 141). Er gab Dr. Sonne die Macht über sich zur Vernichtung (ebd., 1988, S. 195). Da Canetti Dr. Sonne so unerreichbar hoch als Vorbild stellte, konnte ihm danach niemand mehr zum Vorbild werden (ebd., 1988, S. 144).

Ich verstehe das Idol Dr. Sonne als ein Ich-Ideal von Canetti. Mit der unerreichbaren Höhe des Dr. Sonne pflegt Canetti insgeheim seine eigene Grandiosität, nämlich durch die Identifizierung mit dem Idol. Es liegt eine Grenzenlosigkeit in der Erhöhung des Idols, und damit eine Grenzenlosigkeit in der eigenen Erhöhung. Canetti ernennt seine Götter selbst (1988, S. 165). Zur Grandiosität (ebd., 1988, S. 26) kommen Arroganz (ebd., 1988, S. 81, 250), Verachtung (ebd., 1988, S. 93, 177), Stolz (ebd., 1988, S. 176, 250), Zynismus (ebd., 1988, S. 190 f.) und Hass (ebd., 1988, S. 188). Die Kehrseite ist das Gefühl von Scham, das bei Canetti oft auftaucht (1988, S. 165, 166, 170, 173, 181, 184, 218, 252, 258).

In die Beziehung zu Dr. Sonne geht sicher auch ein Stück Vater-Projektion ein. In Wirklichkeit hat ja der Schutz des Vaters gefehlt. Ich denke, dass Canetti eine tiefe Sehnsucht nach dem Schutz eines starken Vaters hatte. In der Figur des Dr. Sonne schafft er sich einen Über-Vater und immunisiert ihn gegen jegliche Korrektur der Realität.

Über das Verhältnis zur Mutter (Fortsetzung) berichtet Canetti, dass er ihr seine Heirat mit Veza verheimlicht habe (1988, S. 208 ff.). Nach Erscheinen seines Buches (ca. 1935) erfuhr sie davon, und sie unterwarf sich. Sie reklamierte das Buch für sich, als habe sie das Buch bzw. Elias Canetti mit Strindberg gezeugt (ebd., 1988, S. 212). Sie beichtete aus ihrer Ehe; der Sohn urteilte über sie (ebd., 1988, S. 212). Danach verhärtete sich die Mutter gegen Elias und wollte ihn nicht mehr sehen (ebd., 1988, S. 215).

Der letzte Abschnitt dieses Buches über den Tod der Mutter ist aufschlussreich (ebd., 1988, S. 296 ff.). Als es im Juni 1937 mit der Mutter zu Ende ging, rief der jüngste Bruder Georg Elias nach Paris. Elias Canetti trat seiner Mutter auf dem Krankenbett wieder mit einer Lüge gegenüber: Er habe ihr Rosen aus dem Garten von Rustschuk – dem Ort ihrer Kindheit – mitgebracht (ebd., 1988, S. 296 f.). Sie schien ihm zu glauben. Er fürchtete ihren bitteren Vorwurf und legte ihr in seiner Phantasie die Worte in den Mund: »Ihr habt geheiratet. Du hast mir nichts gesagt. Du hast mich belogen« (ebd., 1988, S. 297).

Während seines Aufenthalts in Paris rief die Mutter Elias immer nur für kurze Zeit an ihr Bett. Dann schickte sie ihn wieder hinaus: »›Geh!‹« Das sagte sie täglich einige Male. Canetti deutet dieses Verhalten folgendermaßen: »Ich [...] begriff, dass ich dazu da war, um von ihr gestraft und gedemütigt zu werden« (ebd., 1988, S. 300). Da sie sonst offenbar nichts weiter sagte, projizierte Canetti alles in den Ausdruck ihrer Augen, »die schwer waren vom Unrecht, das ich ihr angetan hatte. [...] es war die Qual aller Jahre, in denen ich sie nicht von mir gelassen hatte. Um sich von mir zu lösen, hatte sie sich krank gefühlt [...] und war es nach Jahren wirklich geworden«. Sie »sprach zu mir wortlos davon, dass ich sie um eines anderen Menschen willen verlassen, belogen und beleidigt hatte« (ebd., 1988, S. 301).

Das ist eine verblüffende Verkehrung des wirklichen Sachverhalts. Der Sohn, der von der Mutter als Ersatz ihres Ehemanns missbraucht worden ist, fühlt sich jetzt schuldig, dass er sie nicht habe gehen lassen, dass er an ihrer Krankheit schuld sei, dass er sie wegen seiner Frau verlassen habe! Als leuchtendes Vorbild stellte Canetti seinen Bruder Georg hin: »Er hatte sich an niemanden gebunden. Er war nur für sie da. In jeder Bewegung diente er ihr [...]. Er war um ihretwillen zum Arzt geworden und ging zur Arbeit ins Spital, um für ihre Krankheit Erfahrung zu gewinnen [...]. Der jüngste Bruder war, was der Älteste hätte sein sollen, auf kein eigenes Leben bedacht, zum Dienst an der Mutter bereit und war sogar, als es zuviel für ihn wurde, krank wie sie geworden«(Canetti, 1988, S. 301 f.).

Darin kommt sehr klar der Kern dieses Missbrauchs zum Ausdruck: das Kind wird seines eigenen Lebens beraubt und wird lebenslang zum symbiotischen Anhängsel der Mutter. Beim jüngsten Sohn scheint das in noch weitergehendem Umfang erfolgt zu sein als beim ältesten, – zumindest aus der Sicht des letzteren. Man könnte sagen, dass die Mutter ihn wieder verschlungen hat. Der Älteste hat sich zumindest ein Stück aus der mütterlichen Umklammerung gelöst: dadurch, dass er räumlich von ihr weggezogen ist und sich eine eigene Frau genommen hat. Der Vater war ihm noch mehr präsent als dem Jüngsten. Dennoch hat er das Lebensziel der Mutter verwirklicht.

Schließlich sind die Gefühle Canettis bei der Beerdigung seiner Mutter bemerkenswert. Er spürte keine Trauer, keinen Schmerz, sondern nur einen »rasenden Trotz«. »Ich hätte mich für sie schlagen, ich hätte töten können« (ebd., 1988, S. 303). *Ich denke, dass er mit der Wut und dem Schmerz über den Missbrauch in Kontakt gekommen wäre, wenn er die Trauer zugelassen hätte.* Davor bewahrte ihn sein Trotz (der übrigens auch sonst in seinem Leben eine große Rolle gespielt hat, z. B. bei der Reaktion auf Niederlagen).

Zusammenfassung und einige Folgerungen:

Der mütterliche Missbrauch ist bei Elias Canetti in zweifacher Form aufgetreten:

- durch Zuweisung der Rolle als Ersatzehepartner der Mutter,
- durch Delegation von Lebenszielen der Mutter an den Sohn, nämlich als Schriftsteller berühmt zu werden.

Einige Folgen des Missbrauchs lassen sich bei Canetti klar erkennen. Die Benutzung eines Kindes als Partnerersatz führt zu Grenzenlosigkeit und zu grandiosen Vorstellungen beim Sohn. Sie führt weiter dazu, dass sich der Sohn in Kategorien von oben und unten gegenüber anderen Menschen verhält, d.h. entweder unterwirft er sich unter andere und verherrlicht sie oder er überhebt sich über andere und verachtet sie, anstatt sie als Gleiche anzuerkennen und zu achten. Die Mutter hat ihn in seiner Kindheit unterworfen, und später unterwirft sie sich ihm als Erwachsenem.

Auf einer unbewussten Ebene existiert ein Gefühl der Verachtung gegenüber dem Elternteil, der vom Kind abhängig ist, und von Hass gegen den missbrauchenden Elternteil. Später verallgemeinern sich die Reaktionen von Verachtung und Hass.

Die Missbraucherin stellt sich selbst als Opfer dar: sie habe ihr Leben geopfert (was in gewisser Hinsicht auch stimmt). Daraus leitet sie den Vorwurf der Undankbarkeit ab und fordert selbst Opfer.

Das Kind fühlt sich schuldig. Zum einen kommt im Schuldgefühl auf verdrehte Weise der Schmerz über den Missbrauch zum Vorschein. Zum andern steckt darin der Versuch, den Missbrauch ungeschehen zu machen: wenn ich schuldig bin, dann bin ich es, der das Geschehen verschuldet hat, dann bin ich nicht ausgeliefert gewesen, dann kann auch kein Missbrauch vorgelegen haben.

Schließlich taucht als penetrantes Gefühl die Scham über den Missbrauch auf: das Kind schämt sich für den Elternteil, und es übernimmt die Verantwortung für den Missbrauch, wenn es sich selbst schämt – ein weiterer Versuch, das Ausgeliefertsein zu leugnen.

Das missbrauchte Kind kann später schwer eine nahe Beziehung zulassen, da die Nähe an die unerledigte Missbrauchssituation erinnert. An die Stelle von Nähe können Besitzverhältnisse treten, mit der Folge von Eifersuchtsgefühlen und Eifersuchtsreaktionen.

3.4 Der Serienmörder Patrice Alègre

In der folgenden Studie skizziere ich den ganz anders gearteten Werdegang eines Mannes aus der Unterschicht, der als mehrfacher Frauenmörder im Frühjahr 2002 in Frankreich zu lebenslanger Haft verurteilte wurde. Seine Geschichte hat in der französischen Presse großes Aufsehen erregt. Während seines Strafprozesses erschienen täglich in fast allen französischen Zeitungen umfangreiche Artikel. Richter, Rechtsanwälte, Sachverständige und Journalisten rätselten, wie ein Mann diese grausame Mordserie begehen konnte. Es ist für die vorherrschenden Vorstellungen in der französischen Gesellschaft – in Deutschland dürfte es nicht anders sein – aufschlussreich, dass die Hauptschuld an dem Werdegang des Mörders seinem gewalttätigen, prügelnden Vater zugeschrieben wurde. Die offensichtliche Ungereimtheit, wie daraus ein mörderischer Frauenhass entstehen konnte, hat niemand bemerkt. In dem neuen Buch von Alice Miller (2004, S. 118 ff.) findet sich ein Abschnitt über Alègre, in welchem sie im Kern zum gleichen Ergebnis kommt.

Ich werde mittels ausgewählter Zeitungsberichte ein Portrait von Patrice Alègre zusammenfügen. Die folgenden auf grauem Hintergrund gesetzten Abschnitte sind wörtliche Übersetzungen von Artikeln aus französischen Zeitungen, die über den Prozess von Patrice Alègre berichteten. Manche Ausdrücke sind auch noch in der deutschen Übersetzung als Wendungen aus der französischen Umgangssprache erkennbar.

Libération vom 11. Februar 2002:

Der Prozess von Patrice Alègre, mutmaßlicher Serienmörder. Fünf Morde und ein ganzes Leben voll Gewalt.

Er erscheint ab heute vor den Geschworenen wegen fünffachen Mordes mit Vergewaltigung.

Rückblick auf das chaotische Leben eines Mannes, der von seiner Mutter fasziniert war.

Seine Mutter ist eine Heilige. Sein Vater ist ein Dreck. Patrice Alègre, 33 Jahre, karikiert so die Seinen. Im Jahre 1967 schwängerte Roland, Ableser von Wasserzählern in Toulouse, Michèle, eine blonde Friseuse aus Albi und heiratete sie – von seiner Mutter gedrängt: »du musst das gutmachen«. Seit seinem Erscheinen auf der Welt, am 20. Juni 1968, sagt Patrice deshalb: »ich bin ein Unfall«. Das Zufallspaar richtet sich in der Cité des Isards in Toulouse ein. Michèle betreibt einen gemischten Friseur-Salon. Sechs Jahre nach den Barrikaden[25] tritt Roland in die CRS ein.[26] Versetzungen weit weg, Schläge mit dem Gummiknüppel im Einsatz und Aufrechterhaltung der Ordnung zu Hause. Denn in seiner Abwesenheit lässt die hübsche und dreiste Michèle die Puppen tanzen, geht in Diskotheken, bechert nicht schlecht, sammelt Liebhaber und fängt sich Prügel ein. »Wenn mein Mann beschwipst nach Hause kam, fing ich mit Sicherheit eine. Oft, wenn er mich schlug, stellte sich der Kleine in die Mitte,« erklärt uns die Mutter. »Patrice, das war ein turbulentes Kind, schwierig schon im Kindergarten. Sobald er eine Dummheit anstellte, schlug ihn sein Vater.«

25 Gemeint ist die Arbeiter- und Studentenrevolte vom Mai 1968.

26 Die CRS (= Compagnie Républicaine de Sécurité) war eine damals berüchtigte Sondereinheit der Bereitschaftspolizei, die bei inneren Unruhen, bei Demonstrationen usw. eingesetzt wurde.

Auf der Straße mit 13 Jahren. Im Jahre 1977 baut die Familie in Saint-Geniès-Bellevue, einem kleinen Ort zehn Kilometer von Toulouse entfernt. Der ältere Sohn ist neun Jahre, sein Bruder Nicolas zwei Jahre. Den Ermittlungen zufolge hält Patrice die »Freunde« seiner Mutter für »Kameraden«, »cool« und sympathisch, aber die nächtlichen Geräusche im Nebenzimmer »hindern ihn zu schlafen«. Er »wagt nicht«, Fragen zu stellen, sondern steckt den Kopf unter das Kopfkissen, um nicht mehr »das Stöhnen seiner Mutter« zu hören. Als »Komplize« bewahrt er das Geheimnis und »führt sie an der Nase herum«. Sie beschützt ihn. Er verteidigt sie. Sie ist nicht gerade zärtlich, aber sie liebt ihn und »oh ja, sie ist schön, 1,77 groß, blond, blaue Augen«. In der 5. Grundschulklasse ist Patrice unruhig und gehorcht in der Schule nicht; »die Schwestern sind gezwungen, ihn anzubinden«. Der Draufgänger und Raufbold Patrice macht sich über den ovalen Ball her und spielt bald Rugby. Ab der 6. Klasse rebelliert der mit dem Stock aufgezogene Schüler und schwänzt die Schule. Mit 13 wohnt Patrice einer »monumentalen Tracht Prügel bei, die sein Vater seiner Mutter verabreicht«, stellt sich dazwischen und droht, »ich werde ihn töten«, verzichtet aber wegen seiner Mutter: »nein, tu das nicht«. Vatermord nicht vollzogen.

Auf jeden Fall stiehlt Patrice, reißt aus, trinkt, raucht, erträgt nicht mehr die Schläge und Verbote, endet im Erziehungsheim, flieht und findet sich auf der Straße im asozialen Milieu wieder. Mit 13 Jahren. Er vertraut heute den Psychiatern an, dass zwei Junkies ihm einen Schuss angeboten und ihn dann in einem »Ami 8« vergewaltigt haben. Von seinen Eltern zurückgestoßen, flüchtet sich der Jugendliche zu seiner Großmutter väterlicherseits, Cécile, im Isard-Viertel in Toulouse. Er weint nicht über sein Schicksal. »Wenn man ein Mann ist, weint man nicht.« Sein Vater hat ihm das beigebracht. Patrice panzert sich. Der Großmutter gelingt es nicht, ihn zu retten. Sie lässt ihm alles durchgehen. Gezwungenermaßen. In ihrem Stadtviertel schnüffelt der kleine »Gangster-Boss« Klebstoff, handelt mit Shit, geht ständig aus, wiederholt seine Klassen, beginnt als Motorrad-Mechaniker, haut dann vom LEP (Berufsschule) ab.

Mit 14 Jahren bricht Patrice in das Haus der Nachbarn seiner Eltern in Saint-Geniès ein. Sein Polizisten-Vater findet »eine gütliche Einigung«, um eine Klage zu vermeiden und versucht, die wiederholten Delikte seines Sohnes auszuradieren. »Eines Tages hatte Patrice ein Auto geklaut, mein Mann teilte durch einen anonymen Telefonanruf bei der Gendarmerie mit, wo sich das Fahrzeug befand«, berichtet die Mutter, die die Fehler von Patrice verheimlicht, um sein Schweigen zu erkaufen. Der Vater schaltet schließlich den Jugendrichter ein. Mit 15 Jahren wird Patrice im Heim untergebracht. Ausreißen, Aggressionen, Schlägereien. »Mein Mann wollte, dass es seinem Sohn gut gehe und dass er in die Polizei eintreten solle, um versorgt zu sein, aber mit all den Dummheiten war das nicht möglich.« Mit 16 Jahren, während eines Festes, flirtet Patrice »nicht schlecht betrunken« mit einem Mädchen, zieht sie in eine Ecke des Parks, dreht durch und versucht sie zu würgen. »Sie hat mich wohl zurückgestoßen, das hat mich sicherlich geärgert«, erklärte Alègre dem Richter.

Shit und Whisky. Im Jahre 1987 trennen sich seine Eltern. Seine Mutter bleibt in Saint-Geniès in einem Wohnwagen neben dem Frisier-Salon. Patrice vergnügt sich im sozialen Randbereich. Barmann, Disco-Jokey oder Rausschmeißer. Handel mit Shit, mit Koks und Autodiebstähle. Lederjacken, Rock und Techno, Bier und Whisky, so rollt Alègre seine Muskeln und seine Joints in den Nächten von Toulouse. Und macht immer häufiger Spritztouren aufs Land, um auf Feste zu gehen oder Kumpels zu treffen ... oder um Mädchen an den Ufern der Garonne zu fischen. Als Verführer hat Alègre keinen Mangel an Abenteuern. Mit 19 Jahren lernt der Überempfindliche Cécile kennen, die den Vornamen seiner geliebten Großmutter trägt. Sie richten sich in Geniès-Bellevue ein. Nett, ruhig, hilfsbereit im nüchternen Zustand, kann der Mann unter der Mischung von Alkohol, Gras, Koks und Ecstasy explodieren. Seine Mutter kann ein Lied davon singen. Abends besucht sie die Kneipe von Saint-Geniès, die an das Haus ihres Sohnes grenzt...

Im Jahr 1989 ist die Gefährtin von Patrice Alègre schwanger – und er tötet Valérie, sein erstes bekanntes Opfer. Seine Tochter wird im Juli geboren. Vater und Mörder mit 21 Jahren.

Dernières Nouvelles d'Alsace vom 13. Februar 2002:

Über den 2. Verhandlungstag vor dem Geschworenengericht am 12. Februar 2002.
Hasserfülltes Gegenüber von Vater und Sohn Alègre.

Die Begegnung war kurz und heftig. Am zweiten Tag seines Prozesses wegen der Vergewaltigung von sechs Frauen und dem Mord an fünf von ihnen hat der mutmaßliche Serientäter Patrice Alègre gestern vor dem Geschworenengericht der Haute-Garonne seinen Vater Roland wiedergesehen. Und er hat seinen ganzen Hass gegen ihn herausgelassen und ihn angeklagt, ihn während seiner Kindheit verprügelt zu haben.

Als der Vorsitzende Michel Treilles den Vater des Angeklagten einlädt, das Wort zu ergreifen, ist Roland Alègre im Zeugenstand. Die grauen Haare tadellos gekämmt, spricht dieser 52-jährige Polizist im Ruhestand mit gesetzten Worten. Weit entfernt vom bislang gezeichneten Bild eines autoritären und gewalttätigen Mannes rollt er jetzt das Leben seines Sohnes wie einen Film ohne Geschichte auf. Beinahe. »Er war ein normales Kind, sehr annehmbar. Ich hatte keine Probleme mit ihm«, beginnt Roland Alègre. »Als er größer wurde, hatte er einige Schwierigkeiten in der Schule. In seiner Jugend ist er vom rechten Weg abgewichen. Aber ich habe alle Mittel angewandt, die mir zur Verfügung standen, um ihm zu helfen«, fährt er fort.

Es hagelte Schläge.

Die Zeugenaussagen von Gewalt gegen seine Ex-Frau oder Patrice Alègre, die die Akte überschwemmen – davon ist keine Rede. Unmittelbar vor ihm hatte die Mutter von Patrice, Michèle Salvy, zum wiederholten Mal den Richtern erzählt, dass dieser Vater »sehr gewalttätig war und prügelte«, dass diese Ehe zu einer Katastrophe wurde und, vor allem, dass es Schläge hagelte. Auf Patrice, »wenn er Dummheiten machte«. Auf sie selbst, wenn sie ihn betrog, trank oder wenn sie den Haushalt nicht machte.

Sicher erkennt Roland Alègre gern an, dass seine Ehe »keine normale Ehe war«. »Ich war abwesend«, versucht er sich verständlich zu machen. »Wenn ich zurückkam, sah ich durchaus, dass es nicht gut lief mit Patrice, und ich versuchte gegenzusteuern, ungeschickt. Ich habe sicher nicht das gemacht, was notwendig gewesen wäre.« Und er zählt seine Interventionen auf, um für seinen Sohn »eine stabile Situation« zu finden.

»Er lügt«

Sicher gibt Roland Alègre zu, dass er von Zeit zu Zeit seinen Sohn geschlagen hat. Einfache Erziehungsmaßnahmen, sagt er. Dem Präsidenten, der über viel deutlichere Zeugenaussagen verfügt und erstaunt ist, antwortet er, dass »diese Gewalttätigkeiten sehr übertrieben sind«. »Ich war nicht gewalttätiger als irgend ein hier anwesender Vater«, versichert er. »Ich weiß nicht, wo die Erziehung aufhört und wo die Gewalt anfängt.«

Gegenüber dem Präsidenten, der auf seine Schwächen in der Erziehung zeigt, erkennt Roland Alègre an, dass die Beziehung zu seinem Sohn »niemals einfach gewesen ist«. Dass er nicht auf Briefe geantwortet habe, die dieser ihm seit seiner Verhaftung schrieb, dass er ihn auch nicht besucht habe. »Ich liebe ihn«, bemerkt er. »Aber im Augenblick bin ich nicht bereit, ihn zu umarmen.«

Das ist der Moment, in dem Patrice Alègre sich erhebt. In drei Sätzen gießt er eine Flut von Hass aus. »Er lügt wie gewöhnlich«, sagt er, ohne einen Blick für seinen Vater. »Was ich heute bedauere, dass ich ihn nicht umgebracht habe, wie ich es meiner Mutter versprochen hatte. Ich hätte sicher nicht das ganze Unheil angerichtet.«

»Die Maske fallen lassen«

Ohne das geringste Gefühl zu verraten, rutscht Roland Alègre, kaum dass sich sein Sohn gesetzt hat, ein Wort für die Opfer und ihre Familien heraus. »Ich schäme mich. Ich denke an ihren Kummer [...] in ihrem Herzen [...]. Ich trage sicher an allem, was vorgefallen ist, Verantwortung, ich bitte sie um Verzeihung.« Es bedarf jedoch erst des Kreuzfeuers der Fragen des Staatsanwalts und der Anwälte seines Sohnes, um ihn schließlich dazu zu bewegen anzuerkennen, dass er Frau und Sohn verprügelt hat. »Die Maske muss fallen«, fordert der Verteidiger Pierre Alfort. »Das ist das Herz dieses Prozesses.« »Es ist wahr, einmal habe ich Patrice mit dem Schlag eines Holzscheits geweckt. Ich bedauere es«, seufzt Roland Alègre. »Ich habe ihn schlecht geliebt, aber ich liebe ihn [...].«

Während des Prozesses versuchen die Anwälte der Angehörigen als Nebenkläger die Wahrheit von Patrice Alègre zu erfahren. Doch der Angeklagte mauert sich ein und gibt kaum etwas von sich preis. Am Verhandlungstag vom 18.2.2002 wurde der Mord an Mireille Normand, dem vorletzten Opfer verhandelt, die auf barbarische Weise getötet wurde.

Libération vom 19. Februar 2002 (auszugsweise):

Mireille Normand wurde am 20. Juni 1997 in ihrem Haus getötet. Patrice Alègre, zu dieser Zeit wegen Vergewaltigung gesucht, nannte sich Franck.

Am 14. Juni wurde dieser zu einem méchoui (Grillfest) eingeladen. »Franck« sympathisierte mit Mireille Normand, 35 Jahre, einer freizügigen Frau. Großzügig stellt sie den abgebrannten Rucksacktouristen als Gärtner in ihrem Haus an. Am Montag, den 16. Juni geht der Mann mit seinen zwei Rucksäcken bei ihr an Land und schläft im Wohnzimmer. Am Donnerstag, den 19. Juni findet Mireille eine Anstellung am Maison des loup. Sie kauft Shit bei einem Dealer. Haschisch und Bier. »Sie war fröhlich«. Bei der Rückkehr ins Haus »gab es Stunk«, nach den Worten von Alègre gegenüber den Gendarmen. Vor dem Geschworenengericht von Toulouse wiederholt der Serienmörder auf monotone Weise sein unbewegliches Szenario: »Wir haben Joints geraucht, ich habe versucht, sie zu küssen, sie hat nicht gewollt, sie ist in ihr Zimmer gegangen, ich bin ihr gefolgt, sie ist angestoßen oder ich war es, der sie gestoßen hat, wir sind auf das Bett gefallen, sie unten, ich oben, und ich habe sie erwürgt.«

Die feinen weißen Hände von Patrice Alègre drücken immer zweimal zu, einmal, um sein Opfer bewusstlos zu machen, das zweite Mal, um es umzubringen. Nach der Vergewaltigung, der Sodomie und möglicherweise Akten der Barbarei. Die der Angeklagte energisch zurückweist. Dennoch trifft die Anwältin Elisabeth Cadiot ins Schwarze: »Mireille verweigert nicht einfach so einen Kuss. Wenn man ihre Knöchel und ihrer Handgelenke sehr festgebunden sieht sowie den Knebel, denkt man an jemand, den man foltert und den man davon abhalten will zu schreien.« Endlich stimmt Patrice in einem Seufzer zu: »Ja.« Er brachte den Körper zunächst nach unten, fuhr das Auto in die Garage, um ihre Abwesenheit vorzutäuschen, beseitigte die Blutspuren, mit der Schleifmaschine auf dem Holzfußboden und mit blauer Farbe auf dem Teppichboden, verbrannte die befleckten Kleider und wusch seine Jeans. »Warum haben Sie sie eingegraben?« »Weil es einen Garten gibt.« »Sind Sie sicher, dass sie nicht noch gelebt hat?« »Ich erinnere mich nicht.« »Bei Einbruch der Nacht haben Sie sie herausgeholt…« »ich habe zuerst das Loch gemacht.« »Hart zu graben, der Stein im Arièie.« »Der Boden war weich, weil dort vorher ein Gemüsegarten war.« »Sind Sie sich dessen bewusst, dass Sie sich an diese Art von Details erinnern, während Sie andere vergessen haben wollen… Kommt sie in Ihre Träume, Mireille, lebendig mit einem Lächeln, oder tot mit Haaren, die aus der Schutzhülle heraushängen?« Der Angeklagte, der, von seinen Dämonen gequält, von Tag zu Tag kümmerlicher erscheint, antwortet: »Beides.« Nach der Beerdigung nimmt Alègre 4000 Francs seiner Gastgeberin, belädt das Auto mit Fernseher, Schleifmaschine, Bohrmaschine usw., Verkaufswert 4000 Francs, und setzt sich nach Spanien ab.

Am 21.2.2002, dem letzten Verhandlungstag, stellten die beiden Psychiater ihre Gutachten vor, die ich in Auszügen wiedergebe.

Dernières Nouvelles d`Alsace vom 21. Februar 2002:

Den ganzen Vormittag fehlt es Daniel Ajzenberg und Daniel Zagury nicht an Bildern, um (den Angeklagten) als »perversen Narzissten«, als »Instabilen«, »der keinerlei Zwang, keinerlei Regel verträgt«, zu beschreiben.

Während mehr als einer Stunde beschreibt Dr. Ajzenberg einen Angeklagten mit einem Verhalten, das durch die von seinem Vater während seiner frühen Kindheit erlittene Gewalt und durch die mindestens akustischen Spektakel der sexuellen Eskapaden seiner Mutter durcheinander gebracht wurde.

Indem er »die Gewalt und das Sinnliche« verband, hat sich Patrice Alègre ein Szenario konstruiert, das er bei jedem Opfer wiederholte, wo die Verweigerung eines Annäherungsversuchs »eine archaische Erregung produzierte« und seinen Übergang zur Tat diktierte, – so Doktor Ajzenberg. Nach dem ersten Mord »fand er sich mehr oder weniger bewusst auf der Suche nach diesem perversen Szenario, was seine Rückfälle erklärt«.

Le Monde vom 22. Februar 2002:

Der Experte Daniel Zagury qualifizierte Patrice Alègre im übrigen als »allmächtigen Demiurg«, der sich für den »Meister seines Schicksals« hält und »niemandem Rechenschaft schuldet«. Wenn er zur Tat schreitet, ist es weniger wegen des »Wunsches zu töten« als deshalb, »den Tod geben oder nicht geben zu können«. Der Angeklagte sei ein »perverser Narzisst«, der seine archaischen Konflikte »verdinglicht« auf andere übertrage, Konflikte, deren Ursprung die Experten in seiner Kindheit und vor allem in der Beziehung zu seinen Eltern lokalisieren. Sein Vater wird von Patrice Alègre als ein gewalttätiges Wesen dargestellt, für das er einen unauslöschlichen Hass empfindet. Im Gegensatz dazu wird seine Mutter verehrt, trotz ihres erwiesenen Alkoholismus und ihrer außerehelichen Abenteuer, die nach dem Urteil der Experten den Angeklagten stark geprägt haben.

»Barbarische Aufwallung«

Seine sehr gespaltene Persönlichkeit erlaubt Patrice Alègre, sowohl leicht mit seinen zukünftigen Opfern in Kontakt zu kommen und sich dann beim Übergang zur Tat in eine »barbarische Woge« zu werfen. Für Herrn Zagury kann der Angeklagte nicht auf die Rolle eines einfachen »sexuellen Perversen« reduziert werden. In der kriminellen Sequenz sei der sexuelle Akt tatsächlich »zweitrangig«. Wenn er handelt, fühlt sich Patrice Alègre »nicht mehr durch die Zerstörung bedroht, sondern er zerstört«. Eine vom Sachverständigen als »sehr archaisch« qualifizierte Abwehrform.

Die familiäre Konstellation von Patrice Alègre war in der Tat von extremen Gegensätzen gekennzeichnet. Auf der einen Seite stand sein Vater mit einer sehr starren Persönlichkeitsstruktur, der sich bei Schwierigkeiten mit seiner Frau und seinem Sohn nicht anders zu helfen wusste als zu prügeln. Diese Haltung wurde sicher auch durch seine berufliche Tätigkeit bei der CRS gefördert. Gefühle haben oder zeigen gehörte nicht zu seinem männlichen Selbstbild: »Wenn man ein Mann ist, weint man nicht«. Trotz seines Hasses auf ihn hat der Sohn diese Haltung vom Vater übernommen.

Auf der andern Seite stand eine haltlose, sexuell verführerische Mutter. Ob sie im strengen Sinne alkoholabhängig war, lässt sich aus den Berichten nicht entnehmen; jedenfalls scheint sie dem Alkohol sehr zugesprochen zu haben. Sie hatte häufige sexuelle Abenteuer mit anderen Männern, wenn ihr Ehemann abwesend war. Der Sohn bekam diese Abenteuer mit, er hörte sogar ihr Stöhnen beim Geschlechtsverkehr im Nebenzimmer. Die Mutter machte den Sohn zum Komplizen: als solcher bewahrte er das »Geheimnis« ihrer Seitensprünge, während sie ihm seine »Dummheiten« durchgehen ließ. Sie konnte ihm keine Grenzen setzen, weil er sie durch sein Wissen in der Hand hatte. Da die sexuelle Verführung zu einem Grundzug ihres Verhaltens gehörte, kann man davon ausgehen, dass sie sich auch gegenüber dem Sohn entsprechend verhielt, nämlich erotisch verführerisch.

Der Hass von Patrice Alègre auf seinen Vater ist auf dem Hintergrund der körperlichen Misshandlungen unmittelbar nachvollziehbar, wenngleich dahinter auch eine Enttäuschung seiner ursprünglichen Liebe und Hoffnung zum Vater stecken dürfte. Seine Verachtung des Vaters – ein »Dreck« – ist dagegen nicht auf den ersten Blick aus der Gewalttätigkeit verständlich. Die Verachtung dürfte daher rühren, dass der Sohn den Vater hinter dessen gewalttätiger Fassade als schwach erlebte, als jemand, dem seine Ehefrau Hörner aufsetzte und auf der Nase herumtanzte und der sich nicht anders als mit Prügeln zu helfen wusste, die letztlich keine Änderung im Verhalten seiner Frau bewirkten.

Seine Mutter dagegen scheint Patrice Alègre zu verehren – eine »Heilige«. Hinter dieser Fassade liegt jedoch ein abgrundtiefer, mörderischer Hass gegen die Mutter verborgen. Woher dieser Hass? Die Mutter hat ihn einerseits zum Partner – »Komplizen« – gemacht. Sie ist ihm verführerisch gegenübergetreten und er hat sie begehrt. Aber sie hat ihre impliziten Versprechungen – oder was der Sohn dafür hielt – nicht erfüllt, ihn nämlich auch in erotisch-sexueller Hinsicht an die Stelle des Vaters zu setzen. In Anbetracht ihrer vielen Seitensprünge musste sich der Sohn genauso betrogen fühlen wie der Vater. Seine Liebe zur Mutter schlug deshalb in mörderischen Hass um.

Vermutlich haben die Probleme in der Mutter-Sohn-Beziehung schon in frühester Kindheit von Patrice Alègre angefangen. Die Mutter wird mit der Äußerung zitiert, dass er schon im Kindergarten schwierig gewesen sei. Es ist schwer vorstellbar, dass eine solche infantile Persönlichkeit wie die Mutter auch nur annähernd auf die Bedürfnisse ihres Kindes eingehen konnte. In ihrer eigenen Haltlosigkeit dürfte sie kaum in der Lage gewesen sein, dem Kind Halt und Geborgenheit zu geben. Der Kern der narzisstischen Haltung von Patrice Alègre dürfte deshalb schon in frühester Kindheit gelegt worden sein. Seine Fixierung auf die extrem unbefriedigende, frustrierende Mutter der ersten Lebensjahre ließ ihn auch später Frauen nur als Objekte betrachten. Er ist auf Frauen als bedürfnisbefriedigende Objekte fixiert, andererseits hasst er sie und will sie unter Kontrolle bekommen. Bei der sadistischen Ermordung einer Frau nimmt er das Objekt vollständig im Besitz.

Der Experte Ajzenberg bleibt mit seiner »Mischung« von Gewalt und Sinnlichkeit in der Kindheit des Täters ziemlich an der Oberfläche. Dagegen trifft der Sachverständige Zagury einen Kernpunkt, wenn er den Größenwahn und die Grenzenlosigkeit von Patrice Alègre hervorhebt. Interessant ist auch seine Bemerkung, dass Patrice Alègre in der kriminellen Handlung »sich nicht mehr durch die Zerstörung bedroht fühlt, sondern er zerstört«. Dieser Satz stimmt ziemlich genau mit einer Äußerung von Gerhard Amendt überein, dass die Söhne aus unangemessenen Mutter-Sohn-Beziehungen eher andere zerstören, als sich selbst zerstören zu lassen (Amendt, 1999, S. 65).

Die in den vorangehenden Absätzen skizzierte Psychodynamik erklärt allerdings noch nicht hinreichend, weshalb Patrice Alègre tatsächlich zum Mörder wurde. Es gibt zahllose Narzissten mit gespaltener Persönlichkeit, mit einem Hass auf das Objekt, die vielleicht in der Phantasie, aber niemals in der Realität mit physischer Gewalt gegen eine Frau agiert haben. In dieser Hinsicht könnte doch das Vorbild des gewalttätigen Vaters ausschlaggebend gewesen sein. Der Vater konnte auf Konflikte in seinen zwischenmenschlichen Beziehungen nur mit physischer Gewalt reagieren. Dieses Schema hat der Sohn übernommen. Allerdings hat der Vater bei der Anwendung von Gewalt die wesentlichen sozialen Grenzen eingehalten; er war kein gesetzloser Schläger, sondern ein staatlich angestellter Polizist. Der Sohn hat diese Grenzen nicht mehr anerkannt. Diese Grenzenlosigkeit hat wesentlich mit dem Missbrauch durch die Mutter zu tun.

3.5 Eine Romanfigur von Martin Walser

Walser beschreibt in seinem Roman »Die Verteidigung der Kindheit« einen klassischen Fall von Missbrauch eines Sohnes als Partner der Mutter. Allerdings klassifiziert er dieses Mutter-Sohn-Verhältnis nicht in der von mir gewählten Terminologie als Missbrauch. Doch die typischen Merkmale und Folgen werden klar beschrieben. Dass dies auf dem Umschlagtext als Roman einer großen Liebe und von einem Kritiker als »Klage über die Unmöglichkeit der Liebe« bezeichnet wird – eine solche Verzerrung des wirklichen Sachverhalts wird man Walser nicht anlasten können.

Die Mutter des Romanhelden hat sich mit der Geburt des Sohnes von ihrem Ehemann, dem Vater des Sohnes, zurückgezogen und sich ganz auf den Sohn als Partner konzentriert. Es ist ihr gelungen, den Sohn von Anfang an auf ihre Seite zu ziehen. Als der Mann sich von ihr scheiden lässt und eine andere Frau nimmt, ist er in den Augen von Mutter und Sohn der Schuldige, der Böse, der Sündenbock. Der Sohn wächst immer mehr in die Rolle des Partners der Mutter hinein.

Ich gebe nur einige der von Walser beschriebenen psychischen Folgen für den Sohn wieder:

- Er verachtet den Vater (Walser, 1993, S. 9);
- Walser bezeichnet das Verhältnis Mutter-Sohn als Symbiose;
- der Sohn hat das quälende Gefühl, das Falsche gewählt zu haben, nicht zu genügen, nie;
- er hat schwere Arbeitsstörungen und Examensängste;
- er will hoch über sich hinaus (ebd., 1993, S. 213); er lebt von der Aussicht auf das Projekt, etwas Besonderes zu leisten (ebd.1993, S. 217);
- als der Sohn erwachsen ist, vertauscht sich im Verhältnis zu seiner Mutter die Eltern-Kind-Beziehung: er behandelt sie zunehmend als Kind (z.B. Walser, 1993, S. 266).

Der Sohn hat in seinem ganzen Leben keine Intimbeziehung, überhaupt keine nähere Beziehung zu einer Frau. Er scheint latent homosexuell zu sein, wie man aus seinen paranoiden Gedanken bezüglich Homosexualität schließen kann, lebt diese aber nie aus. Beruflich wird er leidlich erfolgreich, indem er eine Beamtenkarriere einschlägt. Er konzentriert seine ganze Energie darauf, Fotos und Gegenstände zu sammeln, an die sich Kindheitserinnerungen knüpfen. Mit zunehmendem Alter wird er von Tabletten abhängig. Für eine Weile sucht er sich in einem asozialen DDR-Flüchtling einen Kindersatz und lässt sich von diesem finanziell ausbeuten.

Eine solche Lebensgeschichte als Roman einer großen Liebe zu bezeichnen, ist nicht mehr ironisch, sondern makaber. Wir stoßen wieder auf das verbreitete Phänomen, dass der mütterliche Missbrauch beziehungsweise die darauf beruhende Mutter-Sohn-Beziehung als Liebe kaschiert wird.

4 Fallstudien aus der Erwachsenentherapie

Die Falldarstellungen in diesem Kapitel habe ich folgendermaßen aufgebaut. Ich beginne mit einer kleinen Einführung zur Person des Patienten, wie ich ihn kennen gelernt habe, weshalb er zu mir gekommen ist, insbesondere seine Ausgangssymptomatik. Dann folgt eine ausführliche biographische Anamnese (Lebensgeschichte). Im nächsten Abschnitt stelle ich den Therapieverlauf dar. Soweit ich nach Beendigung der Therapie noch Kontakt mit dem Patienten hatte, insbesondere wenn ich eine Nacherhebung durchgeführt habe, teile ich auch seine weitere Entwicklung nach der Therapie mit. In einem weiteren Abschnitt versuche ich, die grundlegende Konstellation und die Dynamik der Herkunftsfamilie des Patienten zu rekonstruieren (Familiendynamik) und die Folgen für den Patienten, d. h. den Zusammenhang mit seiner Symptomatik und seinen Störungen (Psychodynamik) aufzuzeigen. Den Schluss bildet eine Zusammenfassung.

Zum Zwecke der Nacherhebung für diese Fallstudien habe ich einen besonderen Fragebogen entwickelt, den ich mit dem ehemaligen (erwachsenen) Patienten zusammen durchgegangen bin. Soweit möglich, habe ich den Betroffenen meine Ausarbeitung der Fallstudie zugesandt und um Kommentare gebeten.

4.1 Die zerstörerische Seite der Mutter (Erich)

Bei der im Folgenden geschilderten Therapie wurde mir erstmals klar, was für zerstörerische Formen der mütterliche Missbrauch des Sohnes annehmen kann. Ich eröffne deshalb das Kapitel mit dieser Studie.

Erich war Anfang 40, ein hagerer, fast dünner mittelgroßer Mann mit einem schmalen Gesicht. Er trat äußerst bescheiden und zuvorkommend auf. Der Anlass, eine Therapie aufzusuchen, bestand für ihn darin, dass er eine Fortbildung in einer speziellen Richtung von Psychotherapie begonnen hatte und dafür Selbsterfahrung brauchte.

Seine **Symptomatik** schilderte mir Erich in einem anderthalbseitigen Paper so eindrucksvoll, fast poetisch, dass ich daraus einige Sätze zitiere. »Im Alter von etwa 17 Jahren hatte sich in mir erstmals jenes entsetzliche Gefühl ausgebreitet, welches mich damals zu der Überzeugung brachte, niemals in meinem künftigen Leben mehr glücklich werden zu können. Der Gedanke, ein Mädchen könne sich in mich verlieben, mich gar lieben, erschien mir schlichtweg absurd. Dieser Glaubenssatz, nicht wirklich liebenswert zu sein, begann fortan, mein Grundempfinden zu vergiften […].

Nur kurze Zeit währen heute die Phasen relativen Wohlbefindens zwischen einer ständig anwesenden Stimmung latenter Mutlosigkeit. Abends, wenn ich, obwohl erschöpft vom Tage, nicht in den Schlaf finde, steigere ich mich in eine – vollkommen unproduktive – Ruhe- und Rastlosigkeit hinein, die mitunter bis zum Morgengrauen anhält. Am nächsten Tag schleppe ich mich daraufhin überempfindlich, energiearm und ohne Appetit dahin. An sonnig-warmen und freundlichen Tagen, die ich eigentlich so gern mag, überkommt mich ein fast unbezwingbares Verlangen, mich im abgedunkelten Zimmer mit verschlossenen Fenstern unter der Bettdecke einzurollen […].

Die Konzentration auf meine Arbeit kostet mich enorme Mühe, ist dennoch ungenügend, sodass ich ständig mit dem Gefühl herumlaufe, alle Anforderungen nur unzureichend zu bewältigen. In der Folge begleitet mich ein latentes, ‚schlechtes Gewissen'. Um nicht Gefahr zu laufen, von außen als Faulpelz oder Träumer gemaßregelt, verwarnt oder begrinst zu werden, bin ich damit beschäftigt, mich unaufhörlich selber anzutreiben und herumzukommandieren […]. Ich fühle mich dann wie ein Stück Scheiße unter den Menschen. Ich erlebe mein Dasein in diesen trüben, ausgedehnten Lebensperioden als einen inneren seelischen Lähmungsprozess, der langsam unaufhaltsam fortschreitet und gegen den ich vollkommen chancenlos bleibe.«

Erich beschrieb damit eine phasenweise auftretende depressive Symptomatik, deren Kern in einem mangelnden Selbstwertgefühl – nicht liebenswert zu sein – bestand und die sich in niedergedrückter Stimmung, Mutlosigkeit, aber auch in Ruhe- und Rastlosigkeit äußerte. Er musste sich ständig unter Druck setzen, um die Anforderungen des Lebens zu bewältigen, hatte aber dennoch immer ein schlechtes Gewissen. Bei der Arbeit hatte er manchmal plötzliche innere Zusammenbrüche. Im Schlusssatz deutete er noch sein Grundgefühl von Ohnmacht und Ausgeliefertsein an.

Auf der somatischen Ebene litt er unter Appetitlosigkeit, Magenschmerzen, Durchfällen und Einschlafstörungen.

Erst sehr viel später – in der 90. Therapiestunde – »gestand« mir Erich, dass zwischen ihm und seiner Partnerin fast keine sexuellen Kontakte mehr stattfänden, weil er keine Lust mehr habe. Die einzige Ausnahme sei im Urlaub, aber auch da sei es unbefriedigend für ihn. Im Übrigen empfinde er die Beziehung zu seiner Partnerin als vertrauensvoll und sicher, aber er spüre keine Gefühle. Nur ab und zu werde er von einer Gefühlswelle überrollt. Kurze Zeit später teilte er mit, dass er seit vier Jahren auf eine andere Frau heiß sei und auch sehr gern sexuell etwas von ihr hätte. Andererseits könne er aber seiner Partnerin und sich selbst den Schmerz und die Enttäuschung nicht antun und eine Beziehung zu einer anderen Frau anfangen.

Lebensgeschichte

Der Vater stammte aus einem württembergischen evangelischen Pfarrhaus. Bei Ausbruch des Zweiten Weltkriegs wurde er mit 18 Jahren eingezogen und verbrachte viele Jahre in Krieg und Gefangenschaft. 1950 kam er wegen eines Theologiestudiums nach Paris, wo er seine Ehefrau kennen lernte. Später arbeitete er als Journalist und freier Schriftsteller. Er starb mit 65 Jahren an einem Gehirntumor.

Die zwei Jahre jüngere Mutter von Erich war als Tochter russischer Emigranten in Paris aufgewachsen und hatte Theologie und Romanistik studiert. Nach einer kurzzeitigen Tätigkeit als Lehrerin an einer pädagogischen Hochschule gab sie Privatunterricht in Russisch und Französisch. Sie idealisierte und vergötterte ihren Vater, der 1945 in Paris von Unbekannten vor ihren Augen erschossen wurde. Sie hielt sich von ihrer Herkunft her zeitlebens für etwas Besseres und sah auf ihre Mitmenschen herab.

Die Eltern von Erich heirateten 1951 und wurden 1967 geschieden. Erich war das einzige Kind aus dieser Ehe. Er wurde Anfang der fünfziger Jahre in Paris geboren. Bis zu seinem 6. Lebensjahr pendelte die Familie zwischen Paris und Stuttgart, wo der Vater eine Stelle als Journalist hatte. Schließlich zogen sie nach Stuttgart um, wo Erich in die Schule kam. Nach Darstellung der Mutter schien die Ehe in den ersten Jahren harmonisch verlaufen zu sein. Von frühen Erinnerungen (ab 3 Jahren) berichtete Erich, dass er, wenn sich die Eltern umarmten, dazu trat und beide umfasste, was ihn mit einem starken Glücksgefühl erfüllte. Nach Berichten der Mutter verdächtigte der Vater die Zärtlichkeitsstrebungen des dreijährigen Sohnes ihm gegenüber als „homosexuelle Veranlagung«, während die Mutter den Vater des „sexuellen Missbrauchs« beargwöhnte.

Als Erich 8–9 Jahre alt war, stritten sich die Eltern häufiger, was er als ganz entsetzlich empfand. Er hatte Angst vor einer Scheidung und nötigte der Mutter das Versprechen ab, dass das nicht passiere. Vom Zusammenleben mit dem Vater berichtete Erich, dass dieser ihn manchmal ins Nebenzimmer genommen und dort mit dem Teppichklopfer verprügelt habe. Außerdem habe er schon mit 11 oder 12 Jahren gemerkt, dass der Vater seine Angst und Unsicherheit verleugnete.

Als Erich ca. 11 Jahre alt war, nahm der Vater eine Wohnung in München und reichte ein Jahr später die Scheidung ein. Den zweijährigen Scheidungsprozess bezeichnete Erich als sein schlimmstes Erlebnis.

Schon lange vor dem Umzug des Vaters erkrankte die Mutter an Multipler Sklerose. Vor dem Umzug wurden die Symptome deutlicher, was nach Meinung von Erich ein Motiv des Vaters für die Scheidung war. Erich blieb bei der Mutter, der es gesundheitlich zunehmend schlechter ging. Als Jugendlicher führte er den Haushalt. Er hatte große schulische Schwierigkeiten. Häufig war er in fremden Familien untergebracht, wenn die Mutter sich in Kliniken aufhielt. In den Ferien fuhr er mit der Mutter in Urlaub. Dabei verdächtigte ihn die Mutter, dass er sich ihrer schäme. Heute meinte er, dass das auch teilweise zutraf: es kostete ihn Überwindung, mit ihr aufzutreten, was er ihr aber verschwieg. Doch ihr Argwohn sei zuerst da gewesen.

Als Erich 13 Jahre alt war, hatte die Mutter einen verheirateten Geliebten, der ihr die Scheidung von seiner Ehefrau und Heirat in Aussicht stellte. Die Mutter spannte den Sohn ca. ein Jahr lang für die Kommunikation mit dem Geliebten ein, was Erich sehr zuwider war. Sie redete über alle ihre Probleme mit ihm. Sie war verzweifelt, hat geweint und geschrien.

Die Mutter von Erich sah alles in Extremen – entweder gut oder schlecht, ohne Zwischentöne. Bis heute äußerte sie sich negativ, lieblos, abwertend über andere Menschen. Häufig beschimpfte sie Erich als »Egoisten«, was er bis zur Zeit der Therapie noch glaubte. Sie warf ihm sogar einmal vor, ein »emotionales Monster« zu sein, weil er mit 19 Jahren einmal keine Gefühle gezeigt habe. Häufig fragte sie ihn als Jugendlichen: »Gell, du hast mich lieb«. Er fühlte dann nichts und sagte widerstrebend »ja«. Wenn die Mutter schlecht auf Erich zu sprechen war, beschuldigte sie ihn, dass er so sei wie sein Vater: das war einer ihrer schlimmsten Vorwürfe. Er durfte auf keinen Fall so werden wie sein Vater. Wenn er gut war, dann geriet er nach ihrem eigenen – vergötterten – Vater.

Als junger Erwachsener erlebte Erich einmal einen Besuch seines Vaters bei seiner Mutter. Er war sehr befremdet und eifersüchtig, vor allem weil sich die beiden in ein Zimmer zurückzogen.

Mit 20 Jahren zog Erich anlässlich seines Zivildienstes von zu Hause aus. Er war anschließend als Psychiatrie-Pflegehelfer tätig, absolvierte von 23–26 Jahren eine Ausbildung als Krankenpfleger und arbeitete anschließend 5 Jahre in diesem Beruf. Mit 32–33 Jahren erwarb er die Fachhochschulreife auf dem Zweiten Bildungsweg. Danach absolvierte er ein FH-Studium im therapeutischen Bereich. Seit seinem 40. Lebensjahr arbeitete er als Therapeut an einer Klinik.

Von Anfang 20 bis Anfang 30 probierte Erich verschiedene Drogen aus. Dann gelang es ihm, seinen Drogenmissbrauch aus eigener Kraft zu überwinden. Bis Mitte 30 hatte er häufig wechselnde Partnerinnen, immer mehrere gleichzeitig. Seit 6 Jahren vor Therapiebeginn lebte er mit einer festen Lebenspartnerin. Mit 26 Jahren hatte er eine Hodenkrebserkrankung, die operativ und mit Bestrahlung geheilt wurde. Damals bekam er auch eine Hepatitis B und C, die ihm bis heute gesundheitlich schwer zu schaffen macht.

Zur Zeit der Therapie lebte die Mutter von Erich ca. 250 Kilometer entfernt in ihrer Wohnung und war bis zum Hals gelähmt. Erich besuchte sie alle paar Wochen.

Therapieverlauf

Die Therapie umfasste 120 Stunden in einem Zeitraum von dreieinhalb Jahren. Am meisten stach für mich hervor, dass sich Erich mir gegenüber lange Zeit (weit über die Hälfte der Therapie) wie ein »braver Junge« verhielt, der versuchte, es mir recht zu machen. Sein Verhalten war von einer äußersten Vorsicht geprägt, sich ja nicht zu exponieren und vielleicht zu blamieren. Erst im letzten Drittel der Therapie konnten diese Verhaltensweisen und Reaktionen zunehmend angesprochen werden.

In unstrukturierten Therapiesituationen, d.h. wenn Erich kein inhaltliches Thema vorbrachte oder wenn ich keine Fragen stellte, keine Übungen vorschlug oder den Ablauf nicht in sonstiger Weise vorgab, verhielt sich Erich verlegen und hilflos. Es traten Gefühle von Befangenheit, Peinlichkeit, Hilflosigkeit und Ausgeliefertsein auf; insbesondere die Peinlichkeit konnte ich selbst deutlich spüren. Auch diese Gefühle konnten erst spät deutlich angesprochen werden.

Im ersten Jahr arbeitete Erich häufig an seinen Problemen bei der Arbeit. Im Ergebnis wurde er offensiver und kam besser am Arbeitsplatz zurecht. Selbstzweifel, Autoritäts- und Versagensängste nahmen ab. Insbesondere verschwand seine latente chronische Angst, etwas falsch zu machen und kritisiert zu werden.

Die Besuche bei seiner Mutter alle paar Wochen gaben ebenfalls reichhaltige inhaltliche Themen ab. Sie bildeten den Anlass zur Bearbeitung des Verhältnisses zu seiner Mutter. Hier kam umfangreiches biographisches Material zu Tage. Eine zentrale Rolle spielte sein Gefühl der Scham. Er hatte ihren früheren Vorwurf soweit ernst genommen, dass er sich als Jugendlicher wegen ihrer Krankheit anderen gegenüber geschämt habe.

Auch die Beziehung zu seinem Vater wurde für Erich zum Thema. Die sadistischen Prügelszenen ließ er mehr oder weniger auf sich beruhen. Was ihm den Zugang zum Vater an erster Stelle versperrte, war die Vorstellung, dass der Vater die Mutter wegen der Erkrankung verlassen hatte: Erich verurteilte dieses Verhalten als feige Flucht. Ich brachte einen anderen Gesichtspunkt der Interpretation ins Spiel, nämlich dass sich der Vater vielleicht schon vor dem Ausbruch der Krankheit von seiner Frau hatte trennen wollen – die zunehmenden Streitigkeiten hatten ja schon lange vorher angefangen. Dann könnte man es sogar als Mut betrachten, dass der Vater von Erich die Trennung durchführte, obwohl die Frau erkrankte. An der »feigen Flucht« des Vaters blieb aber doch ein Kern, der nicht wegzuinterpretieren war, nämlich dass der Vater den Sohn im Stich gelassen und völlig der Mutter überlassen hatte.

Im letzten Viertel der Therapie verhielt sich Erich zunehmend erwachsener und übernahm mehr Verantwortung für den Ablauf der Stunde. Er begann, das Verhältnis zu seiner Partnerin zu thematisieren. Insbesondere beschäftigte ihn die Erfahrung, dass er so wenige Gefühle ihr gegenüber spürte. Dennoch wollte er die Beziehung auf jeden Fall erhalten.

In der 90. Stunde (!) erwähnte Erich zum ersten Mal, dass es fast keine sexuellen Kontakte zwischen ihm und seiner Partnerin mehr gab, weil er kein Bedürfnis danach hatte – außer im Urlaub, aber auch da empfand er die Sexualität als unbefriedigend. Früher – vor dieser Beziehung – hatte er mit wechselnden Partnerinnen ein intensives Sexualleben gehabt. Auch seine Hodenkrebsoperation hatte daran nichts geändert. Ein paar Stunden später bemerkte Erich, dass er seit vier Jahren von einer anderen Frau gern sexuell etwas hätte. Er versagte sich aber die Möglichkeit, weil er seiner Partnerin keinen Schmerz zufügen wollte.

Schließlich entdeckte Erich, dass sein verstorbener Vater auch Verwandte (Geschwister und deren Kinder sowie eigene Kinder in einer weiteren Ehe, also Halbgeschwister von Erich) hatte. Bis dahin hatte er jeglichen Kontakt mit der väterlichen Sippe vermieden. Jetzt knüpfte er den Kontakt zur väterlichen Sippe an. Er ging zu einer Beerdigung und entdeckte in dieser Sippe eine Häufung von gescheiterten Ehen und von Todesfällen an Krebs.

Kurz nach dem Ende der Therapie bei mir besuchte Erich einen Wochenendworkshop bei Hellinger, an dem ich ebenfalls teilnahm. Entschlossen gelang es ihm, bei Hellinger persönlich eine Familienaufstellung zu machen, vor ca. 500 Teilnehmern. Die Aufstellung zeigte schlaglichtartig den Stand der Entwicklung, den Erich zu diesem Zeitpunkt erreicht hatte. Er hatte die innere Beziehung zu seinem Vater wieder angeknüpft und hatte mit ihm einen gewissen Frieden erreicht. Seine Mutter war in einige Entfernung gerückt.

In Anknüpfung daran würde ich als wesentliches Ergebnis der Therapie die Etablierung eines guten inneren Vaterbildes betrachten. In der Beziehung zur Mutter wurde ebenfalls ein Stück des guten inneren Objekts gebildet, das ein Gefühl von Geborgenheit vermittelt. Die zerstörerische Seite der Mutter, ihre

Manipulationen, ihr Missbrauch wurden jedenfalls ansatzweise bearbeitet. Nach meiner Einschätzung war dieser Prozess allerdings noch lange nicht abgeschlossen: Schmerz und Wut über den mütterlichen Missbrauch könnten in mehr oder weniger beträchtlichem Ausmaß im Untergrund noch vorhanden sein.

Familien- und Psychodynamik

Auch wenn wir wenig über die Herkunftsfamilien der Eltern wissen, können wir doch mit Sicherheit davon ausgehen, dass beide Eltern schwere Hypotheken mit in ihre Ehe brachten. Der Vater dürfte seine Erfahrungen von Krieg und Gefangenschaft, denen er als sehr junger Mann unterworfen war, noch lange nicht verarbeitet haben. Vielleicht kann man daher seine Verleugnung von Angst und Unsicherheit verstehen. Etwas schwerer fällt es schon, die sadistischen Prügelszenen gegenüber seinem Sohn zu begreifen. Vielleicht hat die Mutter intuitiv einen richtigen Punkt getroffen, als sie dem Ehemann »sexuellen Missbrauch« an seinem Sohn vorwarf, falls der Prügelei ein (unbewusster) sexueller Impuls zugrunde lag, den der Vater am Objekt seiner Begierde bestrafte. Auch die Diffamierung der Zärtlichkeitsstrebungen seines dreijährigen Sohnes als homosexuell durch den Vater kann als Ausdruck einer Abwehr von sexuellen Strebungen (allgemeiner von Zärtlichkeit und Nähe überhaupt) interpretiert werden. Wir wissen zu wenig über den Hintergrund des Vaters; vielleicht spielt die Körperfeindlichkeit des schwäbischen Pietismus eine Rolle.

Die Mutter dürfte die Last ihrer eigenen Herkunftsfamilie mitgebracht haben: die Emigration, die soziale Degradierung. Ganz besonders tief muss allerdings der Schock gewesen seien, den die Erschießung ihres vergötterten Vaters vor ihren Augen durch Unbekannte hervorgerufen hat.

Man geht sicher nicht fehl in der Annahme, dass der Vater schwere Schuldgefühle hatte, als er sich von seiner Frau trennte, lange nachdem die Multiple Sklerose bei ihr schon ausgebrochen war – obwohl die Ehe vorher schon zerrüttet gewesen scheint. Jedenfalls überließ er den Sohn kampflos seiner Frau – als Stütze, Trost, Schmerzensgeld oder ähnliches. Es kann ihm auch nach der Scheidung nicht entgangen sein, wie sehr sich seine Ex-Frau an den Sohn klammerte und ihn für ihre Zwecke benutzte. Wenn er nichts dagegen unternahm, so dürfte das mit seinen Schuldgefühlen gegenüber seiner Frau zu tun haben.

Als Kind konnte Erich natürlich die Gründe für die Scheidung nicht verstehen. Sein Vater dürfte ihm als herzlos, mehr noch als Feigling erschienen sein, da er sich nach Ausbruch der Erkrankung der Mutter von ihr trennte. Erich verachtete ihn dafür. Zudem hatte Erich auch noch die Folgen der Trennung in der Weise zu tragen, dass er sich fortan um die kranke Mutter kümmern musste. Diese Konstellation dürfte bei dem Jugendlichen eine ungeheure Wut, mehr noch einen fassungslosen Schmerz hervorgerufen haben, die zu einem völligen inneren Abbruch der Beziehung zum Vater und zu einer Verwerfung des Vaters geführt haben. Damit konnte er nichts Väterliches verinnerlichen, hatte also auch keinen inneren väterlichen Rückhalt mehr. Damit war er der Mutter völlig ausgeliefert.

Während der Scheidung bekam der Sohn die ganze Scheidungskorrespondenz zu lesen und wurde zu Schreibarbeiten eingespannt. Nach der Scheidung wurde

Erich – vor allem in seiner Zeit als Jugendlicher – von der Mutter als Ersatzpartner benutzt: er führte den Haushalt und sie fuhren zusammen in Urlaub. Er musste Stütze, Halt und Krankenpfleger – was später sein erster Beruf wurde – für die Mutter sein. Vor allem aber wurde Erich der Vertraute seiner Mutter: sie redete mit ihm über ihre Probleme in ihrer Intimbeziehung, er spielte den Boten zum Geliebten, sie ließ ihn an ihren Gefühlsausbrüchen teilnehmen usw. Obwohl es dafür in der Erinnerung von Erich kaum direkte Belege gibt, dürfte er sich doch mit der Partnerrolle auch in gewissem Umfang identifiziert haben: seine spätere Eifersuchtsreaktion, als der Vater einmal die Mutter besuchte, ist ein klares Indiz dafür.

Es ist in der Krassheit bemerkenswert, wie die Mutter den Sohn emotional unter Druck setzte und manipulierte, um ihn für ihre Zwecke gefügig zu machen. Der Vorwurf des Egoismus ist noch das mildeste Mittel. Die Beschimpfung als »emotionales Monster« wiegt schon schwerer. Dem Sohn zu unterstellen, dass er sich für sie schäme, wenn sie zusammen auftraten, ist noch gravierender. Damit machte sie es ihm unmöglich, sich gegen gemeinsame Urlaube zu wehren. Ein Gefühl von Scham war und ist bei ihm sicher vorhanden, aber mit einem anderen Inhalt, als er selbst dachte: nämlich Scham über das lieblose und abwertende Verhalten seiner Mutter anderen Menschen gegenüber (noch dazu in ihrer Lage), auch Scham über seine Rolle in der Beziehung zu ihr.

Ähnlich schwierig war es für Erich, sich gegen den Vorwurf zu wehren, er sei wie sein Vater, wenn der Mutter das Verhalten von Erich nicht passte. In der Vorstellungswelt der Mutter war der Vater durch die Scheidung zum absoluten Bösewicht geworden. Die Mutter verlangte diese Haltung auch als Bekenntnis vom Sohn. Mit dem Vater durfte es keine Gemeinsamkeit mehr geben. Sie nahm ihm den Rest von Vater weg, soweit er ihn nicht schon selbst verworfen hatte. Die Mutter brauchte deshalb den Sohn nur zu beschuldigen, er sei wie sein Vater, um ihn emotional unter Druck zu setzen und ihn nach ihren Vorstellungen gefügig zu machen.

Am hilflosesten dürfte Erich wohl gegenüber dem mütterlichen Appell an seine kindliche Liebe gewesen sein. »Gell, du hast mich lieb« war ihre Art, seine Liebe (bzw. deren Erklärung) zu erzwingen. Dagegen gab es kein Entrinnen. Seine innere Abwehr bestand in einer völligen Dissoziation seiner Gefühle von Zärtlichkeit und Liebe. Im Leben als Erwachsener vermied er diese Gefühle lange Zeit durch häufigen Wechsel seiner Partnerinnen. Bei seiner jetzigen Lebenspartnerin hat er bis weit in die Therapie hinein seine Gefühle zu ihr völlig abgetrennt. Erst gegen Ende verspürte er wieder einen Ansatz eines fürsorglichen Gefühls zu seiner Partnerin.

Dagegen hatte sich an seiner völligen sexuellen Lustlosigkeit gegenüber seiner Partnerin bis zum Therapieende nichts geändert. Gleichzeitig hat er sich die so verlockende sexuelle Beziehung zu der anderen versagt, weil er seiner Partnerin keinen Schmerz zufügen wollte. Zum einen wäre er mit einem Seitensprung in die bedenkliche Nähe des Verhaltens seines Vaters gerückt, das er früher vehement verurteilt hat. Zum anderen steht aber wohl hinter der Vermeidung des Schmerzes seiner Partnerin die Vermeidung seines eigenen unerledigten Schmerzes, den ihm seine Mutter zugefügt hat.

Richtig ist allerdings, dass ein Seitensprung auch keine Lösung seiner sexuellen Lustlosigkeit in einer verbindlichen Beziehung zu einer Partnerin gebracht hätte. Ich denke, dass seine Sexualität in einer festen Beziehung blockiert ist, solange und soweit die Wut (und dahinter der Schmerz) über den mütterlichen Missbrauch blockiert ist. Sexualität und Wut liegen auf der gleichen emotionalen Ebene. Die unerledigte Wut kann deshalb nur in der Form der sexuellen Verweigerung ihren Ausdruck finden. Man könnte sogar spekulieren, dass die Hodenkrebserkrankung in seiner promisken Phase den Versuch einer Selbst-Kastration darstellte.

Den destruktivsten Aspekt des Verhaltens der Mutter sehe ich darin, dass sie die kindliche Liebe des Sohnes benutzt und missbraucht hat, um sich an ihn zu klammern und ihn für sich gefügig zu machen. Das ist eine Art von psychischer und emotionaler Gewalttätigkeit, die von dem gängigen Gewaltbegriff als physischer Gewalt nicht erfasst wird. Sie hat damit sein Herz beschädigt. Eine solche Zerstörung kann nur eine Mutter anrichten – als Gegenstück dazu, dass auf der anderen, positiven Seite die Beziehung zur Mutter den inneren Kern von Geborgenheit und Liebe zur eigenen Person abgibt.[27]

Nachtrag: 3 Jahre nach Therapieende heiratete Erich seine Partnerin. Das war seiner Mutter nicht recht (vgl. die ähnliche Reaktion von Mutter Canetti). Als sie es dann doch akzeptierte, gab sie sowohl ihre grandiosen wie auch ihre negativen Erwartungen an den Sohn auf und akzeptierte ihn mehr. Das Verhältnis Mutter-Sohn wurde friedlich. Sie starb 2 Jahre danach. Ein halbes Jahr später bekam Erich mit seiner Frau ein Kind. Die Sexualität sei allerdings noch »ein weißer Fleck auf der Landkarte«.

Zusammenfassung Erich

Familiäre Konstellation: emotional manipulative, verschlingende Mutter mit starken Spaltungstendenzen (d. h. Einteilung der Welt in gut und böse); sich entziehender Vater, der den Sohn aus Schuldgefühl gegenüber der Frau im Stich ließ.

Folgen für den Sohn: depressive Entwicklung, vor allem das Gefühl, ungeliebt zu sein. Dissoziation seiner Gefühle von Zärtlichkeit und Liebe. Emotionale und sexuelle Störung in der Intimbeziehung. Selbstdestruktive Tendenzen in somatischen Erkrankungen (insbes. Hodenkrebs).

4.2 Unter den Fittichen der Glucke (Heinrich)

Ich lernte Heinrich kennen, als er zum Jahreswechsel 1999 erstmals an einem einwöchigen Workshop mit Gestalttherapie und Körperarbeit bei mir auf meinem Hof in den Vogesen teilnahm. Er war damals 22 Jahre alt, Student der In-

[27] Siehe dazu Fromm (1956, S. 127 f.) über den zerstörerischen Mutteraspekt.

formatik, wohnte allein in einem kleinen Ort im Westen Deutschlands und lebte von einer bescheidenen Waisenrente.

Heinrich ist bis heute ein großer, schlaksiger, eher dünner Mann. Seine Schultern sind etwas hoch gezogen und leicht nach vorn gekrümmt, seine Brust ist eingefallen. In seinem sehr blassen Gesicht treten die Augen groß und dunkel in Erscheinung. Damals sah er etwas verhungert aus. Er wirkte völlig unsportlich, hat sich aber zu einem ausdauernden Wanderer entwickelt.

Im Vordergrund der **Symptomatik** von Heinrich stand eine schwere Erkrankung von Asthma bronchiale, die schon auf seine frühe Kindheit zurückging. Hinzu kam eine depressive Entwicklung. Heinrich war zurückgezogen, saß häufig herum, sinnierte, konnte sich nicht entscheiden und sich nicht durchsetzen. Auf der Stimmungsebene war er melancholisch, unzufrieden, fühlte sich unverstanden und hatte Angst vor seiner Mutter, dass sie ihm einen Strich durch das Leben ziehen könnte. Schließlich traute er sich nichts zu, dachte, dass er ein Versager sei und hatte nur ein geringes Selbstwertgefühl. Er bekam sein Studium nicht auf die Reihe. Bis dahin hatte er noch keine Intimbeziehung zu einer Frau gehabt.

Lebensgeschichte

Heinrich wurde 1969 in S. geboren. Der Vater war zu diesem Zeitpunkt 32, die Mutter 31 Jahre alt. Der Vater war Rechtsanwalt und starb 1992 an den Folgen von Tabak- und Alkoholmissbrauch (*ein Selbst-Missbrauch*!). Die Mutter war Anwaltsgehilfin. Die Eltern heirateten, als sie 20 beziehungsweise 19 Jahre alt waren. Sie betrieben zusammen eine Rechtsanwalts-Praxis und bauten ein Haus. Heinrich hat einen neun Jahre älteren Bruder und eine sieben Jahre ältere Schwester.

Schon vor der Geburt von Heinrich scheint die Ehe der Eltern zerrüttet gewesen zu sein. Zwischen der Geburt seiner Schwester und seiner Geburt war seine Mutter von einem anderen Mann schwanger. Es kam zu einer Fehlgeburt oder einer Abtreibung. Trotzdem soll Heinrich ein Wunschkind gewesen sein, was er nie verstanden hat. Sicher ist, dass die Mutter unbedingt noch ein Kind wollte.

Heinrich wusste fast nichts von der Herkunftsfamilie seines Vaters. Er hatte einmal gehört, dass sein Großvater väterlicherseits ein Nazi und Bürgermeister seines Wohnortes gewesen sei. Seinen Beruf kannte er nicht. Die wenigen Besuche bei der Oma väterlicherseits fand er immer beklemmend; sie war schwerkrank und von einer düsteren Atmosphäre umgeben. Heinrich wusste nur, dass sein Vater sieben Geschwister hatte, die auch Kinder hatten, zu denen er noch nie Kontakt gepflegt hatte. Bis heute war Heinrich an keinem Kontakt zu der Familie väterlicherseits interessiert.

Herkunftsfamilie der Mutter: Die Mutter von Heinrich verlor im Alter von acht bis zehn Jahren ihre eigene Mutter, die an einer Lungenentzündung starb. Der Vater seiner Mutter heiratete dann die Schwester seiner verstorbenen Frau. Während des Krieges war der Großvater mütterlicherseits weit weg und die Mutter von Heinrich kam auf das Land, »wo sie sich gar nicht wohl fühlte«, erzählte er. *(Ähnlich subtile Aussagen über das Innenleben seines Vaters berichtete Heinrich nicht, genauer gesagt machte er darüber gar keine Äußerungen.)*

Die Mutter hatte einen älteren Bruder, der mit ca. 50 Jahren an Herzinfarkt starb, sowie eine ältere Schwester. Das Verhältnis der Mutter zu ihrem Bruder war sehr gut. Er wurde der Patenonkel von Heinrich, und Heinrich mochte ihn auch sehr. Das Verhältnis der Mutter zur Schwester war sehr schlecht, und Heinrich mochte sie auch nicht. *Es fällt hier schon auf, in welchem Ausmaß Heinrich die familiären Vorlieben und Abneigungen seiner Mutter übernommen hat.* Der Großvater lebt noch und ist jetzt (2001) 96 Jahre alt. Heinrich mag ihn und hat noch Kontakt zu ihm.

Über seine frühe Kindheit konnte Heinrich wenig berichten. Von seiner älteren Schwester wusste er, dass sein Asthma im Alter von 2 Jahren anfing. Je heftiger sich seine Eltern stritten, desto heftiger hatte er die Nacht darauf Asthmaanfälle. Im Alter von 3 Jahren war er schwer krank. Er hatte Mumps und Hirnhaut-Entzündung, danach eine Lungenentzündung. Er war deshalb mehrere Wochen im Krankenhaus. Das Asthma begleitete Heinrich während seiner ganzen Kindheit. Hinzu kamen im Sommer Allergien (gegen Gräser, Haustiere, Bäume, Blütenpollen). Mit 13–15 Jahren unterzog er sich einer Desensibilisierung, die seinen Zustand besserte. Auch das Asthma nahm in der Pubertät ab.

Die Mutter erzählte, dass Heinrich als Kind der Clown gewesen sei und die Familie beim Essen unterhalten habe, *wahrscheinlich um die gespannte Atmosphäre zwischen den Eltern aufzulockern.* Das sei in der Pubertät zurückgegangen, sagte sie vorwurfsvoll. In den Kindergarten kam Heinrich mit 3, in die Grundschule mit 6, in das Gymnasium mit 10 Jahren.

Während der ganzen Kindheit und Jugend von Heinrich hatten die Eltern zunehmend Streit miteinander und lebten sich immer weiter auseinander. Heinrich schlug sich auf die Seite seiner Mutter, gegen den Vater. Zum Beispiel verschlossen beide ihre Zimmer (Heinrich war 14 Jahre oder älter), wenn sie weggingen, damit der Vater nicht spionieren sollte. Schon von früher Kindheit an hielt die Mutter Heinrich vom Vater und der Verwandtschaft des Vaters fern. Er meinte, dass das wohl ein Abkommen mit dem Vater gewesen sei. Ich fragte: warum? Er antwortete, dass die Mutter die Verwandtschaft des Vaters für Verhaltensweisen der Geschwister verantwortlich gemacht habe, die ihr nicht gefielen. So gab es beispielsweise eine große Auseinandersetzung zwischen den Eltern, als ihm die Schwester des Vaters eine Weihnachtstüte schenkte. Das war dann auch Heinrich unangenehm.

Das Verhältnis zu seiner Mutter beschrieb Heinrich als sehr gut, als sehr intim. Sie standen sich sehr nahe. Die Mutter war sehr zärtlich zu ihm als Kind. In seiner mittleren Kindheit – so im Alter von 10 bis 14 Jahren – genau erinnerte er sich nicht mehr – legte sich seine Mutter manchmal zu ihm ins Bett. Sie kraulte ihn dann in den Schlaf. Irgendwann wurde ihm das immer unangenehmer, aber er konnte ihr nicht sagen, dass sie gehen bzw. nicht mehr kommen sollte. Die Mutter merkte das dann irgendwann von selbst und hörte damit auf. Als ich Heinrich fragte, was für ein Gefühl er jetzt zu diesen Kindheitserfahrungen habe, antwortete er: »Bei dem Gedanken daran spüre ich eine Beklemmung. Ich habe das gleiche Gefühl, wenn heute meine Partnerin erotisch auf mich zukommt und ich ihr sagen muss, dass ich das nicht will«. An andere Körperkontakte als wechselseitige Umarmungen konnte sich Heinrich nicht erinnern. Allerdings waren ihm meine Fragen nach erotisch oder sexuell getönten Kontakten extrem unangenehm.

Über die Persönlichkeit seiner Mutter sagte Heinrich, dass sie eine Opferrolle spielte. Sie behauptete, dass der Vater ihr das Leben schwer mache. Heinrich nahm sie als geladen und explosiv wahr, auch gegen ihn. Manchmal beschuldigte sie Heinrich, dass er sich genauso wie sein Vater verhalte. Sie gab ihm zu verstehen, dass er keinesfalls so werden solle wie sein Vater.

In seiner Jugend besprach die Mutter mit Heinrich ihre juristischen Probleme mit dem Vater bzgl. Trennung und Auszug. Als Heinrich siebzehn Jahre alt war, zog er mit seiner Mutter zusammen aus. Ohne seine Zustimmung hätte die Mutter das nicht gemacht. Sie wohnten ca. 4 Jahre lang zu zweit zusammen. Dabei gerieten beide immer mehr in Streit. (*Kampf um die Kontrolle in ihrer »Partnerschaft«.)* Sie lebten sich auseinander. Dadurch verschlechterten sich sein Asthma und seine Allergien gravierend. Mit 21 Jahren kam Heinrich 3 Monate lang ins Krankenhaus. Für eine psychosomatische Klinik war sein körperlicher Zustand zu schlecht. Anschließend führten 6 Wochen Kur in Davos zu einer Stabilisierung. Mit 22 Jahren zog Heinrich bei seiner Mutter aus. Ein paar Monate später hatte er den ersten therapeutischen Kontakt zu mir.

Als Heinrich 2 Jahre später die Einzeltherapie bei mir begann, hatte er den Kontakt zu seiner Mutter völlig abgebrochen. Er teilte ihr nicht einmal mehr seine Adresse mit. Dabei blieb er bis Ende 2002.

Das Verhältnis zu seinem Vater beschrieb Heinrich so, dass in seiner Kindheit der Vater zwar körperlich anwesend, aber nicht greifbar war. Es bestand von Anfang an eine große Distanz. Die Mutter hatte das Sagen; z. B. wollte Heinrich mit neun Jahren »singen gehen« und erhielt dazu von dem Vater die Erlaubnis, während die Mutter es ihm verbot; letztendlich ging Heinrich nicht.

In der späteren Kindheit und Jugend empfand Heinrich seinen Vater als Bedrohung, und zwar aufgrund seiner körperlichen Statur, da er groß und dick war. Heinrich fürchtete sich vor seiner massigen Gestalt. Bei den Streitigkeiten mit der Mutter wurde der Vater manchmal heftig, cholerisch, nahm eine drohende Haltung ein, auch mit seinem Körper, stürmte auf die Mutter los und machte kurz vor ihr Halt. Die Zimmertüren mussten abgeschlossen werden, damit er nichts durchsuchen konnte, sagte die Mutter. Wenn Heinrich allein zu Hause war und sein Vater nach Hause kam, sperrte er sein Zimmer ab.

Der Vater rauchte viel und trank zunehmend Alkohol. Wenn Heinrich morgens ins Bad kam, stank es noch danach. Er ekelte sich vor dem Vater. Der Vater bekam ein Raucherbein, das amputiert werden musste. Außerdem war er Jäger, was auch Angst und Ekel einflößte. Als Heinrich zwölf Jahre alt war, weinte sich sein Vater einmal bei ihm aus, was ihm auch keine Sympathie bei Heinrich eintrug. Bei den elterlichen Streitigkeiten warf die Mutter dem Vater häufig vor, dass er im Büro zu lasch sei.

Über das Verhältnis zu seinen Geschwistern äußerte sich Heinrich erstaunlich wenig. Heinrich wohnte bis zum Alter von 6 Jahren mit seinem Bruder in einem Zimmer. Sein Verhältnis zur Schwester war zurückhaltend (heute ist es sehr gut).

Dagegen wurde das Verhältnis der Schwester zur Mutter von Jahr zu Jahr schlimmer. Bis heute sind sie sich »spinnefeind«, »weiß nicht warum«, sagte Heinrich. *Ich denke, dass die Schwester sich auf die Seite des Vaters geschlagen hat. Die Mutter scheint das auch gedacht zu haben.* Jedenfalls verglich die Mutter ihre Tochter manchmal im Aussehen, Verhalten und Charakter mit einer älteren Schwester ihres Ehemannes.

Die Entwicklung von Heinrich während seiner Therapie

Nach dem ersten Workshop zu Sylvester 1999 kam Heinrich zu weiteren Workshops zu mir ins Elsass. Es entwickelte sich durch die wiederholten Kontakte in den Workshops ansatzweise eine Art fortlaufender Therapiebeziehung. Innerhalb von 2 Jahren besserte sich sein Asthma beträchtlich.

Auf einem Workshop lernte er die 28-jährige Gerda, eine Flugbegleiterin und Studentin aus Freiburg kennen. Heinrich verliebte sich in Gerda und stieß bei ihr auf Resonanz. Sie wurde seine erste Freundin. Ihretwegen zog er ein paar Monate später nach Freiburg und brach seine gerade begonnene körperorientierte Psychotherapie in S. ab. Als weiteren Grund führte er an, dass er bei mir Therapie machen könne.

Ab Ende dieses Jahres begann Heinrich eine Einzeltherapie bei mir, die er regelmäßig vier Jahre lang durchführte. Die Ersatzkasse zahlte insgesamt 110 Stunden. Weitere 20 Stunden klagte Heinrich mit meiner Hilfe beim Sozialgericht ein. Danach nahm er weitere Einzelstunden bei mir auf eigene Rechnung in z.T. größeren Abständen.

In der ersten Zeit seiner Einzeltherapie thematisierte Heinrich häufig die Beziehung zu seiner neuen Freundin Gerda. Sie hatte vor Heinrich schon einen Freund, den sie auch nicht endgültig aufgab. Er wohnte nicht in Freiburg, sondern weiter entfernt. Gerda benutzte Heinrich als Lückenbüßer und um ihren Freund eifersüchtig zu machen. Sie hielt Heinrich häufig auf Distanz; mal traf sie sich mit ihm, mal wieder nicht. Heinrich litt schrecklich unter dieser Situation. Schließlich trennte er sich von Gerda. Es dauerte allerdings noch Jahre, bis Heinrich seinen Groll auf Gerda einigermaßen bewältigt hatte.

Im Mittelpunkt der Therapie mit Heinrich stand die Arbeit mit seinem Widerstand. Der Kern seines Widerstandes, der sich in seiner Charakterstruktur niedergeschlagen hat, bestand darin, dass er sich innerlich – d.h. seine Gedanken und Gefühle – so gut vor seinem Bewusstsein versteckte, dass er sich selbst nicht mehr fand und dass er auch den ganzen Vorgang des Versteckens selbst aus dem Bewusstsein verdrängte. Ein Mittel zur Herstellung des Zustandes war die Verwirrung: Heinrich litt häufig unter einem Zustand der Verwirrung und »tappte im Nebel«. Paradigmatisch dafür war ein Traum von einem Dieb, der im Traum gar nicht auftauchte. Im Rollenspiel sagte er als »Dieb« zu Heinrich: »Ich verstecke mich, sodass du mich nicht wahrnimmst. Dabei beobachte ich dich«.

Diese Form von Abwehr hatte Heinrich gegenüber seiner Mutter entwickelt. Als Kind konnte er ihr gegenüber keinen offenen Widerstand leisten. Er war ihr ausgeliefert, und er hatte sich ihr ausgeliefert. Er war völlig von ihr abhängig, da er keinerlei Rückhalt in einer anderen Person besaß. Nun liebte er seine Mutter nicht nur, sondern er war auch wütend auf sie und hasste sie, weil sie ihm den Vater genommen hatte und weil sie ihn für ihre Bedürfnisse missbrauchte und daran hinderte, selbstständig zu werden. Hinter dem Hass steht die tiefe Verletzung einer enttäuschten und missbrauchten Liebe.

Nun musste Heinrich nicht nur enttäuschtes oder aggressives Verhalten unterdrücken, sondern er durfte noch nicht einmal enttäuschte und aggressive Gedanken und Gefühle zu Bewusstsein kommen lassen, da sie die Nähe und Intimität zu seiner Mutter gestört oder unmöglich gemacht hätten. Er versteckte solche Gedanken und Gefühle so gut, dass sie ihm selbst nicht mehr zugänglich waren. Der Vater war sicherlich mit seinem Alkoholmissbrauch auch kein gutes Vorbild für die Wahrnehmung eigenen Erlebens. Die Verwirrung und der Nebel erinnern auch an das Benebeltsein durch Alkohol. Eine wesentliche Linie der Arbeit in der Therapie bestand darin, dass Heinrich wieder den Zugang zu sich fand und mit sich in Kontakt kam.

Wie stark das Asthma mit der Trauer und dem Schmerz über die missbrauchte Nähe und Intimität zusammenhing, zeigt ein Vorfall zu einem späteren Zeitpunkt in der Therapie. Ich wandte (ausnahmsweise) eine atemtherapeutische Intervention an: dabei legte ich dem liegenden Patienten meine Hand auf den oberen Brustbereich (Bereich der Bronchien) und folgte seiner Atmung. Nach einer Weile fuhr Heinrich wie von der Tarantel gestochen hoch und berichtete von Gefühlen zuerst von Geborgenheit und Nähe, dann von Trauer und einem unerträglichen Schmerz. Er erlitt einen Asthma-Anfall und musste für ein paar Tage ins Krankenhaus. Die Intervention war also zu tief gegangen und zu diesem Zeitpunkt so nicht angemessen. Sie schadete ihm aber nicht nachhaltig, auch nicht der Beziehung zu mir. Abgesehen von diesem Vorfall besserte sich das Asthma von Heinrich während der Therapie langsam und kontinuierlich.

Die Veränderungen der depressiven Symptomatik während der Therapie zeigten sich am besten in den Veränderungen seiner beruflichen und sozialen Beziehungen. Auf der beruflichen Ebene gab Heinrich ziemlich bald das Informatikstudium auf. Er absolvierte eine Ausbildung als Fotolaborant, da er sich sehr für das Fotografieren interessierte. Allerdings fand er dann auf diesem Gebiet keinen Einstieg in das Berufsleben. Mit Unterstützung des Arbeitsamtes absolvierte er eine Fortbildung im EDV-Bereich. Auf diesem Gebiet trat Heinrich dann ein Jahr später seine erste Stelle im Ruhrgebiet an, wobei er eine erhebliche Angst vor dem Schritt ins Berufsleben zu überwinden hatte. Zu diesem Zeitpunkt hatte er die regelmäßige Therapie (auf wöchentlicher Basis) bei mir schon beendet und nahm nur noch ab und zu bei Bedarf eine Therapiestunde.

Was seine Intimbeziehungen angeht, so lebte Heinrich nach dem Ende der Beziehung mit Gerda erst einmal einige Jahre abstinent. Während der ganzen Therapiezeit nahm Heinrich ab und zu an einem Ferien-Workshop bei mir im Elsass teil. Bei einem der späteren Workshops lernte er wieder eine Frau kennen, Christina, diesmal aus dem Ruhrgebiet, 9 Jahre älter als er und mit einer halbwüchsigen Tochter. Christina war eine Frau mit einer sehr weiblichen Erscheinung. Sie sprühte vor Sinnlichkeit und Vitalität, – in dieser Hinsicht so ziemlich das Gegenteil von Heinrich. Die beiden begannen eine Intimbeziehung und lebten diese Beziehung ca. 3 Jahre lang über die Entfernung.

Heinrich klagte immer wieder darüber, dass ihm dieser Zustand zu unbefriedigend sei und dass er lieber mit Christina zusammen leben möchte. Heinrich hatte die Neigung, bei Christina »unterzuschlüpfen«, d.h. zu ihr in ihre Wohnung zu ziehen. Christina hatte Bedenken, dass ihr das zu viel werden könnte. Eine frühere Beziehung von ihr war deshalb gescheitert. Endlich zog Heinrich zu Christina ins Ruhrgebiet, als er dort seine erste Stelle bekam.

Schließlich ist noch die Beziehung von Heinrich zu mir bemerkenswert. Er suchte in gewissem Umfang den persönlichen Kontakt zu mir. Das war in den Ferien-Workshops auf meinem Bauerhof sehr gut möglich, da ich in diesem Rahmen mit der Gruppe 1–2 Wochen zusammenlebte. Heinrich suchte über die normale Rolle eines Gruppenmitglieds hinaus den persönlichen Kontakt. Häufig fragte er nach besonderen Arbeiten auf dem Hof, bei denen er sich körperlich betätigen konnte.

Zu unserem Umgang in der Einzeltherapie gehörte auch die Umarmung bei Begrüßung und Abschied. Heinrich legte Wert darauf und genoss den Kontakt.

Weitere Entwicklung nach dem Ende der Therapie

In den folgenden Jahren nach dem Ende der Einzeltherapie kam Heinrich noch einige Male zu Besuch nach Freiburg und nahm bei dieser Gelegenheit einige Therapiestunden bei mir, sodass ich seine weitere Entwicklung noch ein Stück begleiten konnte. Dabei ging es zuerst noch um seine Angst vor dem Schritt in das Berufsleben, danach jahrelang immer wieder um seine Probleme im Zusammenleben mit Christina.

Bei der Bearbeitung seiner Angst vor dem Berufsanfang kam Heinrich damit in Kontakt, wie ihn seine Mutter vor eigenen Schritten gewarnt und subtil entmutigt hatte, z.B. bei seinem Auszug von zu Hause: »Gehe nur, du wirst kein Zimmer finden.« Er hat dann das erstbeste Zimmer genommen und jahrelang den Kontakt mit seiner Mutter vermieden – aus Angst vor ihren Einmischungsversuchen.

Erschwerend kam hinzu, dass ihm die Unterstützung des Vaters gefehlt hatte. Solange er mit seiner Mutter zusammenlebte, verachtete er den Vater und lehnte ihn ab. Im Verlauf der Therapie veränderte sich seine Einstellung zu seinem Vater langsam in positivem Sinne. Doch selbst gegen Ende der Therapie war noch ein Rest von Groll und Ablehnung spürbar. Bei einer Übung nach Hellinger schlug ich ihm vor, im Rollenspiel sich vor seinem Vater zu verneigen und zu sagen: »Du bist der Größere, ich achte dich als meinen Vater.« So sehr Heinrich guten Willens war, seinen Vater zu achten, so sehr rebellierte noch etwas in ihm, den Vater als den Größeren anzuerkennen und dies durch die Verneigung auszudrücken. Man konnte hier noch den Rest der Überhebung des Kindes erkennen, das von der Mutter auf die Ebene des Vaters und Partners gehoben worden war.

Heinrich hat vor dem Tod des Vaters überhaupt nicht mehr mit ihm gesprochen. Nach Ende der fortlaufenden Einzeltherapie erzählte mir Heinrich, dass er zusammen mit Christina an einem Hellinger-Workshop teilgenommen hatte. Bei der Aufstellung seiner Herkunftsfamilie spürte er eine starke Verbundenheit mit seinem Vater: »Da gehöre ich hin.« So hatte er das noch nicht erlebt. Danach nahm er nach einer jahrelangen Unterbrechung auch wieder Kontakt zu seiner Mutter auf.

Heinrich suchte dann mit Christina das Grab seines Vaters auf und versöhnte sich mit ihm. Ich meine, dass das der Abschluss einer langen Arbeit war, die er bei mir angefangen hatte. Dennoch denke ich, dass die Entfremdung zum Vater und zur väterlichen Sippe bis heute nicht völlig aufgehoben ist, wie ich bei einer kürzlichen Nacherhebung mit Heinrich feststellen konnte: er ist bis heute nicht an einem Kontakt zu seiner zahlreichen Verwandtschaft väterlicherseits interessiert.

Bei den Besuchen von Heinrich bei mir in den letzten anderthalb Jahren ging es ausschließlich um seine Probleme mit Christina. Er berichtete von einer Sperre gegen seine Partnerin, wenn Christina erotisch auf ihn zugehe oder ihn bedränge. Er habe oft wochen- oder gar monatelang keine Lust, mit ihr zu schlafen. Über viele Monate verschärfte sich das Problem zwischen Heinrich und Christina. Heinrich fühlte sich im Zusammenwohnen mit Christina nicht mehr wohl, da er meinte, zu wenig Raum für sich haben. Er erwog, eine eigene Wohnung zu nehmen, blieb aber weiter untätig.

Am Schluss ging ich noch meinen *Fragebogen zur Nacherhebung* mit Heinrich durch. Danach ließ sich die Entwicklung von Heinrich in den letzten zehn Jahren – zweieinhalb Jahre nach Therapieende – folgendermaßen zusammenfassen. Heinrich bezeichnete sich noch als ein bisschen depressiv, aber lange nicht so schlimm wie früher. Seine Konzentration sei gut, er sei motiviert und komme morgens gut aus dem Bett. Seine Gesundheit beschrieb Heinrich als sehr gut. Das Asthma sei sehr viel besser und bereite ihm keine Probleme mehr.

Die berufliche Situation von Heinrich hatte sich konsolidiert, nachdem ihm der Start ins Berufsleben gelungen war. Seit einem Jahr hatte er eine sehr gute Stelle. Die Arbeit machte ihm Spaß. Er hatte guten Kontakt zu den Kollegen. Zu seinen Freunden und Bekannten hatte Heinrich ebenfalls guten Kontakt; allerdings fiel es ihm noch schwer, neue Beziehungen anzuknüpfen. An seinem Wohnort hatte er einen Freund und einige gute Bekannte, an seinem früheren Wohnort noch einige alte Freunde.

Am problematischsten war es noch um seine Intimbeziehung bestellt. Heinrich konnte sich mit den Forderungen seiner Partnerin nach Nähe nicht offensiv auseinandersetzen. Stattdessen nahm er seine eigenen Bedürfnisse soweit zurück, dass er sie selbst nicht mehr spürte und dann keine Lust mehr hatte. Hier zeigten sich die Folgen des mütterlichen Missbrauchs am schwersten. Da war noch eine Menge Wut und Schmerz gegen die Mutter und heute gegen die Partnerin nicht hinreichend bearbeitet.

Familien- und Psychodynamik

Wenn wir nach den vorliegenden Informationen die Familiendynamik rekonstruieren, so ergibt sich zusammenfassend das folgende Bild. Die Mutter hatte sich schon vor der Geburt von Heinrich innerlich von ihrem Ehemann getrennt. Dass sie von einem anderen Mann schwanger war, ist ein deutliches Zeichen. Allerdings vollzog sie die Trennung äußerlich lange Zeit nicht, erst als sie sehr viel später mit Heinrich zusammen beim Ehemann auszog. Aufgrund des frühen Todes ihrer eigenen Mutter mag ihr eine Trennung zu traumatisch erschienen sein. Sie wählte stattdessen eine andere Lösung: sie bekam noch ein Kind, einen Sohn, den sie von Anfang an – unter Ausschluss des Vaters – ganz für sich behalten wollte.

Mit diesem Sohn erfüllte die Mutter von Heinrich einen Teil ihrer Bedürfnisse nach Nähe und Intimität, wie es sonst in der Beziehung zu einem erwachsenen Partner der Fall ist. Gleichzeitig hatte sie das Objekt ihre Bedürfnisse – das Kind und den Jugendlichen – in einem Maße unter Kontrolle, wie es bei einem erwachsenen Partner nicht möglich ist. (Auch das wäre unter dem Aspekt ihres Verlust-Traumas erklärlich.) Die Bedürfnisse der Mutter nach Nähe und Intimität blieben keineswegs nur auf der emotionalen Ebene, sondern äußerten sich in körperlichem Kontakt, z. B. sich zu dem Sohn ins Bett legen und ihn streicheln. Auch wenn keine direkten sexuellen (genitalen) Manipulationen vorkamen, so dürfte doch die Atmosphäre Mutter-Sohn erotisch geladen gewesen sein. Die Abscheu von Heinrich bei meinen diesbezüglichen Fragen ist in dieser Hinsicht aufschlussreich.

Der Vater spielte bei diesem Arrangement mit, auch wenn dies aus Schwäche geschah. Heinrich hatte sogar den Eindruck einer Vereinbarung zwischen seinen Eltern. Der Vater scheint von seiner Persönlichkeit her haltlos und abhängig gewesen zu sein, wie sein Suchtverhalten bzgl. Alkohol und Tabak zeigt. Er konnte dem Bündnis Mutter–Sohn nichts entgegensetzen. Da wir zu wenig über seine Familiengeschichte wissen, bleibt die Herkunft dieser Haltlosigkeit im Dunkeln.

Die Mutter von Heinrich gehört zum Typus der verschlingenden Mutter. Sie wollte den Sohn ganz besitzen und in ihrem Einflussbereich behalten, anstatt ihn schrittweise in die Selbstständigkeit zu entlassen. Dabei spielte die Verführung durch Nähe und Intimität sowie durch gute Versorgung die Hauptrolle, sicher auch das verführerische Angebot an den Sohn, ihm die Partnerrolle zuzuerkennen. Wenn die Verführung nicht ausreichte, konnte sie auch aggressiv werden und den Sohn beschuldigen, sich so zu verhalten wie sein Vater. Sie sagte ihm explizit, dass er auf keinen Fall so werden sollte wie sein Vater.

Die Folgen für Heinrich waren verheerend. Der Würgegriff der Mutter nahm ihm die Luft zum Atmen – er entwickelte schon als Kleinkind Asthma. Auch die Allergien gehören in diesen Zusammenhang: man kann sie als Abwehr mütterlicher Anteile verstehen, die er schon früh unassimiliert in sich aufgenommen hat. Die depressive Symptomatik gehört – zumindest in Teilen – auch in diesen Zusammenhang, z. B. die Angst, dass ihm die Mutter einen Strich durch sein Leben ziehen könnte.

Auf der beruflichen Ebene hat Heinrich sehr lange gebraucht – bis über sein 30. Lebensjahr – bis er endlich beruflich auf eigenen Füßen stand. Er musste eine enorme Angst vor dem »Schritt ins Leben« überwinden. Die Mutter hatte sein Streben nach Selbstständigkeit entmutigt, und die Unterstützung des Vaters fehlte ganz.

Auf der Ebene der Paarbeziehung waren die Folgen des mütterlichen Missbrauchs vielleicht noch gravierender. Seine erste Freundin hatte Heinrich erst mit 23, und zwar eine Frau, die ihn dazu benutzte, ihn gegen ihren bisherigen Freund auszuspielen (also auch eine Form des Missbrauchs). Bei der zweiten Frau von Heinrich – der 9 Jahre älteren Christina – war es deutlich, dass Heinrich (nicht nur, aber an zentraler Stelle) eine mütterliche Versorgung suchte. Er »schlüpfte« unter ihre Fittiche, indem er in ihre Wohnung einzog – anstatt sie zu sich zu holen oder gemeinsam mit ihr eine Wohnung zu suchen. Doch im Laufe von 2 Jahren wurde die Nähe für Heinrich immer drückender. Er nahm seine Sexualität immer mehr zurück, d. h. sein sexueller Appetit auf Christina erlosch immer mehr, weil er gegenüber den Forderungen seiner Partnerin sich nicht abgrenzen konnte.

Zusammengefasst kann man sagen, dass Heinrich auf die mütterliche Vereinnahmung mit einem Rückzug sehr weit nach innen reagiert hat (Asthma, Depression, stark verzögerter Eintritt ins erwachsene Leben, Reduktion seiner Sexualität usw.). Schon auf einer ganz elementaren Ebene hat er die Produktion seiner Lebensenergie heruntergefahren, d. h. seine Lebensflamme heruntergedreht. Seine Aggressivität hat sich fast ausschließlich nach innen gewendet. Was das für sein Lebensgefühl bedeutete, kann man nur erahnen.

In der Therapie hat sich sehr viel gebessert: das Asthma, die berufliche Selbstständigkeit, die Beziehungsfähigkeit usw. Am Ende der Therapie dachte ich noch, dass die grundlegende Prägung seines Lebens durch den mütterlichen Missbrauch sein Schicksal sei. Doch auch dieser Gedanke scheint durch die neueste Entwicklung von Heinrich weitgehend überholt.

Nach dem letzten Informationsstand hat er die Beziehung zu Christina ganz beendet und sich eine eigene Wohnung genommen. Er hat eine neue Therapie im Ruhrgebiet begonnen. Was mich am meisten überrascht hat, war die Steigerung seiner körperlichen Leistungsfähigkeit: ich konnte ihn bei einer körperlichen »Knochenarbeit« im Tiefbau beobachten, bei der er 3 Tage lang mit einem polnischen Bauarbeiter mitgehalten hat. Er selbst war von diesem Ausleben seiner Kraft ebenfalls stark beeindruckt.

Zusammenfassung Heinrich

Familiäre Konstellation: verführend-verschlingende Mutter und haltloser (alkoholabhängiger) Vater.

Folgen für den Sohn: psychosomatisches Asthma; Angst vor dem Erwachsenwerden, insbesondere vor dem Eintritt in das Berufsleben; schwere Probleme, eine gleichwertige Partnerschaft zu führen und sich darin hinreichend abzugrenzen.

4.3 Retter der Mutter (Michael)

Michael war einer meiner ersten Patienten in Freiburg, nicht lange nachdem ich meine Praxis eröffnet hatte. Damals hatte er noch schulterlange Haare und pflegte den »Gammellook«. Er war ein großer, kräftiger Mann Mitte 30, sportlich, neigte aber trotzdem zu einem leichten Bauchansatz. Als Vorbereitung für meinen Antrag bei der Versicherung lieferte mir Michael eine sehr brauchbare schriftliche Darstellung seiner Symptomatik, seiner biographischen Entwicklung sowie auch seiner Gedanken zur Psychodynamik und zum Behandlungsplan. Als Student der Sozialarbeit war er mit psychologischen Fragen schon recht vertraut.

Ausgangssymptomatik

Michael berichtete anfangs über folgende Beschwerden: allgemeine Nervosität und innere Unruhe, die sich zu panikartigen Zuständen steigern konnte, Schlafstörungen mit sich wiederholenden Albträumen, ständige Grübeleien und schwere Schuldgefühle, begleitet von Kopfschmerzen. Er schwankte zwischen Zuständen von Hyperaktivität einerseits und einer völligen Antriebslosigkeit andererseits. In dem letzteren Zustand fühlte er sich von allem überfordert und versagte bei einfachsten Alltagsaufgaben. Er wurde von Gefühlen der Niedergeschlagenheit, Hoffnungslosigkeit und von suizidalen Gedanken heimgesucht. Hinzu kam noch eine zwanghafte Ordnungsneigung.

Erst anderthalb Jahre nach Ende der Therapie – bei der Nacherhebung – berichtete Michael über sexuelle Störungen, in erster Linie über vorzeitigen Samenerguss. Außerdem beschrieb er, dass bei der Aufnahme eines sexuellen Kontakts ein »Bruch« bei ihm eintrete: er fühle sich dann völlig abgeschnitten von seinen Gefühlen und sitze stundenlang apathisch herum. Das sei schon bei seiner ersten großen Liebe so gewesen, als sie das T-Shirt auszog und komme bis heute noch vor.

Lebensgeschichte

Der Vater war bei Michaels Geburt 35 Jahre alt. Er war Ingenieur und schlug die Laufbahn eines höheren Verwaltungsbeamten ein. Michael beschrieb ihn als einen Workaholic und Patriarchen. Karriere und Beruf waren für ihn sehr wichtig. Er war ständig gestresst und wollte seine Ruhe haben. Wenn es Probleme mit den Kindern gab, gab er seiner Frau die Schuld. Seine Persönlichkeitsstruktur bezeichnete Michael als zwanghaft, dominant und abwertend. Wenn es nicht so lief, wie er es sich vorgestellt hatte, reagierte er vorwurfsvoll, unleidig und unzufrieden. Er konnte viel und gern erzählen, selbst aber schlecht zuhören. Er war ein eher häuslicher Typ, der keine engen Freunde hatte. Seine Hobbys waren: Gartenarbeit, Wandern, Fernsehen, Lesen.

Herkunftsfamilie des Vaters: Die älteren Brüder und der Vater des Vaters waren im Krieg gewesen. Während dieser Zeit war Michaels Vater »der Mann im Haus« – im Alter von 10–15 Jahren. Alle kamen zurück, doch Michaels Großvater als gebrochener Mann, der verbittert blieb.

Michaels Mutter war bei seiner Geburt 30 Jahre alt. Sie war Grundschullehrerin und arbeitete während der ganzen Kindheit von Michael in Teilzeit. Michael beschrieb sie als eine lebhafte und attraktive Frau, aber auch als überängstlich, sorgenvoll, depressiv und hilflos. Sie fühlte sich im intellektuellen Bereich zuhause, lebte in einer Bücherwelt, war sozialkritisch eingestellt und hatte hohe Ansprüche an sich und das Leben. Sie hatte schon früher starke depressive Züge und Alkoholprobleme; doch erst heute ist sie wegen Angst und Depression in medikamentöser Behandlung (Antidepressiva, Tranquilizer). Sie hatte viele Bekannte, aber keine persönlichen Freunde.

Herkunftsfamilie der Mutter: Die Mutter der Mutter hatte bei ihrer Tochter eine äußerst schwere Geburt und wäre dabei fast gestorben. Der Vater der Mutter war Maschinenbauingenieur. Beide kamen aus der ehemaligen Tschechoslowakei und mussten bei Kriegsende fliehen. Aufgrund seiner Sprachkenntnisse konnte er sie ab und zu vor Übergriffen der Russen retten. Er konnte seiner Frau nie genügen und hatte ein Alkoholproblem.

Der Vater der Mutter starb, als Michael ungefähr 13 Jahre alt war. Michael hatte ein zu dieser Zeit eher belastetes Verhältnis zu ihm, weil der Großvater sich als »Nazisympathisant« verstand. Michael konnte sich an Zeiten erinnern, wo er ihn gerne mochte: sie gingen angeln oder Pilze sammeln. Es hieß, dass er gestorben sei, weil er eine »poröse« Leber hatte, also wohl weil er zuviel getrunken hatte. Sein Trinkverhalten war eher unauffällig; er hat alles in sich hineingefressen.

Die Mutter von Michael litt sehr unter dem Tod ihres Vaters. Michael war eher unbeteiligt, da er seinen Großvater zu dieser Zeit nicht sonderlich leiden konnte. Seine Mutter tat ihm aber schon leid, wenn sie schon morgens verheult erschien und es ihr schlecht ging. Michael glaubte, dass sie ihren Vater sehr gemocht, aber wegen seiner politischen Einstellung ein getrübtes Verhältnis zu ihm gehabt hat.

Michaels Mutter hatte ein sehr belastetes Verhältnis zu ihrer Mutter und war oft sehr wütend. Auch später noch dominierte dieses Gefühl, wenn sie an ihre Mutter dachte. Sie litten beide unter ihrer Beziehung, und Michael versuchte zu kitten. Als Michaels Großmutter ins Altersheim kam und an Alzheimer litt, übernahm Michael mehr oder weniger Kindespflichten und kümmerte sich bis zu ihrem Tod intensiv um sie. Er war bei ihr, als sie starb, während seine Eltern in Urlaub fuhren. Er war deshalb enttäuscht und wütend über »die Familie«. Später wurde ihm bei einer Familienaufstellung die Aussichtslosigkeit seines Bemühens deutlich, da die beiden den Konflikt unter sich hätten ausmachen müssen.

Michael wurde in F. geboren, wo er heute noch lebt. Er hat einen 3 Jahre älteren Bruder. Michael kam durch Kaiserschnitt zur Welt. In seinem ersten Lebensjahr zog die Familie von F. weg in ein eigenes Haus in einem kleinen Dorf. Sie hatten dort den Status der »Dazugezogenen«. Über seine ersten drei Lebensjahre wusste Michael praktisch nichts. Lediglich die Oma hat ihm einige Bruchstücke berichtet, z. B. dass er sich keine Schuhe anziehen lassen wollte und sich gewehrt und geschrien hat. In seiner ersten bewussten Erinnerung (mit ca. 3 bis 4 Jahren) waren die Eltern zum Tennisspielen. Er spazierte alleine weg, andere Leute bemerken ihn und brachten ihn dann zum Tennisplatz zurück. Die Mutter war in großer Sorge, aber er selbst fand den Ausflug aufregend und interessant.

Michael besuchte keinen Kindergarten, angeblich wegen schlechter Erfahrungen seines Bruders. Stattdessen wurde er von einer Haushälterin beaufsichtigt, wenn die Mutter arbeitete. Dies führte schon frühzeitig zu Schwierigkeiten, wenn er Streitigkeiten mit der Haushälterin oder deren Kindern hatte. Michael wurde auch häufig schon in recht frühem Alter zu der Großmutter mütterlicherseits gebracht, vor allem, wenn die Eltern eheliche Auseinandersetzungen hatten. Auch die meisten Ferien verbrachte er bei ihr, während sein Bruder zu der Großmutter väterlicherseits kam.

Die Oma mütterlicherseits – sie hatte auf jeden Fall auch eine Angststörung und depressive Züge, meinte Michael – schien mehr typisch mütterliche Züge gehabt zu haben als die Mutter: er erlebte sie als herzlich, fürsorglich, bemutternd, verständnisvoll. Sie küsste ihn auch, was die Mutter nicht tat. Manches war ihm unangenehm, vor allem wenn sie überfürsorglich und sorgenvoll war und an ihm klammerte. Später dachte Michael, dass er für sie auch eine Art Partnerersatz war, und er ging davon aus, dass sie ihn auch emotional benutzte.

Bei der Einschulung kam Michael in die Grundschule, an der seine Mutter unterrichtete, weil sein Bruder in der in der Nähe gelegenen dörflichen Grundschule angefeindet worden war und mit seinen Mitschülern nicht zurecht kam. In der 4. Klasse war seine Mutter sogar seine Klassenlehrerin. Michael hatte dadurch eine Sonderrolle an der Grundschule, die er auch genoss. Er sah sich als Außenseiter in der Klasse, hatte wenig Kontakt und galt als Angeber und jemand, der auffallen möchte. Er selbst sah sich eher als schwächlicher und ängstlicher Junge.

Die Ehe der Eltern war spannungsgeladen und konfliktträchtig. Es gab häufig Streit und Auseinandersetzungen. Die Mutter der Mutter war mit dem Schwiegersohn nicht einverstanden: »Viele Männer hätte sie haben können«, sagte sie über ihre Tochter. Sie erzählte Michael auch, dass seine Mutter eine Affäre mit dem jüngeren Bruder des Vaters gehabt hatte (oder hätte habe können). Der Vater meinte, bei seiner Frau kämen erst die Kinder, dann der Hund und die Katzen und dann er. *Man darf vermuten, dass Michaels Vater für die Mutter nur zweite Wahl war.* Schon seit der frühen Kindheit von Michael hatten die Eltern getrennte Schlafzimmer. Michael durfte als jüngeres Kind zu der Mutter ins Bett kommen. Bis ca. 10 Jahren legte sich die Mutter auch vor dem Einschlafen zu einem der Söhne ins Bett, um etwas vorzulesen. In der Familie gab es wenig Körperberührung, aber sich nackt sehen war normal.

Auf dem Gymnasium setzte Michael seine Einzelgänger- und Außenseiterolle fort. Ab der 9. Klasse entwickelte er eine recht massive Verweigerungshaltung. In der Schule wie auch zu Hause wurde ihm immer wieder bestätigt, dass er durchaus gute Leistungen erbringen könne, »wenn er nur wolle«.[28] In dieser Zeit fing er an, Haschisch zu rauchen. In der 10. Klasse blieb er auf Grund seiner Verweigerungshaltung zweimal sitzen. Daraufhin erhielt er intensiven Nachhilfeunterricht durch einen Privatlehrer. Dieser Mann schenkte ihm viel Aufmerksamkeit und mit ihm konnte er sich auseinandersetzen, so dass er zu einer Art »Ersatzvater« für Michael wurde. Michael absolvierte die restliche Schulzeit auf einer teuren Privatschule und legte das Abitur mit 19 Jahren als externe Prüfung ab.

---

28 Es scheint eine typische Verhaltensweise von Eltern zu sein, die ihre Kinder über Gebühr erhöhen, dass sie schlechte Schulleistungen ihrer Kinder damit kommentieren: »er ist intelligent, aber faul«; »er könnte, wenn er nur wollte«.

Mit 15 Jahren rauchte Michael nicht nur Haschisch, sondern betrank sich auch öfter auf Festen. Er war in der Hausbesetzerszene aktiv, politisierte viel und gern und fand darin in der Mutter eine Verbündete gegen den Vater. Die Mutter selbst war eine »verkappte Revoluzzerin« (Che Guevara- Anhängerin), was sie aber nie ausgelebt hat. In gewisser Weise hat Michael diese ihre Neigung verwirklicht.

Als Jugendlicher zeigte Michael großes Interesse an Mädchen und knüpfte einige Freundschaften an. Die Kontakte waren spielerisch, offen und neugierig. Das Romantische, sich gegenseitig Entdeckende stand im Vordergrund für ihn. Im sexuellen Bereich zeigte er sich eher zurückhaltend. Seinen ersten Geschlechtsverkehr hatte er mit 18 Jahren. Bei und nach sexuellen Kontakten beschrieb Michael einen inneren Bruch, der dazu führte, dass er sich emotional distanzierte. Er begann dann, die Beziehung zu problematisieren. Er berichtete von einer großen Liebe, die er nicht ausgelebt habe, obwohl es möglich gewesen wäre.

Im Alter von ca. 15 bis 19 Jahren wurde Michael der Vertraute seiner Mutter. Sie sprach mit ihm über ihre Probleme, auch über ihre Probleme mit dem Ehemann. Michael sorgte sich um sie, gab ihr Tipps und Ratschläge und fühlte sich für sie verantwortlich. Er identifizierte sich mit ihr, und sie tat ihm leid. Ein Rest von Verantwortlichkeit für die Mutter war bis Ende der Therapie noch da.

Auf der emotionalen Ebene hatten sie ein enges und nahes Verhältnis. Es gab aber keinen Körperkontakt. Nur einmal – mit 16 Jahren – bot Michael der Mutter als Geschenk zum Geburtstag eine Massage an. Sie freute sich darüber, nahm das Angebot aber nie in Anspruch. Die Episode hatte später einen peinlichen Beigeschmack für ihn.

Mit 14 Jahren entdeckte Michael im Kosmetikschrank der Mutter die Pille und fragte sie, warum sie die nehme. Die Mutter antwortete, dass sie schon lange keine Lust mehr habe, mit dem Vater zu schlafen, aber sie fügte hinzu: »Was denkst du, was dann los wäre, wenn ich mich weigern würde?« Mit 15 oder 16 Jahren sagte Michael zu seiner Mutter: »Dann trenne dich doch vom Vater, wir sind auf deiner Seite«. Sie antwortete: »Du hast ja Recht, aber das geht nicht.« Michael verstand: »Das schaffe ich nicht, ich bin nicht lebensfähig; lieber eine leidvolle Beziehung, als gar keine Beziehung.«

Der Vater wurde deutlich eifersüchtig, wenn Michael lange mit der Mutter sprach. Michael stand zwar auf der Seite der Mutter, aber er traute sich nicht, direkt dem Vater gegenüber Stellung zu beziehen. Er meinte, dass der Vater das gespürt habe. Michael war dem Vater gegenüber sehr angespannt – eine Anspannung, die sich bis zum Hass steigerte. Andererseits hatte er ihm gegenüber Minderwertigkeitsgefühle. So wich er einer Auseinandersetzung mit dem Vater konsequent aus, bis auf seltene Fälle, in denen er dann einen heftigen Gefühlsausbruch hatte und sich nicht mehr artikulieren konnte. Michael hatte lange Zeit große Schwierigkeiten, sich als Mann zu verstehen. Erst in den letzten ein bis zwei Jahren besserte sich sein Verhältnis zum Vater, nicht zuletzt im Zusammenhang mit einer schweren Krebserkrankung des Vaters. Michael schafft es heute besser, sich zu wehren.

Die Mutter hatte die Erwartung an Michael, dass er anderes sein sollte als der Vater: weich und verständnisvoll und nicht auf Karriere fixiert. Sie unterstützte ihre Erwartungen in der Weise, dass sie ihre Freude über entsprechende Verhaltensweisen von Michael zeigte.

Das Verhältnis zum älteren Bruder war in der Kindheit von Neid, Rivalität und viel Streit gekennzeichnet. Michael meinte, er sei der bevorzugte Sohn der Mutter gewesen. Der Bruder war bis in die Pubertät Bettnässer. Die beiden Brüder waren nur solidarisch, wenn die Eltern für einen Abend weg waren: aus Angst vor dem Alleinsein legten sie sich zusammen in ein Bett. Heute ist der Bruder verheiratet und hat zwei Kinder. Michael hat ein entspanntes Verhältnis zu ihm, aber sie haben nicht sonderlich viel miteinander zu tun.

Nicht zuletzt auf Anraten seines Nachhilfelehrers und »Ersatzvaters« begann Michael dann, Physik zu studieren. Sein Vater fühlte sich dadurch sehr verletzt, weil Michael dem Rat eines Fremden mehr Gewicht beimaß als dem Rat seines eigenen Vaters. Als er zur Bundeswehr eingezogen werden sollte, wurde er erst nach zweimaliger Verhandlung als Kriegsdienstverweigerer anerkannt. Er leistete den Zivildienst in der Altenpflege ab. Danach setzte er sein Studium in Mathematik fort. Mit 25 Jahren brach er die naturwissenschaftlichen Studien ab und begann mit dem Studium der Sozialarbeit, das er nach fünf Jahren abschloss.

Seine erste Therapie bei mir begann Michael noch während dieses Studiums. In dieser Zeit hatte er eine Intimbeziehung zu einer Frau aus schwierigsten Familienverhältnissen. Ich hatte den Eindruck, dass er bei ihr Sozialarbeit leisten und sie retten wollte. Er gab die Beziehung nach einem Jahr auf.

Während eines Praktikums lernte er dann eine 6 Jahre ältere Akademikerin (im gleichen Fach wie der Vater) kennen und begann mit ihr eine Beziehung. Beide zogen in ein Haus zusammen, das dem Vater gehört. Die Beziehung blieb kinderlos, obwohl sich die Frau grundsätzlich Kinder gewünscht hätte. Michael brachte seine Partnerin zweimal zu einem meiner Therapie-Workshops mit. Sie arbeiteten dort an Beziehungs-Problemen: sie warf ihm Alkoholismus vor; er kritisierte, dass sie ein Workaholic sei (*die zweite bemerkenswerte Ähnlichkeit mit Michaels Vater*). Nach ca. sechsjähriger Beziehung trennte sich die Frau von Michael und zog aus.

In seiner beruflichen Entwicklung gelang es Michael, nach Abschluss des Studiums relativ schnell für 1 Jahr eine Stelle als Sozialarbeiter im Strafvollzug in F. zu finden. Wegen der starken psychischen Belastung begann er in dieser Zeit eine zweite Therapie bei mir, die sich wegen der Probleme mit der GKV auf ca. 20 Sitzungen beschränkte.

Nach kurzer Arbeitslosigkeit arbeitete Michael 3 Jahre lang als Erzieher in einer Jugendpsychiatrie. Parallel dazu begann er bei mir eine Ausbildung in Gestalttherapie (Berater), die er inzwischen nach 3 Jahren abgeschlossen hat. Er kündigte danach auch in der Jugendpsychiatrie und arbeitete nach meinen letzten Informationen bei einer Drogenberatungsstelle. Noch während seiner Gestaltausbildung begann Michael eine neue Einzeltherapie, diesmal bei einer Therapeutin.

Michaels Therapien bei mir

Die *erste Therapie* von Michael bei mir umfasste etwa 90 Einzelstunden in einem Zeitraum von 3½ Jahren. Im Mittelpunkt der Therapie stand lange Zeit Michaels Widerstand. Er legte eine extreme Vorsicht an den Tag, ja sogar manchmal eine panische Furcht, sich zu exponieren, das heißt sich auf etwas einzulassen, seine Gefühle zu zeigen oder mitzuteilen, ja auch nur eine Entscheidung über den weiteren Fortgang der Stunde zu treffen. Er errichtete einen »Wall« von Worten, vorzugsweise durch viel intellektuelles Reden, um eine Äußerung seiner Gefühle zu vermeiden. Er verhielt sich so, als ob die Therapiestunde gar nicht *seine* Zeit sei. Dabei erklärte er sich durchaus zur Mitarbeit bereit und an der Therapie interessiert.

Hinter der Angst, sich zu exponieren vermutete ich ein Gefühl von Scham und Peinlichkeit, das allerdings nie so direkt ausgesprochen wurde. Erst sehr viel später konnte Michael dieses Gefühl ansatzweise zulassen. Am deutlichsten zeigte sich diese Angst in der Gruppe, als Michael in einer späteren Phase das erste Mal an einem Therapie-Workshop in den Ferien bei mir teilnahm und sich mit äußerster Vorsicht bedeckt hielt. An seinem Verhalten in der Gruppe konnte man auch am deutlichsten die Veränderung dieser Angst beobachten.

In einer späteren Phase der Therapie milderte sich die Angst, sich zu exponieren. Dafür trat dann eine Haltung der Verweigerung gegenüber den eigenen Leistungsanforderungen und dem eigenen inneren Leistungsdruck in den Vordergrund, der sich als Druck äußerte, in der Therapie etwas zu leisten. Diese Verweigerung führte häufig dazu, dass Michael der therapeutischen Arbeit an seinen inhaltlichen Themen auswich und lieber über irrelevante Dinge sprach.

Hinter diesem Mangel an Verantwortung für den Verlauf der eigenen Therapie stand die unausgesprochene (und damals sicher auch unbewusste) Erwartung, dass ich die Verantwortung für ihn übernehmen sollte. Meine Aufgabe bestand darin, mich gegen die Versuchung bzw. die Erwartung abzugrenzen, diese Verantwortung zu übernehmen und die Arbeit an seiner Stelle zu machen. Stattdessen gab ich ihm immer wieder konkret die Verantwortung für seine eigenen Angelegenheiten zurück. Michael hat einmal für mein Verhalten in der Therapie das Bild benutzt, dass ich die Wellen, die von ihm ausgingen, habe auslaufen und zurücklaufen lassen.[29]

Diese mangelnde Übernahme von Verantwortung stand in einem scheinbaren Gegensatz zu der Helfer-Rolle, die Michael sonst häufig in seinem Leben einnahm: schon die Wahl eines helfenden Berufs (Sozialarbeiter) zeigt dies an, ganz extrem aber das Beispiel einer Intimbeziehung zu einer Frau aus schwierigsten sozialen Verhältnissen, der Michael zu helfen versuchte. Auch die Übernahme der Betreuung und Pflege der Großmutter (anstelle der Mutter, deren Mutter es ja war) gehört zu diesem Thema. Schon damals war mir klar, dass Michael in

---

[29] Michaels Kommentar: »Dabei ging es mir allerdings nicht so sehr um Verantwortung, sondern mehr um ausprobieren dürfen und Frieden finden in diesem Auslaufen der Wellen, die sich aber auch immer wieder neu bilden dürfen. Das Bild hat für mich einen sehr symbolischen und spirituellen Charakter.«

seiner biographischen Entwicklung, vor allem als Jugendlicher, die Rolle des »Retters der Mutter« gegenüber dem »bösen« Vater übernommen hatte. Es handelt sich aber um keinen Widerspruch, sondern um die beiden Seiten der gleichen Medaille, nämlich dass hinter der Helfer-Rolle eine tatsächliche Hilflosigkeit steht, vor allem die Überforderung in der Rolle, der Mutter als Partner zur Seite zu stehen.

Mit dem Tode der Großmutter kam bei Michael erstmals ein starkes Gefühl von Zorn und Schmerz zum Ausdruck, da er sich von »der Familie« allein gelassen fühlte, ein Gefühl, das sich dann gegen seine Mutter richtete. Auch die sozialarbeiterische Rettung der Freundin gab Michael auf und trennte sich von ihr.

Als Ergebnisse dieser Therapie habe ich mit Michael damals folgende Zusammenfassung herausgearbeitet. Seine Selbstwahrnehmung hatte sich erweitert. Er war gelassener geworden und nicht mehr so anfällig für Stress. Er übernahm mehr Selbstverantwortung; sein innerer Druck und seine Zweifel hatten abgenommen; er konnte mehr zu sich stehen. Er hatte Selbstvertrauen und Selbstachtung sowie Zuversicht gewonnen. Statt des Übergewichts des Analysierens und Zweifelns hatte er positive Erfahrungen auf der Ebene des Entscheidens gemacht. In Beziehung zu seinen Eltern hatte er einen besseren Draht zu seinem Vater bekommen, der allerdings noch fragil war. Zur Mutter wurde sein Verhältnis distanzierter und kühler. Er grenzte sich bewusster ab und fühlt sich nicht mehr so stark für sie verantwortlich, wenngleich er in abgeschwächtem Maße immer noch für sie Partei ergriff. Schließlich ist noch erwähnenswert, dass Michael erste Ansätze zu einer spirituellen Orientierung fand, bei der das Herz eine zentrale Rolle spielte.

Ein paar Monate nach seinem Examen bekam Michael für ein Jahr eine Stelle als Sozialarbeiter im Justizvollzug. Die Anforderungen der neuen Arbeit versetzten ihn so unter Stress, dass alte Verhaltensweisen und Beschwerden (Nervosität, Unruhe, innerer Druck usw.) wieder verstärkt auftraten. Er suchte deshalb erneut meine Hilfe auf und begann eine *zweite Therapie* bei mir.

Inzwischen war Michael einer Ersatzkasse beigetreten, die bis dahin recht großzügig die von mir beantragten Therapien in der Kostenerstattung übernommen hatte. Nachdem ich den Therapieantrag für Michael gestellt hatte, änderten die Ersatzkassen grundlegend ihre Politik und bewilligten keine Kostenerstattung mehr. Für mich wie für viele meiner Kollegen hing jedoch die materielle Existenz an der Kostenerstattung durch die gesetzlichen Kassen. Als Michaels Antrag auf Erstattung der Therapiekosten abgelehnt wurde, schlug ich ihm vor, den Rechtsweg voll auszuschöpfen. Ich bot ihm an, das finanzielle Risiko dafür zu übernehmen, da das Verfahren in meinem beruflichen Interesse lag.

Dieses Rechtsverfahren zog sich über anderthalb Jahre hin. In dieser Zeit nahm Michael zwar einige Stunden bei mir in Anspruch, aber lange nicht so viele, wie er eigentlich gebraucht hätte, wohl aus Rücksicht auf mich, da noch offen war, ob die Kasse wirklich zur Zahlung verurteilt werden würde. Im Ergebnis unterlag er dann schließlich überwiegend vor dem Sozialgericht und beendete danach auch die Therapie bei mir.

Hier handelte es sich um eine Verstrickung unserer Interessen: Michaels Interesse an einer von der Kasse bezahlten Therapie bei mir, mein berufspolitisches

Interesse an einer gerichtlichen Klärung der Frage der Kostenerstattung. Ich erwähne diesen Punkt deshalb so ausführlich, da er das Grundthema der Verstrickung bei Patienten mit einer Geschichte von Missbrauch berührt und da deshalb die besondere Aufmerksamkeit des Therapeuten erforderlich ist, um die Grenzen zwischen sich und dem Patienten sorgfältig zu beachten.

Kurze Zeit nach dem Ende seiner einjährigen Arbeit im Justizvollzug bekam Michael eine Stelle als Erzieher in einer psychoanalytisch orientierten Jugendpsychiatrie. Parallel dazu begann er bei mir eine dreijährige *Ausbildung in Gestalttherapie* (genauer: in gestalttherapeutischer Beratung). Es bestand hier sicher ein Zusammenhang, da Michaels neue Arbeit in einem psychotherapeutischen Kontext stand. In der Ausbildung nahm die Selbsterfahrung und eigene Therapie einen erheblichen Raum ein. Sie umfasste in regelmäßigen Abständen eine Reihe von Workshops pro Jahr. An einigen der Ferienworkshops über eine Woche mit erweitertem Teilnehmerkreis nahm auch Michaels Partnerin teil.

In der Mitte dieser drei Jahre begann eine sehr merkwürdige Geschichte. Michael verliebte sich in eine 15-jährige (als es richtig losging 16-jährige) Jugendliche, die in der Einrichtung, in der erarbeitete, untergebracht war und die er betreute. Obwohl es klar war, dass es sich um ein hochbrisantes Thema handelte, offenbarte sich Michael zunehmend in der Ausbildungsgruppe und arbeitete über Monate immer wieder an diesem Thema. Dabei stand bei ihm ein starkes Gefühl von *Sehnsucht* und Schmerz im Mittelpunkt. Er entwickelte eine heftige Symptomatik in Form von Druck im Brustraum. Hinzu kam eine starke Neurodermitis, unter der er in einer abgeschwächten Form Jahre später noch litt, während sich die Druckproblematik besserte. Eine chronische Bronchitis sah er hauptsächlich als psychisch bedingt an.

Michael gestand zwar der Jugendlichen seine Zuneigung, unternahm auch zu zweit – im Rahmen der Einrichtung – Aktivitäten mit ihr, aber er nahm keine Intimbeziehung zu ihr auf, obwohl er diesbezügliche Phantasien hatte. Man kann ohne Übertreibung feststellen, dass Michael haarscharf an einem sexuellen Missbrauch mit einer abhängigen Jugendlichen vorbeischlitterte. Dennoch bestand hier eine emotionale Verstrickung zwischen einem Erzieher und einer ihm anvertrauten Jugendlichen. *Ich verstand recht bald die Beziehung zu der Jugendlichen als eine Wiederholung von Michaels eigener Geschichte des Missbrauchs durch seine Mutter, diesmal mit vertauschten Rollen.*

Ungefähr im gleichen Zeitraum begann Michael eine neue Therapie – diesmal bei einer Frau. Als Michael die Geschichte mit der Jugendlichen seiner Therapeutin erzählte, reagierte sie mit moralischer Missbilligung. Sie erklärte ihm, dass sie ihn in dieser Angelegenheit nicht mehr als Patienten, sondern als Kollegen betrachte.

Michael erzählte mir diese Sache an einem Ausbildungswochenende. Nun kannte ich die Kollegin und wusste, dass sie auf sexuellen Missbrauch von – insbesondere minderjährigen – Frauen durch Männer mit Ärger und moralischer Entrüstung reagierte. Ich hielt ihre Reaktion bei Michael für keine gute therapeutische Intervention, das heißt eigentlich für gar kein therapeutisches Verhalten. Hier geschah wieder eine Verstrickung, ein Missbrauch im weiteren Sinne, bei dem Michael zum Objekt der moralischen Haltung seiner Therapeutin und ihrer eigenen unerledigten Konflikte gemacht wurde. Ich erklärte deshalb Michael, dass seine Therapeutin bei diesem Thema offenbar ein persönliches Problem habe, dass also ihre Reaktion ihre persönliche Sache und nicht seine Angelegenheit sei. Was die Kollegin anbetraf, so wäre es ihre Sache gewesen, das Problem in ihre Supervision einzubringen. Ich weiß nicht, ob sie es getan hat; jedenfalls nahm sie kurze Zeit später gegenüber Michael ihre Äußerung selbst zurück. Michael meinte, dass er weiter mit ihr arbeiten könnte. *(Nachträglich frage ich mich, ob sich Michael damit nicht nach altem Muster selbst überfordert hat.)*

Zu diesem Text zitiere ich abschließend Michaels Kommentar: »Der emotionale Missbrauch kam sehr deutlich ans Licht in meiner jetzigen Therapie, und ich bin immer noch dabei. Es geht nach wie vor um *Sehnsucht*, wobei für mich das Gefühl der Geborgenheit dabei im Vordergrund steht. Die Geschichte mit der Jugendlichen ist übrigens immer noch nicht vorbei; ich habe ihr zwar im Sommer einen Brief geschrieben, in dem ich unsere Beziehung beende, sie hat mir aber jetzt gerade vor ein paar Tagen noch mal geschrieben und ich ihr auch zurück. In meiner Therapie bei Frau X. habe ich die Jugendliche dann mehr oder weniger ausgeklammert, allerdings in ausgesprochener Weise. Ich habe in letzter Zeit angekündigt, das noch mal zum Thema zu machen. Letztlich habe ich indirekt mit dem Thema bei ihr weitergearbeitet und dies durchaus im positiven Sinne.«

Familien- und Psychodynamik

Bei der Schilderung der Herkunftsfamilien seiner Eltern fällt auf, wie viel umfangreichere Informationen Michael über die Familie seiner Mutter liefert, während er über die Familie seines Vaters nur wenige Sätze bringt. Ich schließe daraus, dass sein Interesse an der mütterlichen Linie seiner Fixierung auf die Mutter entspringt. (Ein ähnliches Phänomen konnten wir schon bei Heinrich beobachten.)

Der Vater von Michael musste schon als älteres Kind und Jugendlicher die Rolle des Familienoberhauptes übernehmen, weil sein Vater und seine älteren Brüder im Krieg waren. Wieweit er in dieser Zeit auch der Ersatzpartner seiner Mutter war, kann hier nicht weiter untersucht werden. Jedenfalls war er in der Rolle des Familienoberhauptes hoffnungslos überfordert. Es fehlte ihm der väterliche Rückhalt. Als Folge davon dürfte er Schwierigkeiten gehabt haben, sowohl sich bei seiner Frau auf Nähe einzulassen als auch seinen eigenen Söhnen einen väterlichen Rückhalt zu geben. Stattdessen flüchtete er in Berufsarbeit und Karriere, wie die Nachkriegsväter so häufig.

Die Mutter von Michael hatte ein belastetes Verhältnis zu ihrer Mutter, das heißt im Klartext, dass sie sie ablehnte und hasste. Sie orientierte sich emotional zum Vater, der ihr allerdings in seiner Schwäche nicht hinreichend väterlichen Rückhalt gegeben haben dürfte. Ihr Ehemann – der Vater von Michael – war zweite Wahl. Sie gab ihm in der Familie den untersten Rang, nach den Kindern und nach dem Hund. Man kann vermuten, dass ihr eigener Vater die erste Wahl war, d.h. dass sie ödipal auf ihn fixiert war. Die Mutter der Mutter wertete ebenfalls den Schwiegersohn ab. Es liegt nahe, dass sie ihre eigene Unzufriedenheit mit dem eigenen Mann an die Tochter weitergab.

Man muss also davon ausgehen, dass es schon in den Herkunftsfamilien der Eltern von Michael Verstrickungen zwischen den Generationen gab.

In der Biographie von Michael ist deutlich zu erkennen, dass seine Mutter ihn schon sehr früh überbehütete und an sich zu binden versuchte: kein Kindergarten; Besuch der Grundschule, an der sie unterrichtete; als jüngeres Kind durfte er zur Mutter ins Bett usw. Mit Beginn der Pubertät von Michael machte die Mutter ihn zu ihrem Vertrauten. Sie besprach ihre Probleme mit ihm; er versuchte sie zu »retten« und vor dem Vater zu »beschützen«. Es bestand mehr emotionale Nähe zwischen Mutter und Sohn als zwischen ihr und dem Ehemann. Michael sollte als Mann anders werden als sein Vater, nämlich so, wie die Mutter ihn sich wünschte: weich und verständnisvoll, nicht nur auf Karriere ausgerichtet. Die Mutter machte Michael zu ihrem Ersatzpartner. Auch erotische Aspekte sind unterschwellig vorhanden, z.B. Diskussionen über die Pille und die eheliche Beziehung durch die Mutter; Michaels Angebot einer Massage.

Michael hasste seinen Vater und hatte gleichzeitig Angst vor ihm, sodass er die Konfrontation scheute. Der Vater intervenierte nicht in das Mutter-Sohn-Verhältnis, sondern reagierte mit Eifersucht auf den Sohn. Er verhielt sich in dieser Hinsicht nicht als übergeordneter Vater, sondern als gleichgeordneter Konkurrent des Sohnes. Als eine Folge seiner Ablehnung des Vaters hatte Michael lange Zeit Schwierigkeiten mit der männlichen Rolle, sich überhaupt als Mann zu verstehen.

Auch in Bezug auf die Beziehung zwischen Mutter und Großmutter versuchte Michael, den Retter der Mutter zu spielen und übernahm Kindespflichten der Mutter.

Im Zusammenhang mit der depressiven Symptomatik sind das Gefühl von Sehnsucht und der Druck in Brusttraum bemerkenswert, die in der Phase seines Verliebtseins in die von ihm betreute Jugendliche besonders stark auftraten. Ich bin sicher, dass es sich bei dieser Sehnsucht um die Sehnsucht nach seinem Vater handelt. Michael war ja lange Zeit auf der Suche nach einem Ersatzvater, den er als Jugendlicher in seinem Nachhilfelehrer, als Erwachsener in seinem Therapeuten suchte. Der Druck im Brustraum hat sicher mit den Gefühlen des Herzens zu tun: vielleicht mit dem Schmerz darüber, dass ihn die geliebte Mutter des ebenso geliebten Vaters beraubte.

Die Neurodermitis lässt auf einen Beginn der Störung schon in der Säuglingszeit schließen. Die chronische Bronchitis verstehe ich als ein Symptom des Mangels an Geborgenheit, als einen Appell nach Schutz und Geborgenheit: der Vater konnte ihm den Schutz nicht bieten, die Mutter ebenfalls nicht hinreichend, da sie ihn für ihre Bedürfnisse brauchte.

Schließlich ist an der Geschichte von Michael bemerkenswert, dass er die Rolle des Geliebten der Mutter in seiner Jugend (ab 15 Jahren) im Erwachsenenalter mit umgekehrtem Vorzeichen wiederholte, indem er sich in ein 15- bis 16-jähriges Mädchen verliebte, die seiner Obhut anvertraut war. Die Durcharbeitung dieser Geschichte brachte ihn mit den zentralen Gefühlen von Sehnsucht und Schmerz in Berührung.

Zusammenfassung Michael

Familiäre Konstellation: hilflos agierende Mutter, die den Sohn gerade durch ihr Hilflosigkeitsverhalten verführt und kontrolliert; rigider, emotional unbeholfener Vater, der sich in Berufsarbeit und Karriere zurückzieht.

Folgen für den Sohn: depressive Entwicklung, insbesondere Bedrücktsein im Brustraum. Zeitweise Neurodermitis und chronische Bronchitis. Große Schwierigkeiten bei der Entwicklung eines männlichen Selbstbildes. Rolle als Retter oder Helfer der Frauen. Emotionale und sexuelle Störung in der Intimbeziehung (Ejaculatio präcox; emotionaler Bruch). Später Berufseinstieg. Wiederholung der früheren familiären Verstrickungen im beruflichen Bereich und in der Therapie.

4.4 Die Erektionsstörung von Wolfgang

Wolfgang – ein hünenhafter Mann von über 1 Meter 90 und von massigem Körperbau – war Anfang 30, als er zu mir in die Therapie kam.

Symptomatik

Wolfgang klagte über schwere Schuldgefühle und Versagensängste in Beziehung zu seiner Freundin. Er sei nicht in der Lage, den normalen Geschlechtsverkehr auszuüben, da seine anfängliche Erregung beim Versuch, in sie einzudringen, nachlasse und er dann keine Erektion mehr habe. Er sei dann völlig frustriert. Überhaupt habe er Schuldgefühle, voreheliche Geschlechtsverkehr auszuüben. Im Übrigen verhalte er sich eher wie ein kleiner Junge gegenüber der Freundin und sehe in ihr einen Mutterersatz. Er könne sich auch schwer ihr gegenüber abgrenzen oder durchsetzen. Bemerkenswert sei noch, dass seit Beginn dieser Intimbeziehung seine Neurodermitis verstärkt ausgebrochen war.

Wolfgang berichtete weiter über wiederkehrende »Tiefs«, das heißt Phasen, in denen er sich niedergedrückt, mutlos und ohne Antrieb fühle. Dann könne er nur mit Mühe seiner Arbeit nachgehen.

Lebensgeschichte

Die Eltern waren beide Angestellte im kaufmännischen Bereich. Mit Anfang Dreißig bekamen sie ihr einziges Kind. Über seine frühe Kindheit konnte Wolfgang wenig berichten. Mit 5 Wochen wurde er wegen eines Leistenbruchs oder Leistenhodenbruchs operiert und war 10 Tage im Krankenhaus. Mit 3 Jahren kam er in einen katholischen Kindergarten und wurde mit 6 Jahren eingeschult. Die Aufnahmeprüfung zum Gymnasium schaffte er nicht und ging dann auf ein privates Gymnasium ohne Abitur. Ab Anfang 20 absolvierte er eine Lehre bei der Bahn, besuchte danach eine Fachoberschule und erwarb die Fachhochschulreife. Bis Ende 20 wurde er bei der Bahn zum Werkmeister ausgebildet. Nach einem Jahr Pause begann er, als Erzieherhelfer in einem Kinderheim zu arbeiten.

Mit 25 Jahren hatte Wolfgang zum ersten Mal für zwei Monate eine Freundin. Bis zu seinem 28. Lebensjahr wohnte er noch bei seinen Eltern. Mit 29 Jahren hatte er seine zweite Freundin und zum ersten Mal Geschlechtsverkehr. In diesem Jahre musste er sich einer Schilddrüsen-Operation wegen eines »kalten Knotens« unterziehen. Mit 30 Jahren hatte er eine ausgeprägte depressive Phase.

Über das Verhältnis seiner Eltern zueinander berichtete Wolfgang, dass es sich nach seiner Geburt völlig verändert habe. Der Sohn sei von diesem Augenblick an für die Mutter ein und alles gewesen. Der Vater war eifersüchtig und wurde von der Mutter ins Abseits gedrängt. Die Eltern lebten sich auseinander; in sexueller Beziehung lief überhaupt nichts mehr. Sie blieben zwar formal zusammen, hatten allerdings ab der Pubertät des Patienten je einen anderen Partner (bis heute).

Wolfgang schilderte sein Verhältnis zur Mutter als starke emotionale Bindung auf beiden Seiten. Er sei von ihr »abgeknuddelt« und bis zum 13. Lebensjahr auch auf den Mund geküsst worden. Er musste ihr alles erzählen, was passierte, wenn sie nicht dabei war. Anfangs habe er das Knuddeln ganz gut gefunden, später nicht mehr, doch habe er nie etwas gesagt. Die Mutter habe viel für ihn getan, was er als Kind oder Jugendlicher schon hätte selbst machen können.

Das Verhältnis zum Vater war für Wolfgang sehr oberflächlich. Der Vater sei nur eine Randfigur gewesen. Wolfgang konnte nicht mit ihm über Probleme reden. Er war ein ruhiger Mensch, der vieles schluckte. Im Gegensatz dazu war die Mutter sehr dominant und impulsiv.

Therapieverlauf

Bei der Kasse beantragt und bewilligt wurden insgesamt 50 Einzelsitzungen mit einer Frequenz von einmal wöchentlich. Als Therapieziel gab ich die graduelle Bearbeitung der Missbrauchsproblematik von Wolfgang sowie die Auflösung seiner symbiotischen und ödipalen Fixierung an, und zwar anhand der biographischen Arbeit an der Mutterbeziehung wie auch anhand der aktuellen Partnerbeziehung und der Übertragungsbeziehung. Hinzu sollte der Aufbau eines positiven männlichen Selbstwertgefühls und Selbstbildes kommen.

Ca. 2 Monate nach Beginn der Therapie trennte sich Wolfgang von seiner bisherigen Partnerin, weil er sich von ihr nicht genug akzeptiert fühlte. Er ging fast sofort danach eine neue Partnerschaft zu einer geschiedenen Frau mit einer sechsjährigen Tochter (seinem Patenkind) ein. Die sexuelle Beziehung funktionierte anfangs recht gut. Frau und Kind zogen kurze Zeit danach von B. zu ihm nach Süddeutschland. Wolfgang und seine neue Freundin mit Kind nahmen gemeinsam eine neue Wohnung.

Die Konstellation war brisant, da die neue Partnerin eine ähnliche symbiotische Grenzenlosigkeit wie Wolfgang zeigte. Außerdem warf sie dem Vater ihres Kindes sexuellen Missbrauch der Tochter vor. Das war möglicherweise der

Hauptgrund, weshalb sie von B. nach Süddeutschland wegzog, um den Kontakt des Vaters zum Kind zu unterbinden. Wolfgang war selbst mit dem Mann befreundet und zweifelte an der Missbrauchsgeschichte.

In der weiteren Therapie stand die Beziehung von Wolfgang mit seiner neuen Partnerin thematisch im Mittelpunkt. Meist ging es um die Einhaltung oder Verletzung der beiderseitigen Grenzen. Sehr schnell kam es im Zusammenleben zu schweren Auseinandersetzungen, bei denen ihm die Partnerin heftige Schuldvorwürfe machte, wenn er ihre Erwartungen nicht erfüllte. Schließlich wurde der Zustand so unerträglich, dass er auszog, sich ein eigenes Zimmer nahm und sich von der Frau trennte. Ihm kam der Verdacht, dass die Frau ihn nur als Sprungbrett benutzt hatte, um von B. weg zu kommen.

Nachdem sich Wolfgang im Alleinleben einigermaßen stabilisiert hatte, beendete er nach einem Zeitraum von 1¼ Jahren mit 50 Sitzungen die Therapie. Zweifelsfrei hatte er in der Therapie gelernt, sich besser abzugrenzen und mehr zu sich zu stehen. Er war selbstbewusster geworden und eher zu einer Konfrontation bereit, im beruflichen wie im privaten Bereich. Auch seine sexuellen Schwierigkeiten hatten sich erheblich vermindert, die Erektionsstörungen waren ganz verschwunden. Dennoch kann keine Rede davon sein, dass seine eigene Missbrauchsgeschichte hinreichend bearbeitet war.

Familien- und Psychodynamik

Die zentrale Rolle in der Störung von Wolfgang spielt der emotionale und erotische Missbrauch durch die Mutter. Die erotisch-sexuelle Komponente in der Mutter-Sohn-Beziehung ist unübersehbar: den Sohn »abknuddeln«, auf den Mund küssen etc. Die Mutter fixierte sich von Anfang an – seit seiner Geburt – auf den Sohn: er war ihr »Ein und Alles«. Der Ehemann war abgemeldet und der Sohn wurde zum »Partner« der Mutter. Sie befriedigte ihr Zärtlichkeitsbedürfnis bei ihm. Sie kontrollierte ihn umfassend – er musste alles erzählen – und »bestach« ihn, z.B. indem sie ihm unangenehme Aufgaben abnahm, die er schon selbst hätte erledigen können.

Der Vater war »ein ruhiger Mensch, der vieles schluckte«. Er intervenierte nicht in die Mutter-Sohn-Beziehung, sondern reagierte mit Eifersucht auf den Sohn, begab sich also damit auf dessen Ebene als Konkurrent um die Zuwendung der Mutter. Damit ließ er den Sohn allein ohne väterliche Unterstützung. In seiner Schwäche war er für den Sohn als männliche Identifikationsfigur nicht anziehend.

Der mütterliche Missbrauch wie auch das Alleingelassenwerden durch den Vater haben bei Wolfgang Gefühle von Wut und Schmerz wie auch von Hilflosigkeit und Ausgeliefertsein ausgelöst. Die depressive Reaktion war der Versuch, diese Gefühle zu unterdrücken.

Die Störung dürfte sehr früh begonnen haben. Schon der erste Krankenhausaufenthalt als Kleinkind könnte ein Trauma darstellen, das wegen der prekären Elternbeziehungen nicht verarbeitet wurde. In jedem Fall gehe ich davon aus, dass bis in das Erwachsenenalter symbiotische Verstrickungen mit der Mutter bestanden, da die Mutter ihn möglichst lange in der frühkindlichen Abhängigkeit zu halten versuchte.

Von daher stammen die Abgrenzungsprobleme von Wolfgang, insbesondere zur Intimpartnerin. Auch die somatischen Symptome wie Neurodermitis und sonstige Hauptprobleme lassen sich auf diesem Hintergrund verstehen: nämlich als Affektabfuhr durch die Haut, wenn bei affektiver Überlastung des Säuglings seine normalen Mittel der Abfuhr wie Schreien, Weinen usw. nicht mehr ausreichen.

Die genitale Störung – die mangelnde Erektion beim Geschlechtsverkehr – lässt sich interpretieren als Angst vor der »Verschlingung« durch die Mutter. Auch der Groll über den erlittenen Missbrauch dürfte darin als Verweigerung zum Ausdruck kommen, nach dem Motto: »Dir gebe ich nichts.«

Schließlich sind noch die Schuldgefühle erwähnenswert. Um »klassische« Schuldgefühle aus der Einwirkung des »Über-Ichs« kann es sich nicht handeln, da Wolfgang – in analytischer Terminologie – die ödipale Phase noch nicht erreicht, folglich kein Über-Ich i.e.S. entwickelt hatte. Die Schuldgefühle dürften eher eine verdrehte Form des eigenen Schmerzes aus dem Missbrauch darstellen. Sie sind ein Versuch, das völlige Ausgeliefertsein zu verleugnen: »Wenn ich Schuld habe, dann hatte ich Einfluss auf das Geschehen.« Die Schuldgefühle können schließlich auch aus der mangelnden Abgrenzung zwischen Täterin und Opfer entstehen.

Zusammenfassung Wolfgang

Familienkonstellation: dominante, kontrollierende, verführerische Mutter; schwacher introvertierter, eifersüchtiger Vater.

Folgen für den Sohn: Rückzug nach innen und depressive Entwicklung. Sexuelle Spätentwicklung und Erektionsstörung. Schwere Probleme mit Nähe und Distanz zur Intimpartnerin. Mangelhaftes männliches Selbstwertgefühl.

4.5 Die Angst vor dem Erwachsenwerden (Paul)

Paul – ein mittelgroßer, jungenhaft aussehender und sportlich auftretender Mann – war bei Beginn seiner Therapie Anfang 30, von Beruf Schauspieler ohne feste Anstellung, der von gelegentlichen Aufträgen und Produktionen lebte. Er war seit einem Jahr verheiratet, bis dahin noch ohne Kinder.

Paul war zweimal bei mir in Therapie: das erste Mal knapp anderthalb Jahre lang mit ca. 70 Einzelstunden, dann ca. drei Jahre später noch einmal 2½ Jahre lang mit 100 Stunden.

Ausgangssymptomatik

Paul kam zum ersten Mal zu mir wegen einer langen, mehr als zehn Jahre dauernden Depression. Er fühlte sich niedergeschlagen, antriebslos und wusste wenig mit sich anzufangen. Dann spürte er häufig einen starken Druck, etwas zu tun und hatte deshalb ein schlechtes Gewissen. Er schloss sich häufig von der

Außenwelt ab und lebte in seiner Gedankenwelt. Er hatte Schwierigkeiten im Kontakt mit anderen Menschen und fand schwer Bekannte und Freunde. Deshalb war er oft einsam. Ab und zu kamen Aggressionen hoch; insbesondere stritt er häufig mit seiner Frau. Er hatte ihr gegenüber Schuldgefühle, weil er nicht genug zum gemeinsamen Lebensunterhalt beitragen konnte. Sie hatte einen qualifizierten Job, in dem sie gut verdiente. Er verschloss sich gegen sie.

Den Verlauf der ersten Therapie von Paul kann ich nur in groben Zügen wiedergeben, da sie schon weit zurückliegt und ich damals nur wenige Notizen gemacht habe. Ich fasse sie deshalb schon an dieser Stelle zusammen.

Die Beziehungen zu den wichtigsten Personen seiner Kindheit (Eltern, Großeltern väterlicherseits, Schwester) wurden behandelt. Dabei arbeiteten wir häufig mit gestalttherapeutischen Rollenspielen. Paul machte rasche Fortschritte. Schon nach einigen Monaten ging es ihm beträchtlich besser. Er entfaltete zunehmende Aktivitäten nach außen, vor allem in der Arbeit. Auch seine sozialen Kontakte wurden besser. Im Verhältnis zu seiner Frau führte er wieder getrennte Kassen ein; das erleichterte ihn. Das Verhältnis zu mir blieb freundlich, aber distanziert bis kühl.

Paul beendete die erste Therapie, ohne das von der Kasse bewilligte Stundenkontingent voll verbraucht zu haben. Zur Begründung führte er an, dass das Verhältnis zu seiner Frau wieder gut sei. Der »Veränderungsfragebogen des Erlebens und Verhaltens« ergab eine signifikant positive Veränderung (p kleiner 0,1 %). Dennoch waren die zentralen strukturellen Fragen – Bildung einer guten inneren Mutter- und Vaterfunktion – nicht gelöst, weil Paul zu diesem Zeitpunkt noch die Lösung seiner Probleme von außen (im Wesentlichen von seiner Frau) erwartete.

Drei Jahre später kam Paul erneut zu mir in Therapie. Im Gegensatz zur ersten Therapie fertigte ich diesmal regelmäßig Protokolle der Sitzungen an, so dass ich den Verlauf der Therapie ausführlich wiedergeben kann.

Symptomatik vor Beginn der zweiten Therapie: Paul litt seit längerem wieder stark unter seiner Depression. Er berichtete: »Lange Zeit war ich panisch und dadurch gelähmt. Ich wusste nicht, was ich tun soll, oder was ich nicht tun soll, in beruflicher Hinsicht und in Bezug auf meine Frau; auch in Bezug auf Freunde und Bekannte hat sich das ausgewirkt.« Er war weitgehend entscheidungsunfähig. Ich fragte nach seiner Stimmungslage. Er antwortete, dass neben der Panik keine anderen Gefühle Platz hätten. Allerdings berichtete er doch von unterschwelligen Aggressionen, die im häufigen Streit mit seiner Frau herauskämen. Des Weiteren äußerte er, dass er fast immer angespannt, verkrampft und nach dem Schlaf nicht erholt sei. Er habe oft Kopfschmerzen. Er fühlte sich in einer ausweglosen Lage und es kamen ihm von Zeit zu Zeit suizidale Gedanken: »Ich kann nicht mehr.« Er hatte dann den Impuls, irgendwo herunter zu springen.

Sehr viel später, fast schon gegen Ende der Therapie, ergänzte Paul die Ausgangssymptomatik noch durch die folgende Information. Die Sexualität mit seiner Frau sei verkrampft gewesen und habe wenig Spaß gemacht. Das hätte für ihn den letzten Ausschlag gegeben, etwas zu unternehmen, d.h. eine Therapie aufzusuchen. Ähnlich verkrampft und ohne Spaß sei ihre Sexualität in Krisenzeiten.

Lebensgeschichte

Die Herkunftsfamilie von Paul lebte in einer Kleinstadt im Schwarzwald. Vater: geb. 1930. Er war von Beruf Informatik-Ingenieur und arbeitete als selbständiger Industrieberater. Er starb an Asthma, als Paul 15 Jahre alt war. Mutter: geb. 1935, Hausfrau, arbeitete zeitweise in der Fabrik. Paul hat eine drei Jahre ältere Schwester.

Der Bruder des Vaters fiel im Krieg. Bei Kriegsende war der Großvater väterlicherseits in Gefangenschaft und dem Vater von Paul fiel mit 15 Jahren die Rolle des Familienoberhauptes zu. *Erst bei der Ausarbeitung des Manuskripts ist mir aufgefallen, dass mir Paul keinerlei Informationen über die Herkunftsfamilie seiner Mutter gegeben hat.*

Über seine frühe Kindheit berichtete mir Paul wenig. Er kam nicht in den Kindergarten, weil ihn die Mutter für zu zart hielt. Aus dem gleichen Grund wurde er ein Jahr später eingeschult. Er hatte häufig Bronchitis.

Als Paul sechs Jahre alt war, begann der Vater zu studieren und die Mutter ging arbeiten. Damit die Großmutter die Kinder tagsüber besser versorgen konnte, zogen die Großeltern väterlicherseits in eine Mietwohnung im gleichen Haus wie die Eltern. Beide Großeltern mochten die Mutter nicht. Der Großvater war ein Tyrann gegenüber der eigenen Frau und der Schwiegertochter. Die Großmutter hatte Angst vor ihm. Sie dominierte ihrerseits die Schwiegertochter.

Die Mutter von Paul war schwach und unterwürfig und ordnete sich beiden Schwiegereltern unter. Sie hatte die unterste Stellung in der Familie. Sie lud ihrerseits ihre Probleme bei ihrem Sohn ab und beklagte sich bei ihm häufig über seine Großeltern. Auch die Oma beklagte sich beim Enkel. Dagegen war Paul das Lieblingskind des Opas, während die Schwester das Lieblingskind der Oma war. Der Vater hielt sich aus allem heraus. Er konnte sich gegen seine eigene Mutter nicht durchsetzen, als es z. B. um die Frage einer Verlegung des Wohnsitzes seiner Familie ging und seine Mutter mit einem Wegzug der Enkel nicht einverstanden war.

Über sein Verhältnis zum Vater sagte Paul: »Er war nie ansprechbar. Entweder war er abwesend oder er saß zuhause am Schreibtisch und arbeitete.« Paul war enttäuscht, weil der Vater so wenig für ihn da war und weil er die Missstände im Haus übersah. Er sei verkrampft und unspontan gewesen und redete mit dem Sohn wie mit einem »studierten Erwachsenen«. Er gab sich Mühe, das Leben zu genießen, war aber dazu nicht in der Lage. »Was für ein komischer Mann«, dachte sich Paul als Kind. Vom Vater hätte er sich nicht trösten lassen, er hätte sich geschämt: »Gefühle hat man nicht.«

Die Mutter war die »Hauptkontaktperson« von Paul. Sie war klein, ängstlich, unsicher, aber zäh. Sie passte sich an und war mehr ein Spiegel ihrer Umwelt als eine eigenständige Person. Paul meinte, dass er und seine Mutter sich am nächsten standen. Er hatte Vertrauen zu ihr und sie konnte ihn gut trösten. Sie sei »gefühlsfähig« gewesen. Er fühlte sich bei ihr am wohlsten, außer wenn sie sich nicht wehrte: dann fühlte er sich mit ihr getroffen. Allerdings belasteten ihn ihre Klagen über die Großeltern.

Die Mutter förderte die Unselbständigkeit ihrer Kinder: als Schoßkind war das Kind »gut«; sobald das Kind laufen lernte, reagierte sie mit Angst; wenn es gar eine Schublade aufzog, befürchtete sie gleich eine Katastrophe.

Die Schwester kam genau nach dem Vater, meinte Paul. Zwischen Schwester und Mutter gab es häufig Streit. Paul hatte ein schlechtes Verhältnis zur Schwester, da sie ständig versuchte, ihn zu erziehen und zu bevormunden und ihn dabei drangsalierte. Paul hat bis heute nicht viel mit ihr zu tun. Er wusste nur, dass sie während der letzten Jahre schwere Alkoholprobleme hatte.

Die Oma war gut versorgend, aber starr und unflexibel. Das Wichtigste für sie war zu funktionieren, den Haushalt in Ordnung zu halten; mehr brauchte sie nicht. Sie konnte sich nicht freuen. Wenn sie Gefühle hatte, konnte sie denen keinen Ausdruck verleihen. Paul fühlte sich von ihr eingeengt bis erdrückt.

Als relativ positive Figur für Paul stellte sich während der Therapie der Opa heraus. Er hatte Hobbys und er fand Spaß daran, etwas zu unternehmen. Er gab Paul Selbstvertrauen, indem er ihm etwas zutraute. Er lachte mit ihm. Er konnte kämpfen und sich durchsetzen. Während der Kindheit von Paul erwartete seine Mutter allerdings Parteinahme für sie und gegen den Opa, sodass Paul keine positiven Gefühle zu ihm zulassen konnte. Bis weit in seine zweite Therapie hinein verurteilte Paul seinen Großvater moralisch, weil er so dominant war und sich durchsetzte: »Aggressiver Durchsetzer« war ein Schimpfwort von Paul.

Paul äußerte, dass er seine Kindheit lieber anders gehabt hätte. Er hätte sich mehr Leben gewünscht, stattdessen gab es so viele »reduzierte Persönlichkeiten«. Am Gymnasium war er ein schlechter Schüler, schaffte jedoch das Abitur. Nach einem Jahr Gelegenheitsarbeiten besuchte er die Schauspielschule und arbeitet seitdem als Schauspieler.

Seine erste Freundin hatte Paul mit 19 Jahren, eine ca. dreijährige Beziehung, danach wieder eine längere Beziehung. Seine jetzige 3 Jahre jüngere Frau lernte er mit 27 Jahren kennen. Mit 36 Jahren hatte er mit ihr das erste Kind (ca. 2 Jahre nach Beendigung seiner ersten Therapie). Während der ersten Lebensjahre des Kindes übernahm Paul die Rolle des »Hausmannes«, was seinem Selbstbewusstsein gar nicht gut tat. Er wachte ängstlich über seine Tochter und konnte ihr schwer Grenzen setzen, z.B. als sie mit anderthalb Jahren nachts häufig schrie, um in das Bett der Eltern zu kommen.

Paul hatte bisher unregelmäßige und meist nur kleinere Engagements, sodass er von seinem Einkommen seine Familie nicht ernähren konnte. Seine Frau arbeitete voll und die Familie bestritt davon den größten Teil des Lebensunterhalts. Sie selbst wünschte sich, aus dem Berufsleben auszusteigen und erwartete von ihm, dass er sich eine bessere Arbeit oder ggf. einen anderen Beruf suchen solle, um ein hinreichendes Einkommen erzielen zu können. Mit etwa 40 Jahren – kurz vor dem Ende seiner zweiten Therapie – hatte Paul mit seiner Frau ein zweites Kind *(jede Therapie – ein Kind)*.

Parallel zur der zweiten Therapie von Paul bei mir unternahmen er und seine Frau ca. ein Jahr lang eine Paartherapie bei einem Familientherapeuten.

Jedes Jahr hat Paul Heuschnupfen mit asthmatischen Beschwerden.

Therapieverlauf

Paul neigte dazu, Probleme (Schmerzen, Ängste usw.) herunterzuspielen: »Es ist doch nicht so schlimm.« Das war die Haltung seiner Mutter, mittels der sie ihn zu »trösten« versuchte. Da er diese Haltung ebenso in der Therapie einnahm, konnte ich die volle Tragweite und Schwere seiner jeweiligen Probleme häufig nicht so leicht ermessen.

In der ersten Hälfte der Therapie arbeitete Paul meistens an seiner unbefriedigenden beruflichen Situation oder an den Konflikten mit seiner Frau. Das Hauptproblem an seiner beruflichen Situation erschien ihm sein unregelmäßiges und zu geringes Einkommen. Seine Frau setzte ihn unter Druck, sich eine regelmäßige und besser bezahlte Arbeit zu suchen. Er selbst erwartete das auch von sich und hatte gegenüber seiner Frau schwere Schuldgefühle. Er stellte über längere Zeit Überlegungen zu einem Berufswechsel an. Seine Ideen (z.B. Buchhändler, Logotherapeut) scheiterten allerdings schnell an praktischen Schwierigkeiten. Daraus schloss ich, dass er nicht wirklich etwas verändern wollte.

In Bezug auf seine Frau hatte Paul häufig starkes Mitleid, wenn es ihr nicht gut ging. Wenn sie ihm Vorwürfe machte, wie schlimm das Zusammenleben mit ihm sei, bekam er Schuldgefühle und konnte sich schlecht zur Wehr setzen. In der Therapie stellte sich heraus, dass das »Mitleid« für seine Mutter stand. Früher – in seiner Kindheit – hatte er Mitleid mit seiner Mutter: sie erschien ihm in der Familie so schwach und hilflos. Er bekam immer dann Zuwendung von ihr, wenn er mit ihr litt. Durch sein Mitleiden fühlte er sich seiner Mutter nah.

Als eine Folge davon hatte Paul auch »Mitleid« mit seiner Frau: Er hatte Schuldgefühle, dass er ihr materiell nicht genug bieten konnte. Als Kind konnte er seiner Mutter nicht genug bieten, da er sie ja nicht gegenüber den »Unterdrückern« (den Großeltern) in Schutz nehmen konnte. Er war als Kind für diese Beschützerrolle prinzipiell unzulänglich. Ein bohrendes Gefühl, *nicht zu genügen*, begleitete ihn sein ganzes bisheriges Leben und lähmte ihn in seinen beruflichen wie privaten Aktivitäten.

Der Vater von Paul hielt sich aus allem – auch aus der Mutter-Sohn-Beziehung – heraus. Paul entwickelte in Bezug auf seine eigene Tochter geradezu die gegenteilige Haltung: Er wurde ein sehr besorgter Vater. Seine Frau warf ihm vor, er sei ein »Über-Vater«. Er wollte seine Tochter nach außen (z.B. auf dem Spielplatz), aber auch gegenüber seiner Frau beschützen. Er konnte den Gedanken nicht ertragen, dass seine Tochter in einer Auseinandersetzung die Schwächere sein könnte.

In der zweiten Halbzeit der Therapie beschleunigte sich die Dynamik der Entwicklung von Paul zunehmend. Die symbiotische Verstrickung – früher mit der Mutter und heute mit der Ehefrau – und die Trennung aus dieser Verstrickung traten in den Vordergrund.

Lange Zeit fühlte sich Paul nicht nur für den Unterhalt der Familie, sondern für alles, insbesondere für das Glück und Wohlbefinden seiner Frau verantwortlich. Wenn das nicht eintrat, fühlte er sich schuldig. Paul hatte die Vorstellung, dass er so, wie er *ist*, seiner Frau nicht genüge. Es ging also nicht darum, dass bestimmte Verhaltensweisen von ihm falsch seien, sondern dass er seiner Art und seinem Wesen nach nicht genüge. Er fühlte sich dafür schuldig.

Hier kommt in besonderer Deutlichkeit ein zentrales Moment der Eltern-Kind-Verstrickung zum Vorschein: das zum Partner eines Elternteils erhobene Kind ist entsprechend seinem kindlichen Entwicklungsstand grundsätzlich unzulänglich, dem Elternteil als Partner zu genügen. In einer merkwürdigen Verdrehung fühlt sich das Kind deshalb schuldig. Weil Paul sich schuldig fühlte, konnte er die Angriffe und Beschuldigungen seiner Frau nicht richtig zurückweisen, insgeheim glaubte er sie ja. Auch mir unterstellte er die Vorstellung, dass ich denken würde, er sei nicht Mann genug, um seine Frau in ihre Grenzen zu verweisen.

Jetzt begann er in der Therapie, diese Verantwortung schrittweise abzulegen. Das erleichterte ihn zwar, verunsicherte ihn aber auch. Er befand sich in einem Konflikt zwischen seinen Bedürfnissen nach Nähe und der Angst vor dem Verlust seiner Autonomie: wenn er seiner Frau nahe war, machte er, was sie wollte, weil er Angst vor dem Entzug ihrer Zuwendung hatte, z.B. dass sie ärgerlich auf ihn werden und mit ihm schimpfen würde.

Der biographische Hintergrund von Pauls Angst vor dem Erwachsenwerden kam deutlicher zum Vorschein. Oma und Mutter beklagten sich ständig beim Enkel bzw. Sohn über die Tyrannei des Großvaters. Paul verurteilte den Großvater für seine Tyrannei. Aus Mitleid wollte er seiner Mutter helfen, sobald er groß geworden sei. Deshalb wartete er darauf, erwachsen zu werden, um seiner Mutter helfen und sie vor allem gegen den Opa beschützen zu können. Die Vorstellung, darauf zu warten, erwachsen zu werden, hatte er bis heute. Gleichzeitig hatte er aber auch Angst vor dem Erwachsenwerden. Ich fragte Paul: »Was würde passieren, wenn Sie erwachsen werden?« Er meinte, dass er dann jemand verletzen müsse. Einerseits könnte er dann der Mutter helfen; das sei ein schönes Gefühl und gebe ihm Selbstbewusstsein. Andererseits würde er dann den Opa verletzen.

Da seine Mutter noch lebt, fragte ich ihn, wie sie heute allein zurechtkomme. »Ganz gut.« Er fügte hinzu, dass er ihr eigentlich gegen seine Schwester helfen müsste. Wenn sie über ihre Probleme rede, sage die Mutter: »Du kannst mir doch nicht helfen.«

Gegen seinen Vater kam bei Paul ein verdeckter Groll zum Vorschein. Da der Vater spät studierte und sich beruflich selbstständig machte, musste sich die Familie materiell einschränken. Paul warf seinem Vater Egoismus und Heuchelei vor. Schließlich kamen noch Gefühle von Scham und Peinlichkeit zum Vorschein. Paul hatte Angst, sich zu exponieren und zu blamieren. Er bemerkte, dass er Schauspieler geworden sei, um diese Angst zu überwinden.

Das Verhältnis zwischen Paul und seiner Frau entspannte sich beträchtlich. Er bekam das Gefühl, von seiner Frau akzeptiert zu werden. Er sah sie nicht mehr als so stark wie früher, sondern er sah auch ihre Verletzlichkeit *(Ent-Idealisierung)*. Sie hätten beide nicht mehr die »Burg-Mentalität«, sondern seien offener. Er erwartete nicht mehr das totale Glück von ihr; er erwartete nicht mehr, »sich in ihr aufzulösen«. Er fühlte sich weniger für das Glück seiner Frau verantwortlich. Er hatte ein Gefühl von Getrenntsein. Er realisierte, dass es Gebiete gibt (z.B. Musik), auf denen sie sich fremd seien und kaum kommunizieren könnten. Ein Gefühl von Trauer tauchte auf. Er dachte manchmal, dass er auch mit einer anderen Frau oder allein leben könnte. Er stellte sich sein Lebensglück als von seiner Frau unabhängig vor. *Hier hat offensichtlich ein Prozess der Ausdifferenzierung aus einer symbiotischen Verstrickung und die innere Trennung von Selbst und Partnerin stattgefunden.*

Im Umgang mit sich selbst hetzte er sich nicht mehr so sehr und setzte sich nicht mehr so stark unter Druck. Seine Stimmungslage wurde heiterer – im Gegensatz zu früher, als er voller Hass durch die Straßen ging.

Im letzten Abschnitt der Therapie rückte über einen Zeitraum von zehn Monaten die Beziehung zu mir und zu seinem Vater in z.T. dramatischer Weise in den Mittelpunkt. Das begann damit, dass ich seine häufige Floskel »es geht mir gut« hinterfragte. Er räumte ein, dass dieser Satz auch der Abwehr weiterer Auskünfte in der Therapie diente. Des Weiteren war mir schon lange aufgefallen, dass sich Paul mir gegenüber zwar höflich, aber steif und distanziert verhielt. Ich erinnere mich kaum an eine Spur von Wärme.

Als ich Paul auf die Distanz zwischen uns ansprach und ihn konkret fragte, ob der räumliche Abstand zwischen uns im Therapiezimmer so richtig sei, rückte er so weit weg, wie das Zimmer es zuließ. Er meinte, dass der Abstand eigentlich noch größer sein müsste, sodass ich gerade am Horizont auftauchte. Er äußerte die Angst, dass die Distanz zwischen uns zusammenbrechen könnte. Ich fragte, was dann passieren würde. Er phantasierte, dass er dann weinend in meinen Armen liegen würde. *Hinter dieser Phantasie steht sicher ein Wunsch oder eine Sehnsucht nach Nähe. Aber bis dahin kannte er nur die zwei Extreme: totale Distanz – totale Nähe, sodass er es vorzog, Nähe überhaupt zu vermeiden.*

Die Frage der Distanz in der Therapie nahm eine neue Wendung, als Paul im Zusammenhang mit der Äußerung seiner Unsicherheit den überraschenden Vorschlag machte, mit mir einen Ringkampf zu veranstalten. Ich lehnte ab, aber wir erörterten das Ringen ausführlich: dabei ging es um Körperkontakt und Rivalität.

Paul äußerte wiederholt die Vermutung, dass ich unausgesprochen von ihm erwarte, dass er den räumlichen Abstand zu mir im Zimmer selbst bestimmen solle. Nachdem ich mehrmals dementiert hatte, äußerte ich, dass er mir offenbar nicht glaube, wenn er immer noch daran festhalte, dass ich etwas von ihm erwarte. Ich sagte ihm auf den Kopf zu: »Sie trauen mir grundsätzlich nicht.« Die Konfrontation war ihm peinlich. Er wand sich: da sei zwar ein Misstrauen, aber andererseits glaube er mir. Ich ließ das nicht durchgehen: »Entweder stehen Sie zu Ihrem Misstrauen oder lassen Sie es fallen.« Ich konfrontierte ihn noch stärker: »Stehen Sie zu sich wie ein erwachsener Mann!« Er war ziemlich verwirrt.

Dann eröffnete mir Paul, dass er Männern grundsätzlich nicht traue. Er erzählte eine Geschichte, die er noch niemanden erzählt habe. Paul berichtete, dass er im Alter von 13 oder 14 Jahren von dem Trainer seines Sportvereins sexuell missbraucht worden sei. Er war zwar neugierig, aber das Erlebnis selbst war enttäuschend. Er habe darüber strengstes Stillschweigen bewahrt, weil es ihm furchtbar peinlich gewesen wäre, wenn die Sache herausgekommen wäre.

Nachdem das Eis von Pauls Schweigen einmal gebrochen war, fragte er sich, wie schwul er sei. Auf meine Nachfrage, wie er sich in Beziehung zu mir fühle, äußerte er offen, dass er sexuelle Strebungen zu mir habe. Er fragte mich weiter, wie ich dazu stehe. Ich erwiderte, dass er solche Gedanken ohne weiteres haben und aussprechen dürfe, dass ich aber real nicht für Sex mit ihm oder irgendeinem anderen Patienten oder einer Patientin zur Verfügung stehe. Das beruhigte ihn, und er wirkte freier und gelöster.

Bis dahin hatte sich an der Haltung von Paul zu seinem eigenen Vater nur wenig geändert: er lehnte ihn nach wie vor ab. Als er sich bei dem nächsten Ehekrieg mit seiner Frau wieder schlecht gegen ihre Vorwürfe abgrenzen konnte, äußerte ich den Gedanken, dass er sich durch die Ablehnung seines Vaters früher seiner Mutter, jetzt seiner Frau ausliefere, da ihm der väterliche Rückhalt fehle. Ich sagte ihm weiter auf den Kopf zu: »Solange Ihnen der väterliche Rückhalt fehlt, werden Sie auch beruflich keinen Erfolg haben.« Er war sehr betroffen und bemerkte, dass er in einigen Punkten nicht anders sei als sein Vater, z. B. dass er die Familie nicht ernähren könne.

Nach der sechswöchigen Sommerpause stellte sich heraus, dass meine Konfrontation gewirkt hatte. Paul kam darauf zurück und erklärte, dass er angefangen habe, sich mit seinem Vater zu versöhnen. Er meinte, dass andere Väter auch ihre Probleme und Fehler hätten. Er schämte sich nicht mehr für seinen Vater und fand ihn nicht mehr so peinlich. Bei dieser Sitzung fiel mir von Anfang an auf, dass Paul anders wirkte: männlicher, mehr auf einer gleichen Ebene zu mir. Auf meine Nachfrage nach seiner Haltung zu mir teilte er selbst mit, dass er heute offener sei und sich mehr als gleich zu mir empfinde. Als ich hinzufügte, dass er auf mich auch männlicher wirke, äußerte er spontan, dass männlich gleich sexuell sei. Offenbar reduzierte er Mannsein auf die männliche Sexualität.

Damit ergab sich für mich plötzlich ein völlig neuer Blickwinkel auf seine sexuellen Phantasien bezüglich Männern und insbesondere in Bezug auf meine Person. Dann könnte es so sein, dass seine Sehnsucht nach dem Vater und Mann eine sexuelle Form angenommen hatte, weil er Mannsein auf Sexualität reduziert hatte. Gleichzeitig liegt in dieser Sexualisierung auch eine Vermeidung der Gefühlsbeziehung. Daneben könnte es noch eine Rolle spielen, dass er sich als Kind mit der Mutter identifiziert und aus dieser Position heraus die Beziehung zum Vater als sexuelle phantasiert hat (negativer Ödipuskomplex).

Mit der beginnenden Versöhnung kam als Gegenpol auch die frühere verdeckte Rivalität des Sohnes mit dem Vater zum Vorschein. Als der Vater starb, war Paul einerseits erleichtert, andererseits hatte er Schuldgefühle. Letztere rührten daher, dass er etwas Gutes am Tod des Vaters fand, nämlich dass der Vater ihm nicht mehr peinlich werden konnte. *Aus seiner Reaktion kann man schließen, dass der Sohn gewünscht hatte, dass der Vater weg sein möge – also Vatermord als unbewusste Phantasie. Ich vermutete, dass die Blockierung des Handelns im Leben von Paul auch daher rühren könnte, dass er unbewusst Tat (Tun, Handeln) mit Vatermord gleichsetzte.* Damals fehlte ein »gegenseitiger Respekt«, sagte Paul. Er respektierte den Vater nicht und dachte, dass der Vater ihn auch nicht respektierte. Er bezeichnete die Peinlichkeit als Vorstufe von Verachtung. Heute meint er, dass ohne Respekt die Basis fehle. Jetzt habe er sehr an Boden gewonnen und stehe auf seinen Füßen.

Als Paul davon erzählte, wie er manchmal mit seiner Tochter streite, hinterfragte ich das Streiten, ob das auf der Ebene von gleichen Partnern stattfinde: er meinte ja. Dann fiel ihm ein, wie er in seiner Kindheit und Jugend mit seinen Eltern gestritten hatte. Ab einem Alter von 10 bis 12 Jahren konnte er mit seiner Mutter nicht mehr streiten, weil sie dann weinend in der Ecke saß. Nach dem Tode seines Vaters hatte er gar keine Grenzen mehr, nur Schuldgefühle gegenüber der Mutter.

Paul begann, meine »väterliche Unterstützung« für sich in Anspruch zu nehmen: das fühle sich gut an, meinte er. Er war berührt und äußerte erstmals den Wunsch, mich am Ende der Stunde zum Abschied zu umarmen. Das nächste Mal war er locker und entspannt und bezeichnete mich als seinen »Ersatzvater«. Dann kamen bei ihm erstmals positive Erinnerungen an seinen eigenen Vater, z. B. wie er bei ihm als Kind auf dem Schoß saß. Er entdeckte seine zärtlichen Gefühle für ihn, wehrte sie zuerst aber wieder ab, bis ihm einfiel, wie er im zärtlichen Umgang mit seiner eigenen Tochter selbst manchmal blockiert sei. *Das Aufkommen positiver Erinnerungen zeigte an, dass sich die Fixierung auf die frühere traumatische Erfahrung aufzulösen begann.*

In Bezug auf seine eigene Rolle als Vater erzählte Paul vom Umgang mit seiner Tochter, dass es ihm schwer falle, einfach die »Chef-Rolle« einzunehmen. Das gehe ihm in anderen Situationen ähnlich, z. B. wenn er beruflich Leitungsfunktionen ausüben müsse. In dieser Rolle befielen ihn Unsicherheit und Selbstzweifel. *Die Unsicherheit stand für seine Mutter. Solange er an der Rolle des Vertrauten und des Trösters seiner Mutter festhielt, solange würde er unsicher bleiben. Um Erfolg im Leben zu haben, müsste er sich von dieser besonderen Rolle für die Mutter lossagen und mit Unterstützung des Vaters in die Welt hinausgehen.* Als Kehrseite dieser Unsicherheit pflegte Paul geheime grandiose Vorstellungen, z. B. an einem großen Theater von Zuschauern umjubelt zu werden oder eine große Rolle in einem guten Hollywood-Film zu spielen.

Bilanz der Therapie: Als wichtigste Veränderung bezeichnete Paul sein gewachsenes Selbstwertgefühl. Gegenüber seiner Frau hatten seine Schuldgefühle erheblich abgenommen. Er konnte sich im Streit explodieren lassen und sich dann wieder versöhnen. Vor allem fühlte er sich nicht mehr für ihr Wohlbefinden und Glück verantwortlich. Völlig sei die alte Haltung allerdings noch nicht verschwunden, meinte er, doch er stehe mehr zu seinen Fehlern. In beruflicher Hinsicht hatte er seine Entscheidung zu seinem gewählten Beruf bekräftigt und entwickelte mehr Ideen, um unter den gegebenen Umständen weiterzukommen.

Paul erwähnte auch, dass er seinen Vater mehr akzeptiere und dass ihm dessen Fehler nicht mehr peinlich seien. Er ergänzte noch, dass die Eltern in den Kindern weiterleben. Zu seinem sexuellem Erlebnis als 14-jähriger Junge mit einem Trainer äußerte Paul, dass er seine innere Haltung geändert habe: es sehe sich nicht mehr als Opfer, sondern sage sich, dass er etwas habe ausprobieren wollen.

In der letzten Stunde äußerte Paul, dass er ein melancholisches Gefühl habe, ab jetzt seinen Weg allein, ohne meine Unterstützung weiterzugehen. Doch er könne eine »Rückenstärkung« mitnehmen, die er mit dem Vater verbinde und die Verständnis, Akzeptanz und Gelassenheit bedeute. Die andere wichtige Vorstellung war für ihn der »Boden unter den Füßen«. Paul meinte, dass er jetzt mit den Füßen auf dem Boden stehe. Früher sei er sich wie an einem Faden hängend vorgekommen oder wie auf einer Schaukel, die von jemand anderem angestoßen wurde. Jetzt sei er abgestiegen von der Schaukel und gehe seinen Weg.

Am Schluss nahm er mich mit Wärme in seine Arme, so emotional hatte ich ihn noch nie erlebt.

Familien- und Psychodynamik

Da ich die Familien- und Psychodynamik zu einem erheblichen Teil schon in die Darstellung des Therapieverlaufs eingearbeitet habe, beschränke ich mich hier auf eine Kurzfassung.

Die Konstellation der Herkunftsfamilie von Paul ist gekennzeichnet durch eine unselbständige, hilflose Mutter und einen Vater, der zwar körperlich anwesend war, aber sich aus den familiären Interaktionen heraushielt, vordergründig aus beruflichen Gründen. Der Vater stand für den Sohn emotional nicht zur Verfügung und er intervenierte nicht in die Beziehung zwischen seinem Sohn und seiner Frau, ebenso wenig wie in die Beziehungen seiner eigenen Familie zu seinen Eltern. Er schien sich von seinen Eltern selbst noch nicht abgelöst zu haben. Als Jugendlicher fiel ihm wegen der Kriegsgefangenschaft seines Vaters die Rolle des »Familienoberhauptes«, möglicherweise auch die Rolle des Partners seiner Mutter zu.

Diese unverarbeitete eigene Geschichte einer Verwischung der Generationengrenzen hat der Vater im Kern an den Sohn weitergegeben. Es ist möglich, dass er seine Tochter emotional als Partnerin behandelte: die schweren Streitigkeiten und Zerwürfnisse der Tochter mit der Mutter deuten auf eine Rivalität mit der Mutter und eine Fixierung der Tochter auf den Vater hin, ebenso die schweren seelischen Probleme der Tochter bis heute.

Über die Hintergründe des unselbständigen, hilflosen Verhaltens der Mutter von Paul haben wir keine weiteren Informationen. Wir haben hinreichende Gründe für die Vermutung, dass die Mutter den Sohn in einer frühkindlichen Abhängigkeit mit symbiotischen Zügen zu halten versuchte. Es liegt also im Kern schon ein symbiotischer Missbrauch vor. Die Relikte der symbiotischen Verstrickung lassen sich deutlich im Verhältnis von Paul zu seiner Ehefrau erkennen, vor allem dass er sich für ihr Glück verantwortlich und sich deshalb schuldig fühlt, wenn sie nicht glücklich ist.

Darüber hinaus hat die Mutter von Paul ihren Sohn während seiner ganzen Kindheit und Jugend als Ersatz für den Ehemann benutzt, der ihr nicht hinreichend als Partner zur Seite stand. Sie lud ihre Sorgen beim Sohn ab und sie tröstete sich mit seinem Mitleid, welches sie mit ihrer Zuwendung prämierte. Paul war der Vertraute seiner Mutter. Weil sie ihn in dieser Funktion brauchte, konnte sie ihm keine Grenzen setzen. Ich habe oben schon ausgeführt, dass bei Paul ein bohrendes Gefühl von Ungenügen, von prinzipieller Unzulänglichkeit zurückblieb, da er als Kind die Rolle des Retters und Trösters der Mutter grundsätzlich nicht ausfüllen konnte. Die andere Seite dieser Rolle – die Grandiosität – ist zumindest ansatzweise vorhanden.

Es ist offen, inwieweit auch eine libidinöse Verstrickung zwischen Mutter und Sohn bestand. Dafür gibt es wenig direkte Hinweise. Lediglich die Eifersucht des Sohnes auf die »Kerle«, nämlich die Bewerber der Mutter nach dem Tod des Vaters, ist ein Indiz dafür.

Für die homosexuellen Strebungen von Paul, die in der Pubertät manifest wurden und dann in der Übertragung zu mir wieder zum Vorschein kamen, habe ich zwei Hypothesen. Aus Angst vor der symbiotischen Wiederverschlingung durch die Mutter könnte er seine sexuellen Impulse zuerst auf das eigene Geschlecht gerichtet haben. Sie könnten aber auch ein Ausdruck einer sexualisierten Sehnsucht nach dem Vater sein.

Einer ganz grundlegend anders gearteten Hypothese aus dem Bereich der systemischen Familientherapie von Hellinger bin ich nicht weiter nachgegangen, nämlich ob Paul in seiner Herkunftsfamilie die Rolle seines im Krieg gefallenen Onkels zugewiesen bekommen und übernommen hat. Die Frage lässt sich hier nicht weiter überprüfen.

Zusammenfassung Paul

Familiäre Konstellation: unselbständige und hilflos agierende Mutter, die den Sohn durch ihr Hilflosigkeitsverhalten zu ihrem Vertrauten und Retter verführt und sein Mitleid durch ihre Zuwendung prämiert; steifer, emotional distanzierter Vater, der sich aus den familiären Konflikten heraushält und in seine Berufsarbeit flüchtet.

Folgen für den Sohn: lähmende Depression; Angst vor dem Erwachsenwerden und vor dem beruflichen Erfolg; Gefühle von grundsätzlichem Ungenügen und von Schuld gegenüber der Partnerin; mangelnde Fähigkeit, gegenüber der Partnerin seine Grenzen zu wahren sowie dem eigenen Kind Grenzen zu setzen.

4.6 Der ewige Student und das »Gras« (Björn)

Björn war ein kleiner, dünner, schwarzhaariger Mann. Er hatte schmale Lippen, die er nur schwer zu einem Lächeln verziehen konnte. Bei Therapiebeginn war er Ende 20, Student und ohne feste Intimbeziehung, d. h. er hatte wechselnde kürzere Kontakte zu Frauen. Der Anlass für die Therapie war die Tatsache, dass er seit Jahren an seiner Abschlussarbeit saß und sie nicht fertig bekam.

Symptomatik

Björn beklagte sich darüber, dass er sich sehr einsam und isoliert fühle. Obwohl er sich sehr nach persönlichen Kontakten sehne, könne er sie aber nicht herstellen bzw. nicht halten und verliere alle für ihn wichtigen Personen wieder. Er fühlte sich verzweifelt und hoffnungslos, hatte wenig Selbstvertrauen und große Angst vor Fehlschlägen, sodass er aus Angst vor Versagen häufig erst gar nicht etwas anfing. Hinzu kamen schwere Schuldgefühle des Inhalts, dass er gegenüber fast allen Leuten das Gefühl hatte, dass sie mehr für ihn getan hätten, als er jemals für sie tun könnte. Schließlich rauchte er seit zehn Jahren regelmäßig Cannabis, weil er meinte, sonst nicht mehr abschalten und sich entspannen zu können. Andererseits merkte er, dass ihm die Droge das »Gehirn verkleisterte«, d.h. sein Denken verwirrte und seine Entscheidungen lähmte.

Die Therapie dauerte – mit kleineren Unterbrechungen – fast 4 Jahre und umfasste 140 Einzelstunden. Darin eingeschlossen war ein einwöchiger Ferien-Workshop mit Gruppentherapie. Das Ende der Therapie wurde dadurch herbeigeführt, dass die Krankenkasse keine weiteren Stunden bewilligte. Mit Ausnahme der ersten 25 Stunden habe ich den Therapieverlauf recht ausführlich protokolliert. Björn selbst hat mir eine zehnseitige Biographie und einen zwölfseitigen Abschlussbericht eingereicht.

Lebensgeschichte

Der Vater war bei der Geburt von Björn 29 Jahre alt und stammte aus einer wohlhabenden Fabrikantenfamilie aus Schlesien, die bei Kriegsende vertrieben wurde. Der Vater des Vaters geriet in Gefangenschaft und beging Selbstmord. Der Vater von Björn besuchte ein Internat und studierte danach. Beim Studium lernte er seine 8 Jahre jüngere Frau, die Mutter von Björn, kennen.

Der Vater der Mutter von Björn war im Krieg gefallen. Ihre Mutter starb, als die Mutter von Björn 4 Jahre alt war. Sie kam zu ihren Großeltern mütterlicherseits, von denen sie wenig Zuwendung erhielt. Bei ihnen herrschte eine hasserfüllte Atmosphäre. Mit ihrer Heirat wollte sie ein neues Leben beginnen. Sie heiratete, weil sie schwanger war, obwohl sie anfangs kein großes Interesse an dem Mann hatte. Björn hat noch eine 3 Jahre jüngere Schwester und einen 6 Jahre jüngeren Bruder. Nach ihrer Schilderung war ihr Mann manchmal sehr nett und einfühlsam, dann wieder kalt und abweisend. Sie sei häufig verzweifelt gewesen.

Über die früheste Kindheit von Björn erzählten ihm seine Eltern, dass er ein schwieriges, anstrengendes Baby war. Er musste die ganze Zeit beschäftigt werden, sonst brüllte er. Die jüngere Schwester war als Baby sehr krank; sie musste für mehrere Monate ins Krankenhaus und wäre beinahe gestorben. Der jüngste Bruder war ein sehr lautes und forderndes Kind. Die Eltern gaben ihm ständig nach, damit er still war und sie ihre Ruhe hatten. Björn war sehr eifersüchtig auf ihn. Der Bruder wurde später das größte Problemkind der Familie.

Zu Anfang der Schulzeit von Björn machte sich sein Vater selbstständig und eröffnete ein eigenes Büro. Die Eltern wollten ein eigenes Haus bauen, das jedoch aus Geldmangel nie zustande kam. Die Mutter hatte ein Verhältnis mit einem Freund des Vaters. Das Geschäft des Vaters lief schlecht und die Ehe kriselte immer mehr. Die Eltern stritten sich häufiger und schlimmer. Sie trennten sich, als Björn 10 Jahre alt war. Die Kinder blieben bei der Mutter. Björn fand die Trennung damals richtig.

Mit 10 Jahren kam Björn aufs Gymnasium, wo er in allen Fächern recht gut war und sich auch sozial engagierte. Außerhalb der Schule fühlte er sich jedoch einsam und vertrieb sich die Zeit mit Büchern. Einige Jahre später zog die Mutter mit den Kindern nach Westdeutschland. Da der Vater keinen Unterhalt mehr zahlte, nahm sie eine Arbeit an. Björn und sein Bruder kamen auf eine Schule, wo Björn ohne Anstrengung in fast allen Fächern der Klassenbeste war und seitdem nie mehr Hausaufgaben machte. Er wurde in der Schule weder gefordert noch gefördert. Der Umgangston unter den Schülern sei verdeckt aggressiv, hämisch und gehässig gewesen, meinte Björn. Er vereinsamte total. Mit 15 Jahren fing Björn an zu rauchen und Alkohol zu trinken. Auch sein erster Cannabiskonsum fiel in diese Zeit. Sein Alkoholkonsum steigerte sich in den folgenden Jahren. Mit 16 Jahren hatte er seinen ersten Geschlechtsverkehr, der allerdings eher traumatisch verlief.

Nach dem Abitur arbeitete Björn ein Jahr lang auf dem Lande, was ihm sehr gut tat. Zu Beginn seines Studiums lernte Björn ein minderjähriges Mädchen kennen, in das er sich verliebte. Er zog an ihren Wohnort nach, doch sie brach die Beziehung ab, weil ihre Mutter dagegen war. Björn fiel in ein großes Loch, tat nichts mehr für sein Studium, weinte viel und steigerte sich in eine Depression. Er rauchte exzessiv Cannabis. Fast zehn Jahre später, bei Beginn seiner Therapie bei mir, hing Björn noch an diesem Mädchen.

Während der nächsten Jahre zog Björn öfter um und hatte viele kurze sexuelle Kontakte zu Frauen. Die längste Beziehung dauerte anderthalb Jahre. Er absolvierte sein Studium so weit, dass er nur noch die Abschlussarbeit hätte schreiben brauchen, kam damit aber nicht zu Rande. Er wechselte schließlich nach K., weil er hoffte, ein leichteres Thema zu bekommen, machte aber auch hier keine Fortschritte. Er war enttäuscht von seinem Umzug. Er lebte in einer sehr engen Wohnung mit anderen, manchmal zu dritt und zu viert, und fühlte sich in dieser Umgebung äußerst unwohl. Bei Therapiebeginn wohnte er in einem kleinen Einzelzimmer ohne Küche und Dusche. Er arbeitete nur sporadisch und bekam zeitweise noch Geld von seinen Eltern zum Unterhalt.

Verhältnis zur Mutter: Björn berichtete, dass er als Kind ein großes Vertrauen und eine große Liebe zur Mutter hatte. Das hörte mit Beginn der Pubertät auf. Er gab dazu einige Beispiele. So wollte ihn die Mutter einmal auf einem Geburtstagsfest umarmen, aber er mochte das nicht vor den anderen, und sie fühlte sich deshalb extrem zurückgewiesen. Oder sie kaufte ihm Kleidungsstücke, die ihm nicht gefielen, doch das konnte er ihr nicht sagen, weil sie das als Kritik auffasste und weil sie keine Kritik vertrug. Wenn Björn sagte, was er nicht gut fand, wähnte sie sich als Person völlig abgelehnt. Kürzlich (mit 30 Jahren) war er mit ihr in Urlaub; er hätte sich eine ernsthafte Auseinandersetzung gewünscht, doch das sei nicht möglich gewesen, weil sie alle Bemerkungen von ihm als persönlichen Totalangriff auffasse.

Die Mutter wollte immer, dass die Kinder ihr mitteilten, was in ihnen vorging. Sie hatte eine Neigung zur Überängstlichkeit, zu Katastrophenphantasien und daraus folgend einen Hang zur umfassenden Kontrolle. Sie verlangte auch immer, dass sich Björn regelmäßig meldete, wenn er abwesend war. Dadurch fühlte er sich unfrei.

Die Mutter versuchte, ihre Kinder vor Unglücklichsein zu bewahren. Da sie selbst als Kind sehr unglücklich gewesen war, versuchte sie, ihren Kindern ein glücklicheres Leben zu bereiten als sie es selbst hatte. Wenn Björn sich als Kind einmal unglücklich gefühlt hatte, so konnte ihn die Mutter nicht trösten, sondern verharmloste stattdessen seinen Zustand: »Es ist doch nicht so schlimm.« *Es ist offensichtlich, dass sie das Gefühl von Unglücklichsein bei ihren Kindern nicht ertragen konnte.* Wenn Björn – schon als Erwachsener – sein Unglücklichsein äußerte, verstand sie das als Vorwurf und fühlte sich angegriffen.

Björn hatte – schon als Kind, aber auch noch später als Erwachsener – großes Mitleid mit seiner Mutter. Es belastete ihn sehr, dass sie sich ständig Sorgen um ihn machte. Er fühlte sich dafür verantwortlich, dass es seiner Mutter seinetwegen schlecht ging. Umgekehrt fühlte sie sich für ihn verantwortlich, dass er sein Leben nicht auf die Reihe bekam.

Was wollte Björn noch im Erwachsenenalter von seiner Mutter? Er antwortete, dass er von ihr Verständnis wolle und dass sie ihn so akzeptiere wie er sei und seinen eigenen Weg gehen lasse. Das war grundlegend für ihn und tauchte in der Therapie immer wieder auf. Erst in einer späten Phase der Therapie gestand sich Björn ein, dass er auch Feindseligkeit und Hass gegen seine Mutter empfand.

Schließlich ist noch bemerkenswert, dass die Mutter zu extremen Positionen neigte: entweder war etwas ganz toll oder sie verdammte es völlig. Mutter und Schwester von Björn lästerten ständig über andere Menschen.

Verhältnis zum Vater: Als Kind hatte Björn seinen Vater lieb. Björn erzählte, dass der Vater ihm Schach beibrachte, als er 8 Jahre alt war; kurze Zeit später sei er dem Vater überlegen gewesen. *Hier taucht schon deutlich die intellektuelle Überheblichkeit von Björn auf.* Später hielt Björn den Vater für borniert, intellektuell dumm, verkrampft, sexuell verklemmt und für einen verkappten Choleriker. Er hatte nur noch Verachtung für ihn übrig.

In Beziehung zur Mutter war der Vater die schwächere Figur. Die Mutter war der dominante Teil. Sie hatte ständig etwas an dem Mann auszusetzen, sobald er nur den Mund aufmachte. *Die Mutter entwertete den Vater.* Er verteidigte sich nicht, sondern zog sich zurück. Der Vater jammerte auch darüber, dass er in der Firma gegängelt würde. Zur Zeit der Therapie von Björn war der Vater arbeitslos und versuchte sich auf neuen Tätigkeitsfeldern. Er sei immer mit seinem Leben unzufrieden gewesen, meinte Björn.

Therapieverlauf

Die ersten Monate der Therapie waren von einem schnellen Erfolg gekennzeichnet. Björn hielt immer noch an der Frau fest, in die er sich vor zehn Jahren verliebt und die damals die Beziehung abgebrochen hatte. Auf meinen Vorschlag nahm er wieder Kontakt mit der Frau auf. Er besuchte sie und sprach mit ihr über ihre frühere Beziehung. Danach konnte er von ihr loslassen. Dieser schnelle Erfolg setzte sich allerdings bei den anderen Themen von Björn, vor allem bei seiner Diplomarbeit nicht fort.

Es kam in der Therapie häufig vor, dass Björn sich nicht auf die inhaltliche Bearbeitung eines Themas einließ, sondern mit mir auf einer intellektuellen Ebene über den Sinn und Zweck meiner Interventionen, meiner Vorschläge diskutierte. Darauf angesprochen gab er zu, dass er mir nicht traute. Dieses Misstrauen kulminierte beim ersten Verlängerungsantrag nach 25 Stunden. Björn verlangte von mir, dass ich ihm meinen Bericht an den Gutachter zum Lesen überlassen sollte.[30] Normalerweise zeige ich dem Patienten diesen Bericht nicht. Bei Björn machte ich eine Ausnahme, weil ich sonst einen Therapieabbruch befürchtete, und gab ihm den Bericht. Er erzählte, dass er davon schockiert war, aber meine Ausführungen richtig fand.

Das Misstrauen gegen mich, gepaart mit Feindseligkeit, tauchte im Verlauf der Therapie immer wieder auf. Björn bemerkte einmal: wenn es ihm schlecht gehe, arbeite er mit mir aus Not; wenn es ihm besser gehe, stehe wieder sein Misstrauen im Vordergrund. Björn klammerte also aus Hilflosigkeit an mir. Dabei erwartete er von mir, dass ich in der Therapie seine Probleme löste, möglichst noch ohne seine Mitarbeit. Er brütete oft eine halbe Stunde oder länger vor sich hin, ohne mir zu sagen, was er wolle oder was in ihm vorging. Wenn er dann einmal verbal einer Arbeit zustimmte, so leistete er meist hinhaltenden Widerstand gegen meine Vorschläge, ohne sie allerdings direkt abzulehnen, und ließ mich arbeiten.

Beispiel für eine Sitzung: Björn eröffnete das Thema, dass er mit der Therapie unzufrieden sei. Der Therapieprozess sei häufig zäh und unproduktiv. Ich fragte nach, wer das eigentlich sei, »der Therapieprozess«. Daraufhin bemerkte Björn über seinen Anteil, dass er häufig nicht gesagt habe, was in ihm vorging, weil er ein Misstrauen mir gegenüber gehabt habe, dass ich ihn doch nicht verstehe. Er beharrte darauf, dass er nicht anders gekonnt hätte. Über meinen Anteil sagte er, dass ich ihn »intuitiv« hätte verstehen müssen. Er kritisierte, dass ich manchmal nachgefragt hätte, wenn ich ihn nicht verstanden hatte.

Im weiteren Verlauf der Sitzung fragte ich Björn, was er in Zukunft von mir erwarte. Ich solle flexibler sein, meinte er. Ich antwortete, dass ich das im Auge behalten würde. Er beharrte weiter darauf, dass die Therapie nicht optimal gelaufen sei. Ich gab zu: das sei möglich, vielleicht sei sie nicht optimal gelaufen. Doch das alles stimmte ihn nicht zufriedener und er blieb weiter aggressiv. Er war nicht bereit, ein konkretes Thema zu bearbeiten. Stattdessen redete er in überheblichem Ton weiter, griff mich verbal an und versuchte mich zu verletzen. Z. B. nahm er Anstoß daran, dass ich Sätze von ihm, in denen er etwas über meine inneren Gedanken oder Intentionen behauptete, »Unterstellungen« genannt hatte; er beharrte darauf, dass er dann seinen Gefühlen nicht trauen könne. Ich spürte einen zunehmenden Ärger in mir aufsteigen und teilte ihm mit, dass ich sein Verhalten als feindselig empfand. Überraschenderweise stimmte Björn so-

30 Das ist ein anonymisierter Bericht über Symptomatik, Anamnese, Überlegungen zur Psychodynamik der Störung, bisherigen Therapieverlauf und weitere Therapieplanung, den der Therapeut dem Antrag an die Krankenkasse beilegen muss und der von einem Gutachter beurteilt wird.

fort zu. *Es wird deutlich, dass er einen Widerstand für seine Aggressionen gebraucht hat: jemand, der ihm eine Grenze setzt.* Als weitere Objekte seiner Feindseligkeit nannte er seinen Bruder und seine Mutter. Am Schluss wollte er noch wissen, was mein Eindruck sei. *Ich denke, dass er sich vergewissern wollte, ob ich bzw. meine Beziehung zu ihm seine Feindseligkeit ausgehalten hat.*

Die Feindseligkeit von Björn war meist mit einem arroganten Intellektualisieren verbunden. Björn hatte grandiose Vorstellungen über seinen Intellekt. Ich fand seine Feindseligkeit häufig schwer erträglich und fühlte mich mehr als einmal verletzt. Wenn ich meine Verletztheit äußerte, so war Björn meist davon berührt und es kamen als Ergebnis ein versöhnlicher Kontakt und mehr Nähe zwischen uns zustande. Z.B. fragte ich während einer Erzählung von Björn mehrmals nach, weil ich ihn nicht verstanden hatte. Er brauste auf und antwortete von oben herab, als ob ich begriffsstutzig sei. Ich äußerte, dass ich mich durch seinen Ton verletzt fühlte. Er erwiderte, dass es ihm Leid tue. Das war allerdings schon ziemlich gegen Ende der Therapie, eine Art Höhepunkt.

Manchmal verwies ich ihn in seine Grenzen und konfrontierte ihn offen mit meinem Ärger – auch das kam bei ihm gut an. Z.B. platzte ich einmal damit heraus, dass mir seine »stinkige Arroganz« zuwider sei. Die Wirkung war erstaunlich: Seine Augen wurden feucht, er wurde weicher und schien dankbar zu sein. Er äußerte, dass er sich ein offenes Feed-back wünsche. Überhaupt sprach er positiv darauf an, wenn ich statt therapeutischer Zurückhaltung mich mehr persönlich äußerte.

Ein häufiges Thema von Björn war sein Gefühl von Einsamkeit, das zur Verzweiflung und Hoffnungslosigkeit führte. Dabei hatte er ja durchaus Kontakte zu anderen Menschen, auch wenn er keine dauerhafte Beziehungen aufbauen und halten konnte. Doch er fühlte sich zutiefst einsam. Im therapeutischen Prozess wurde der Hintergrund dieses Gefühls von Einsamkeit deutlich. Björn verschloss sich häufig vor mir und teilte mir nicht mit, was in ihm vorging. Das heißt, dass er keine Verbindung zu seinem Gegenüber zuließ. *Dieses Verschließen ist die Einsamkeit.* Selbst wenn Björn mir seine Gefühle beschrieb, tat er das nur auf eine instrumentelle Weise, etwa so, wie er einem Automechaniker das mangelhafte Funktionieren seines Autos beschreibt, damit dieser die Mängel reparieren soll. Er wandte sich dabei nicht an mich als Person, sondern als Fachautorität.

Hier stieß ich auf die Grundstörung von Björn, dass er andere Menschen nicht als Personen, sondern als Objekte betrachtete, die zur Befriedigung seine Bedürfnisse (oder um ihm Schwierigkeiten zu machen) da waren. Das ist der Grundzug einer narzisstischen Störung. Manchmal gelang es mir, wirklichen Kontakt mit ihm aufzunehmen. Als er mir einmal seine Einsamkeit und sein Unglücklichsein in einer schier ausweglosen Lage beschrieb, lud ich ihn ein, seinen Kummer und Schmerz mir persönlich – nicht als Therapeut, sondern als Karl Haag – mitzuteilen. Als er das dann halbwegs tat, öffnete er sich ein Stück, die Tränen traten ihm in die Augen und sein Schmerz konnte teilweise abfließen. Im Anschluss daran stellte sich ein warmes, herzliches Verhältnis zwischen uns ein.

Erst in einer sehr viel späteren Phase der Therapie wurde es etwas deutlicher, weshalb es Björn so schwer fiel, sich zu öffnen und Nähe zuzulassen, vor allem auf das Bedürfnis nach Nähe seines Gegenübers einzugehen: er empfand dies als Unterwerfung. Er hatte also nur die innere Wahl zwischen Unterwerfung oder Einsamkeit. Die Unterwerfung hätte für ihn bedeutet, auf seine Autonomie zu verzichten. Der Ursprung dieser Verknüpfung von Nähe und Unterwerfung dürfte in der Beziehung zu seiner Mutter schon in früher Kindheit gelegen haben, da sie die Nähe zu ihm brauchte und deshalb seine Entwicklung zur Selbstständigkeit, die ja Schritte von ihr weg bedeutet hätten, entmutigte oder verhinderte.

Die Nähe zwischen uns hielt allerdings nie dauerhaft an, sondern wechselte wieder mit Phasen von Misstrauen, Feindseligkeit und Verschließen. Dann erreichte ich ihn wieder persönlich, und er fühlte sich berührt. Zwischen diesen beiden Polen pendelte er während der ganzen Therapie hin und her. Entsprechend wechselten Phasen, in denen er sich unzufrieden, verzweifelt und hoffnungslos fühlte, mit Phasen, in denen es ihm gut ging und er zuversichtlich war.

Ein paar Mal hatte Björn körperliche Erkrankungen, vor allem Erkältungskrankheiten. Ich interpretierte sie für mich als einen Appell nach Wärme und Geborgenheit. Auch verletzte er sich mehrmals beim Sport, was ich als Ausdruck einer Tendenz der Selbstbeschädigung verstand. Eine Aufarbeitung war nicht möglich.

Die von Björn am häufigsten vorgebrachten Themen waren seine Abschlussarbeit, die er nicht fertig bekam, und sein Cannabiskonsum. Björn sah durchaus, dass ihn der seit Jahren praktizierte regelmäßige Cannabiskonsum daran hinderte, sein Leben in Ordnung zu bringen. Während der Therapie gelang es ihm zeitweise, den Cannabiskonsum zu reduzieren oder manchmal ganz auszusetzen. Aber er fiel immer wieder zurück und begann wieder von neuem, Cannabis zu rauchen, vor allem dann, wenn er unangenehme Gefühle hätte aushalten müssen.

Andererseits hatte er hohe Ansprüche an sich. Wenn er diesen Ansprüchen nicht genügte – was häufig der Fall war – kritisierte er sich sehr hart und streng. Diese vernichtende Kritik hielt er nicht aus und er begann wieder zu rauchen. In diesem Teufelskreis gefangen gelang es ihm nicht, mit dem Cannabiskonsum aufzuhören.

Zu Beginn der Therapie hatte ich die Bedeutung des Cannabiskonsums unterschätzt. Als ich meine Einschätzung revidierte, verlangte ich zuerst von ihm, mit dem Cannabis ganz aufzuhören. Dann hätte ich wahrscheinlich die Therapie abbrechen müssen, da er zu einem Total-Entzug nicht in der Lage war. Ich wählte dann die Strategie, dass ich Björn zwar ermutigte und unterstützte, mit dem Cannabiskonsum aufzuhören oder diesen wenigstens zu reduzieren. Wenn er allerdings rückfällig geworden war, kritisierte ich ihn nicht, sondern versuchte, ihn zu einer milden Haltung sich selbst gegenüber zu bewegen, anstatt sich selbst herunterzumachen.

Die notwendige Disziplin für die Studienarbeit, zum Beispiel abends rechtzeitig ins Bett zu gehen, um morgens frühzeitig aufzustehen, brachte er trotz aller Bemühungen nicht auf. Dann entgehe ihm der Kneipenspaß, sagte er, der darin bestand, nachts bis um 4 oder 5 Uhr in einer Kneipe zu trinken und zu rauchen. Da war eine Seite in ihm, die wie ein Kleinkind sofortige Befriedigung und Lust verlangte und der er wenig entgegenzusetzen hatte. Andererseits war er auch nicht bereit, die Diplomarbeit und das Studium ganz abzubrechen. Zweimal war er nahe an dem Entschluss aufzugeben, revidierte aber seine Haltung in der nächsten Stunde wieder. Da er sein Selbstwertgefühl vor allem auf seine hohen Ansprüche und den Wert seines Intellekts stützte, hätte er vom akademischen Abschluss nicht loslassen können, bevor er eine tragfähige Basis seines Selbstwertgefühls in der Erfahrung gefunden hätte, akzeptiert und geliebt zu werden.

Die geringe Fähigkeit, durchzuhalten und Frustrationen zu ertragen wirkte sich auch ein paar Mal darin aus, dass er für mehrere Wochen der Therapie fernblieb. In einer recht positiven Phase wollte er mit mir ein Verhaltensprogramm entwickeln, um mit seiner Diplomarbeit voranzukommen. Nach dieser Sitzung blieb er zwei Monate weg, weil es ihm peinlich war, dass er schon die ersten Schritte des Programms nicht geschafft hatte.

Während des Zeitraums der Therapie hatte er mehrere intime Kontakte zu Frauen, die allerdings zu keiner Dauerbeziehung führten, sondern Eintagsfliegen waren. Nur bei einer einzigen Frau strengte er sich mehr an. Diese Frau hatte schwere Probleme und erinnerte ihn an seine Mutter. Es kam zu keinem Geschlechtsverkehr, weil er entweder keine Erektion oder einen vorzeitigen Samenerguss hatte. Dennoch gab ihm diese Beziehung viel Auftrieb: er wollte attraktiv für diese Frau sein und ihr helfen. *Ich vermutete, dass hier sein Instinkt als Beschützer und Retter der Mutter in Aktion trat.* Die Frau brach dann die Beziehung von sich aus ab.

Manchmal kam Björn zu einer vereinbarten Stunde nicht. Nach unserer Vereinbarung hätte er mir dafür das Honorar persönlich zahlen müssen. Ich setzte diese Regelung allerdings nur zweimal durch; im Übrigen bestand ich nicht darauf, da er fast immer kein Geld hatte. Diese Inkonsequenz war wahrscheinlich ein Fehler: ich erlaubte ihm damit, meine persönlichen Grenzen zu überschreiten. Wenn ich in allen Fällen auf einer persönlichen Zahlung bestanden hätte, wäre es allerdings vermutlich zu einem Therapieabbruch gekommen.

Bei der Durchsicht meiner Notizen fiel mir auf, dass ich zwei oder drei Mal den Therapieerfolg als gering bewertet hatte. Heute sehe ich, dass ich damit die Maßstäbe von Björn übernommen hatte, nämlich als Erfolg nur den Abschluss des Studiums und das Aufhören mit dem Cannabiskonsum zu bewerten, also sein soziales Funktionieren. Dabei stand ja die viel elementarere Störung seiner menschlichen Beziehungsfähigkeit im Mittelpunkt. Zugespitzt könnte man sagen: wie gut, dass er schlecht funktionierte; wenn er in Anbetracht seiner Objekthaltung gegenüber seinen Mitmenschen auch noch gut funktioniert hätte, so hätte er gegenüber seiner Umwelt sehr viel zerstörerischer wirken können.

In seiner Beziehungsfähigkeit hat Björn im Laufe der Therapie – mit vielen Schwankungen – erhebliche Fortschritte gemacht, vor allem in der letzten Phase der Therapie. Da gab es immer häufiger Momente eines guten Kontaktes zwischen uns, einer warmen Umarmung bei der Verabschiedung am Ende der Stunde oder gar Momente von Herzlichkeit. Allerdings hielt dieser menschliche Umgang dem Therapieende nicht stand. Nach 140 Einzelstunden zahlte die Kasse nicht mehr. Björn hätte zwar die Therapie noch fortsetzen wollen, aber es kam für ihn nicht in Frage, aus eigener Tasche zu bezahlen.

Ich bin der Meinung, dass die Behandlung von Björn noch über längere Zeit hätte fortgesetzt werden müssen. Vermutlich wären noch einmal 80 bis 100 Einzelstunden erforderlich gewesen, um eine weitere Besserung und Stabilisierung zu erreichen. Der verhaltenstherapeutisch orientierte Gutachter des BDP (der für die TK im Erstattungsverfahren gutachtete), hatte dafür kein Verständnis und veranlasste das Ende der Behandlung.

Am Schluss bezahlte mir Björn die letzten Therapiestunden nicht, die er aufgrund meiner Rechnung schon von der Krankenkasse erstattet bekommen hatte. Stattdessen schickte er mir als Entgelt einen zwölfseitigen Abschlussbericht, in dem er in grandioser Aufmachung mich als Person und meine Arbeit herabwürdigte und sich als Opfer hinstellte.

Ich denke, dass das für ihn der einzige Weg war, mit dem vorzeitigen Ende der Therapie umzugehen: auf einer tieferen emotionalen Ebene fühlte er sich von mir im Stich gelassen, reagierte nach altem Muster mit Groll und Feindseligkeit und verwarf mich als Modell für ein gutes inneres Objekt. Ob er bei dieser Haltung geblieben ist, weiß ich nicht. Nur durch eine spätere Nachuntersuchung ließe sich klären, wie viel von der Therapie tatsächlich übrig geblieben ist.

Familien- und Psychodynamik

Man kann schon aus der familiären Vorgeschichte erkennen, dass Björn eine schwere Last mitbekam. Beide Eltern haben früh einen Elternteil, beziehungsweise beide Eltern, verloren.

Der Vater von Björn hatte als Kind seinen Vater durch Selbstmord verloren. Das Ende des Zweiten Weltkriegs und die Vertreibung bedeutete für die wohlhabende Familie des Vaters den sozialen Abstieg. Die Schwäche des Vaters von Björn hatte also zwei Wurzeln: Den degradierenden Verlust seines eigenen Vaters und die soziale Entwurzelung. Er war mit seinem Leben unzufrieden und stets auf der Suche nach einem neuen Sinn.

Die Mutter von Björn hatte in noch früherem Alter Vater und Mutter verloren. Ihre Großeltern mütterlicherseits, bei denen sie aufwuchs, hatten ihr keine Liebe gegeben, sondern es herrschte bei ihnen eine hasserfüllte Atmosphäre. Das größte Defizit im Leben der Mutter war also der Mangel an elterlicher Zuwendung. Sie dürfte diese Zuwendung zuerst bei ihrem Mann gesucht haben (mit ihrer Ehe wollte sie ein »neues Leben« beginnen), der sie ihr allerdings nicht geben konnte, weil er ähnlich bedürftig war. Sie wertete ihn deshalb (?) ab. Ich zögere beim »deshalb«, weil sie vielleicht die Zuwendung des Mannes gar nicht hätte annehmen können, so voller verdrängter Feindseligkeit und unterdrückten Hass wie sie selber war: über den Verlust ihrer Eltern und über die lieblose Art ihrer Großeltern.

Stattdessen hielt sich die Mutter von Björn an ihre Kinder und erwartete von ihnen eine bedingungslose Zuwendung und Akzeptanz, das heißt eine Art von Zuwendung, die normalerweise Eltern ihren Kindern geben. Wie sehr die Mutter von Björn auf die bedingungslose Akzeptanz ihre Kinder angewiesen war, zeigte sich z.B. daran, dass sie jede Kritik als Totalangriff auf ihre Person auffasste. Die Rollen von Eltern und Kindern waren im Verhältnis von Björn zu seiner Mutter – jedenfalls in einem Kernbereich von menschlicher Nähe – vertauscht. Es passt in diesem Zusammenhang, dass in den Augen von Björn die Zuwendung von Frauen, zu denen er eine Beziehung hatte, immer damit verknüpft war, dass sie etwas von ihm wollten. Auch daraus kann man schließen, dass die Zuwendung der Mutter damit verknüpft war, dass sie ihn brauchte.

Da die Mutter von Björn selbst elterliche Zuwendung von den Kindern erwartete, war die Qualität ihrer Bemutterung in wesentlichen Beziehungen mangelhaft. Das muss sich schon im ersten Lebensjahr der Kinder ausgewirkt haben, da alle drei Kinder schon im ersten Lebensjahr erhebliche Störungen und Probleme aufwiesen. Dass Björn als Baby unruhig war und ständig brüllte, lässt auf eine gestörte Kommunikation zwischen Mutter und Kind schließen, vermutlich weil die Mutter nur sehr wenig auf seine Bedürfnisse – vor allem nach Resonanz – eingehen konnte. Noch aufschlussreicher sind die Berichte von Björn über seinen jüngeren Bruder: die Eltern ließen ihm alles durchgehen, weil sie ihre Ruhe haben wollten, d.h. sie konnten ihm keine Grenzen setzen.

Der Vater konnte die Mängel der Bemutterung nicht ausgleichen. Er konnte keinen Halt bieten, weil er selbst keinen hatte. Wieviel Zuwendung und Akzeptanz er den Kindern zu geben in der Lage war, entzieht sich meiner Kenntnis. Jedenfalls konnte Björn spätestens ab seiner mittleren Kindheit die Liebe des Vaters – so weit sie vorhanden war – nicht mehr annehmen, weil er ihn verachtete.

Da Björn zuwenig mütterliche Zuwendung und Akzeptanz erfuhr, hatte er keine Basis für die Entwicklung seines Selbstwertgefühls. Er fühlte sich nichts wert, weil er nicht um seiner selbst willen geliebt wurde. Hinzu kamen seine Aggressionen (seine Wut und sein Hass) als Reaktion auf die Versagung seiner Bedürfnisse, die als abgespaltene Introjekte weiter existierten und die Bildung einer guten inneren Mutter verhinderten. Misstrauen und Feindseligkeit sind ein Produkt dieser frühen Aggressionen. Diese Introjekte sind die Grundlage der sadistischen Überich-Vorläufer bei Björn, d.h. der sehr strengen Ansprüche gegen sich selbst.

Da die bedingungslose Liebe und Akzeptanz als Basis für das Selbstwertgefühl von Björn fehlte, konnte er seinen Wert nur auf seine eigenen, autonomen Funktionen stützen: das ist im Wesentlichen sein brillanter Intellekt. Hier liegt auch der Keim und Ausgangspunkt für die Entwicklung der grandiosen Vorstellungen von Björn über sich selbst. Den wesentlichen Kern der Grenzenlosigkeit und Überheblichkeit sehe ich darin, dass Björn von der Mutter über zwei Generationsgrenzen gehoben wurde: aus der Position des Kindes in die des Elternteils. So sehr diese Rolle die grandiosen Vorstellungen über sich selbst aufblähte, so sehr fühlte sich Björn anderseits überfordert, weil er als Kind die mütterliche Erwartung unmöglich erfüllen konnte. Dieses Gefühl von Überforderung begleitete ihn weiter in sein Leben als Erwachsener und machte ihn unfähig, den Schritt in das Dasein als Erwachsener zu tun, z.B. sein Studium abzuschließen.

Mit dieser Form der Parentifizierung könnte sich sehr gut eine zweite Form der Verstrickung gemischt haben, nämlich dass die Mutter Björn in mancher Hinsicht zu ihrem *Beziehungspartner* gemacht hat, als sich die Beziehung zu ihrem Ehemann verschlechterte und schließlich auseinander ging. Die Befriedigung des jungen Björn über die Scheidung seiner Eltern und damit über die Entfernung seines Vaters habe ich schon erwähnt. Auch dass die Mutter ihren Mann abwertete und dass Björn seinen Vater ab mittlerer Kindheit verachtete, spricht als Indiz dafür, dass die Mutter ihn an dessen Stelle gesetzt hatte. Wieweit allerdings tatsächlich eine libidinöse Verstrickung der Mutter mit Björn bestand, kann ich aus meinen Unterlagen nicht entnehmen. Diese Möglichkeit lag damals noch außerhalb meines Blickwinkels. Der Vater hätte jedenfalls in seiner Schwäche einer solchen Entwicklung nichts entgegenzusetzen gehabt.

Hingegen ist eine dritte Form des Missbrauchs klar ersichtlich, nämlich die *Delegation von unerledigten Aufgaben* oder unerfüllten Zielen des eigenen Lebens an die nächste Generation. Die Mutter wollte ihren Kindern ein ähnlich unglückliches Leben, wie sie es selbst hatte, ersparen und ihnen ein glückliches Leben verschaffen. Das scheint ein edles Motiv zu sein, würdig der idealen mütterlichen Liebe. In Wirklichkeit hat die Mutter von Björn ihr eigenes Unglück im Leben – den vollen Verlust ihrer Eltern und das Aufwachsen bei den lieblosen Großeltern – nie verarbeitet, sondern die Aufarbeitung ihrer Gefühle an ihre Kinder delegiert. Die Kinder sollten sozusagen das Unglück der Mutter dadurch ungeschehen machen, dass sie selbst ein glückliches Leben führten, das ihnen die Mutter bescherte.

Da der mütterliche Auftrag unerfüllbar war, trat die genau gegenteilige Wirkung ein: Björn wurde selbst unglücklich. Einen grundlegenden Zusammenhang habe ich oben angedeutet, nämlich dass die Mutter das Unglücklichsein ihrer Kinder nicht ertragen konnte und deshalb verleugnete; folglich konnte sie ein unglückliches Kind auch nicht trösten. Da sie auf Björn zur Erfüllung ihres Lebenssinnes angewiesen war, konnte sie ihm auch zu wenig Grenzen setzen und nährte so seine Grandiosität und seine Schwierigkeiten, eine nahe Beziehung einzugehen.

Zusammenfassung Björn

Familiäre Konstellation: kindlich bedürftige, gegenüber dem Ehemann dominante und gegenüber den Kindern kontrollierende Mutter; sozial entwurzelter, beruflich erfolgloser Vater mit der Neigung zum Rückzug. Scheidung der Eltern in der mittleren Kindheit von Björn.

Folgen für den Sohn: narzisstische Störung mit depressiver Symptomatik und Drogenabhängigkeit; Selbstwertproblematik und Grandiosität; Neigung, andere Menschen als Objekte zu behandeln; häufige Gefühle von Einsamkeit; große Probleme in Bezug auf eine dauerhafte Intimbeziehung; Schwierigkeit, erwachsen zu werden und in das Berufsleben einzutreten.

4.7 Geheime Verbündete (Fritz)

Fritz war ein hoch gewachsener, jungenhaft aussehender Mann Ende 30. Er arbeitete in einem Kindergarten überwiegend mit Kleinkindern. Bevor er zu mir kam, hatte er bei 10 (!) anderen Therapeuten Probegespräche geführt. Er berichtete, dass sich zwei Monate vor Therapiebeginn seine langjährige Lebenspartnerin von ihm getrennt habe, weil sie sich in einen anderen Mann verliebt hatte. Dabei habe er während ihrer zehnjährigen Beziehung so viel für seine Freundin getan, vor allem ihr bei ihren vielen psychischen Schwierigkeiten, Problemen und Krankheiten geholfen. Als es ihr endlich gut ging, sei sie gegangen. Er habe nicht mitgekriegt, wie es um sie stand. Die Trennung war ein solcher Schock für ihn, dass er zusammenbrach. Er hatte starke körperliche Reaktionen wie Hitzewallungen, Herzrasen usw. Sein Selbstwertgefühl war völlig am Boden.

Fritz fühlte sich verloren. Er wusste nicht, wie es weitergehen sollte und hatte beträchtliche Zukunftsängste. Er meinte, dass er darauf angewiesen sei, mit einer Frau zusammenzuleben, da sonst das Leben sinnlos sei. In der Therapie wollte er vor allem erreichen, sich selbst mehr tragen zu können, anstatt sich an eine Frau zu hängen. Er wollte zum Beispiel lernen, allein in Urlaub zu fahren.

Fritz hatte von einer anderen Frau eine zehnjährige Tochter, die bei ihm lebte. Die Mutter seiner Tochter hatte ihn ebenfalls verlassen.

Lebensgeschichte

Der Vater war Leiter einer sozialen Einrichtung, die Mutter arbeitete im Büro des Vaters mit. Fritz hat fünf Schwestern: drei ältere und zwei jüngere.

Fritz bezeichnete seine Kindheit als glücklich. Vom Vater sagte Fritz, dass er eine Autorität war und für ihn auf einem Podest stand. Er war selten anwesend und es bestand eine große Distanz zwischen Vater und Sohn. Die Mutter beschrieb Fritz als liebevoll; er habe ein vertrauensvolles Verhältnis zu ihr gehabt. Doch im Alltag hatte er mehr Kontakt zu den Hausmädchen. Schon ab seinem zweiten Lebensjahr wurde er von Kindermädchen betreut, da die Mutter im Büro des Vaters arbeitete. Wenn er etwas von ihr wollte, musste er zu ihr hingehen. Bei seinen Schwestern hatte er am meisten Kontakt zu der nächstälteren und der nächstjüngeren. Er sei immer mit Frauen zusammen gewesen, meinte er.

Die erste Freundin hatte Fritz mit 16 Jahren. Bei der Trennung unternahm er einen Suizidversuch. Die Beziehung zu seiner zweiten Freundin mit 21 dauerte ein Jahr. Danach war er immer mit einer Frau zusammen, jedes Jahr eine andere – mit Ausnahme seiner letzten zehnjährigen Partnerschaft. Nach jeder Trennung fiel er in ein depressives »Loch«.

In seinem beruflichen Werdegang schloss Fritz mit 19 die Schule mit der mittleren Reife ab. Er absolvierte ein Praktikum für die Ausbildung als Erzieher und danach den Zivildienst mit behinderten Jugendlichen. Mit 22–23 Jahren hatte er keine Arbeit und lebte in einer Kommune. Er besuchte 4 Jahre lang eine Schauspielschule, legte aber dann doch die Prüfung als Erzieher ab. Seitdem arbeitete er in einer Kindertagesstätte.

Therapieverlauf

In den ersten Monaten idealisierte mich Fritz, ja er setzte mir sogar einen »Zauberhut« auf und schrieb mir magische Kräfte zu. Fast jede Sitzung brachte interessante Ergebnisse. Inhaltlich tauchte immer wieder der »Antreiber« in ihm auf, der mit allem unzufrieden war und ihn ständig zu besseren Leistungen anstachelte. Hinzu kam eine »dunkle Wolke«, die eine ständige Bedrohung darstellte und seine Zukunftsangst symbolisierte. Er berichtete auch häufig von einem Gefühl der Überforderung.

Nach ca. einem halben Jahr lernte Fritz eine neue Frau kennen – eine Mutter mit 5 Kindern. Er ging relativ schnell eine neue Bindung ein, zog mit ihr und den Kindern in einem von ihm gemieteten Haus zusammen und bekam mit ihr – auf sein Drängen – noch ein weiteres Kind. Die neue häusliche Situation brachte allerdings bald erhebliche Probleme für Fritz mit sich. Die Unordnung, der Dreck und der Krach der 5 Kinder seiner Partnerin störten Fritz gewaltig. Er äußerte sich lange Zeit immer wieder unzufrieden über seine Situation. In der Therapie sprachen wir häufig über die Erziehungsprobleme der Kinder – wir bearbeiteten sozusagen deren Probleme.

Nach etwa 2 Jahren Therapie überraschte mich Fritz mit der Bemerkung, dass er und seine Mutter »Verbündete« gewesen seien. Ausgangspunkt in dieser Sitzung war seine Verhaltensweise, sich für andere aufzuopfern. Er meinte dazu, dass er sich dann insgeheim besser als andere Menschen dünke und das Gefühl habe, etwas Besonderes zu sein. In seiner Herkunftsfamilie habe man sich generell für etwas Besseres als die anderen, nämlich für moralisch-religiös höher stehend, gehalten. Fritz hatte schon in seiner Kindheit, noch mehr in seiner Jugend eine große Distanz zum Vater. Er meinte, dass er selbst heute noch eine Hemmung habe, den Vater in den Arm zu nehmen; auch bei anderen Männern habe er eine solche Hemmung. Ganz anders beschrieb Fritz das Verhältnis zu seiner Mutter: sie sei ihm nahe gewesen und habe seine Bedürfnisse nach Körperkontakt erfüllt. Sie seien insgeheim Verbündete gewesen.

In einer weiteren Sitzung konkretisierte sich das besondere Verhältnis von Fritz zu seiner Mutter. Zu Beginn sprach Fritz über den starken Drang in ihm, seiner Partnerin bei der Lösung ihrer Probleme zu helfen, ja möglichst die Probleme an ihrer Stelle zu lösen. Schon in seinen früheren Beziehungen wollte er Frauen retten. In seiner Herkunftsfamilie habe sich die Mutter dem »übermächtigen« Vater untergeordnet, sich geduckt und sich nach ihm und anderen Leuten gerichtet. Fritz wollte ihr helfen, »sich selbst zu leben«. Er habe sich auf die Seite der Mutter gestellt und sich mit ihr verbündet. Er verwendete auch das Wort »Kameradschaft« für die Beziehung zu seiner Mutter. Er wollte sie in Schutz nehmen, was er sich allerdings gegenüber dem Vater nicht offen traute. Er habe sich sogar mit der Mutter identifiziert. In der Pubertät wurde die Rivalität des Sohnes mit dem Vater offensichtlich. Fritz sagte zur Mutter: »Warum verteidigst du immer den Vater? Der ist blöd!«

Nur zwei Stunden später bemerkte Fritz, dass er sich immer von Männern hängen gelassen fühlte; er erwarte nichts anderes. Die Herkunft dieser Erwartung aus der Beziehung zu seinem Vater lag nahe. Der Vater war sehr engagiert im Beruf und stand für den Sohn kaum zur Verfügung. Er war auch emotional wenig ansprechbar. Für Gefühle war die Mutter zuständig. Nur zwischen Mutter und Sohn gab es emotionale Resonanz. Der Vater hat den Sohn also in mehrfacher Hinsicht »hängen lassen«.

Nachdem Fritz die Trauer über die große Distanz zu seinem Vater zulassen konnte, kam ihm der Gedanke an Versöhnung mit dem Vater. Ich wies darauf hin, dass in dem Wort »Versöhnung« ja der »Sohn« steckt. Dieses Wortspiel hatte eine erstaunliche Wirkung: Fritz betrachtete sich jetzt erstmals als *Sohn* seines Vaters. Es kam ihm zu Bewusstsein, dass er ein Mann war. Fritz entdeckte sich als Mann. Als Mann fühlte er sich aufrecht, wahr und stolz. In einem verblüffend rasanten Prozess der Veränderung hörte er auf, mit sich zu hadern und an sich zu zweifeln.

Kurz vor dem Ende der Therapie kam Fritz einmal sehr berührt zu einer Stunde, weil er kurz vorher die Liebe seiner Kolleginnen und Kollegen erfahren hatte. Er konnte es nicht fassen, geliebt zu werden, ohne etwas dafür getan zu haben. Das passte nicht in sein Weltbild. Er konnte aber auch nicht verstehen, wie er – biographisch gesehen – zu einer solchen Grundannahme gekommen war, dass man immer etwas dafür tun muss, um geliebt zu werden. Seinem Vater traute er eine solche Haltung eher zu, aber keinesfalls seiner Mutter: von ihr hat er das Bild einer liebenden Frau, die ihn ohne Bedingungen liebte. »Da steht ein großes Tabu«, meinte er.

Bilanz der Therapie aus seiner und meiner Sicht: Am Ende der Therapie konnte Fritz realistisch betrachten, wo er in seiner Entwicklung stand. Er konnte auch unangenehme Gefühle ertragen. Er hatte seine hohen Ansprüche zwar nicht gänzlich aufgegeben, aber relativiert, und vor allem geißelte er sich nicht mehr dafür, soweit er sie noch nicht erreicht hatte. Der »Antreiber« und die »dunkle Wolke« von früher waren weitgehend verschwunden. Es drehte sich für ihn nicht mehr alles darum, geliebt zu werden. Er hatte die Gewissheit gewonnen, dass er geliebt wird und dass er nichts dazu tun kann und auch nichts dazu tun muss. Er fühlte sich als Mann. Sein Verhältnis zu Männern wurde entspannter und zwangloser und gewann tatsächlich mehr an Gewicht. In Beziehung zu mir verhielt er sich jetzt auf der Ebene von Gleichen. Er idealisierte mich nicht mehr, setzte mir keinen Zauberhut mehr auf. Er sah, dass er auch mir etwas geben kann.

Nachtrag: Als zwei Jahre nach Therapieende die Tochter mit 14 Jahren von Fritz weg zu ihrer Mutter zog und gleichzeitig seine Partnerin aufgrund einer eigenen Therapie weniger für ihn da war und stärker eigene Wege ging, geriet Fritz erneut in eine depressive Krise. Er hatte einen regelrechten Rückfall in frühere Verhaltensweisen und benahm sich so, als ob er sich nicht mehr selbst helfen könnte. Er wollte unbedingt in eine Klinik und suchte mich erneut zu einer Therapie auf. Es zeigte sich allerdings schnell, dass die frühere Therapie eine gute Grundlage bei ihm gelegt hatte. Er kam in kurzer Zeit mit seinen Aggressionen in Kontakt, aufgrund derer er sich wieder selbst helfen konnte. Die depressiven Symptome waren nach ca. zwei Monaten wieder verschwunden. Es bestand allerdings der Bedarf, an seinen grundlegenden strukturellen Problemen weiter zu arbeiten.

Familien- und Psychodynamik

Der Vater von Fritz war nach außen hin »stark«. Er war beruflich erfolgreich und gab in der Familie den Ton an. Fritz stellte ihn sogar als »übermächtig« auf ein Podest, so wie er in der Anfangszeit der Therapie mich auf ein Podest gestellt und mir einen Zauberhut aufgesetzt hatte. In anderer Hinsicht war der Vater jedoch schwach. Seine Schwäche bestand in seiner mangelnden Fähigkeit, einen emotionalen Kontakt, eine emotionale Beziehung zum Sohn herzustellen. Er konnte keine Nähe zulassen und keine Zärtlichkeit geben. Was hier in Beziehung zum Sohn formuliert wurde, dürfte mehr oder weniger auch in Beziehung zu seiner Frau gegolten haben, nämlich dass er wenig in der Lage war, Gefühle zu geben und zu erwidern. Hinzu kam, dass die Sexualität des Ehepaares – wie die Mutter einmal dem erwachsenen Sohn erzählte – für beide kein Vergnügen war, sondern dem Pflichtbewusstsein entsprang, Kinder zu zeugen.

Ganz anders als die Beziehung zwischen den Eheleuten gestaltete sich die Beziehung der Mutter zum Sohn. Fritz ist – im Gegensatz zum Vater – ein weicher und sensibler Mann. Er kann sich in hervorragendem Maße in andere Menschen (d.h. in Frauen) einfühlen und Nähe geben. Diese Fähigkeiten hat er in Beziehung zu seiner Mutter entwickelt. Er hat sich in dieser Hinsicht sogar mit der Mutter identifiziert. Drastisch ausgedrückt könnte man formulieren, dass sich die Mutter im Sohn den Mann herangezogen hat, den sie sich wünschte, der aber der Ehemann nicht war. Die Mutter bekam also von Fritz als Kind und Jugendlichem etwas, was der Ehemann nicht geben konnte, nämlich emotionalen Austausch. Mutter und Sohn wurden (aus der Sicht des Sohnes) »Verbündete« oder »Kameraden«. Beides bezeichnet eine Beziehung unter Gleichen, nicht eine Beziehung zwischen Eltern und Kind.

Zudem nahm Fritz schon als Kind sehr wohl war, dass seine Mutter »sich nicht selbst lebte«. Er gab dem Vater die Schuld dafür, dass die Mutter sich unterordnete und sich aufopferte. Er wollte sie in Schutz nehmen und sie vor dem Vater retten. Die Rivalität zum Vater wurde in der Pubertät offensichtlich.

Eine interessante Frage besteht darin, was die Mutter dazu getan hat, dass sich Fritz als ihr Verbündeter oder Kamerad betrachtete, dass er sie beschützen und vor dem Vater retten wollte. Aus den Erzählungen von Fritz ist ein aktiver Anteil der Mutter kaum greifbar; Fritz berichtete ja von seinen eigenen Gefühlen und Handlungen. Ich halte es allerdings auch für ausgeschlossen, dass der Sohn eine Haltung als Verbündeter und Ritter der Mutter entwickelt und auf Dauer praktiziert, wenn ihn die Mutter nicht subtil dazu ermutigt oder ihm bei seinen Bemühungen zumindest keine Grenzen setzt. Sie dürfte sich schon deshalb schwer getan haben, dem Sohn bei seinen ödipalen Strebungen Grenzen zu setzen, weil sie ihn ja für den emotionalen Austausch brauchte. Die unbefriedigende Sexualität des Paares und die geringe emotionale Ansprechbarkeit des Mannes legen es jedenfalls nahe, dass die Mutter ihre emotionalen und libidinösen Energien dem heranwachsenden Sohn zugewandt hat. Bemerkenswerterweise berichtete Fritz auch von einer »besonderen Beziehung« des Vaters zur ältesten Tochter: möglicherweise hat sich der Vater in ähnlicher Weise einer Tochter zugewandt wie die Mutter dem Sohn.

Die Mutter pflegte einen emotionalen und zärtlichen Austausch mit dem Sohn, der primär oder zu einem erheblichen Teil *ihren* Bedürfnissen entsprach. Ein deutliches Indiz dafür ist das Grundgefühl von Fritz, nicht um seiner selbst willen geliebt zu werden, sondern etwas dafür tun zu müssen. Das gibt dann einen Sinn, wenn man davon ausgeht, dass Fritz als Kind und Jugendlicher die emotionalen Bedürfnisse der Mutter erfüllen musste, um seine eigenen Bedürfnisse befriedigt zu bekommen. Es macht einen grundlegenden Unterschied aus, ob ein Kind seine emotionalen Bedürfnisse befriedigt bekommt und dann wieder gehen kann oder ob das Kind auch für die Bedürfnisse der Eltern zuständig ist: dann kann es nämlich *nicht* gehen, wann es will, es müsste sonst um die begehrte Nähe fürchten.

Wenn unsere Vermutung bezüglich der Mutter-Sohn-Beziehung richtig ist, so hat sich allerdings Fritz bis heute sehr schwer getan, diese Seite seiner Mutter wahrzunehmen. Er hat einmal bemerkt, dass da (in Beziehung zu seiner Mutter) ein großes Tabu bestehe. Bis gegen Ende der Therapie verteidigte Fritz sein Bild von der Mutter (ähnlich wie er früher die Mutter gegenüber dem Vater in Schutz nahm) und idealisierte die Mutterliebe als bedingungslos. Da in dieser Hinsicht noch ein wesentlicher Aspekt der Mutterbeziehung unbearbeitet war, ist es kein Zufall, dass Fritz zwei Jahre nach Therapieende – unter entsprechender Belastung – erneut eine depressive Episode hatte (siehe den obigen Nachtrag zum Therapieverlauf).

Fritz hat auch einmal das Grundgefühl geäußert, von Männern hängen gelassen zu werden; er erwartete nichts anderes. Nun hat tatsächlich der Vater den Sohn in doppelter Weise hängen gelassen. Einerseits entzog er sich emotional seiner Frau und überließ ihr dafür den Sohn. Er intervenierte nicht in die Mutter-Sohn-Beziehung, um den Sohn bei der Ablösung von der Mutter zu unterstützen. Ebenso entzog er sich emotional dem Sohn und ließ ihn auch in dieser Weise hängen.

Die soweit dargestellte Familien- und Psychodynamik ist keineswegs vollständig und muss noch in verschiedener Hinsicht ergänzt werden. Fritz hat seine Kindheit idealisiert, indem er sie als unbeschwert und glücklich darstellte. Die Wirklichkeit war anders. Schon die passiven Bedürfnisse des Kleinkindes nach Nähe wurde nicht hinreichend befriedigt: die Mutter hat sich ihm zu wenig aktiv zugewendet, sie ist zu wenig auf ihn zugekommen und auf ihn eingegangen. Er musste z. B. zu ihr ins Büro kommen, wenn er etwas von ihr wollte. Schon im zweiten Lebensjahre war er häufig auf Kindermädchen und Schwestern verwiesen.

Dieser Mangel an aktiver Zuwendung der Mutter dürfte zu einer unzureichenden Verinnerlichung der guten mütterlichen Funktion geführt haben und hielt deshalb seine Abhängigkeit von der Zuwendung der realen äußeren Person aufrecht. Der frühe Mangel hat auch eine Aggression gegen die Mutter bei ihm hervorgerufen, die abgespalten wurde und sich später als sadistischer »Antreiber« oder als bedrohliche »dunkle Wolke« gegen ihn richtete. Das innere Objekt – die innere Repräsentanz der Mutter – ist gespalten. In der weiteren Entwicklung von Fritz dürfte auch der Vater zum introjizierten Antreiber beigetragen haben, da er die Leistung so sehr in den Vordergrund stellte.

Im Erwachsenenalter hat Fritz in gewisser Weise die Rolle übernommen, die ihm bei seiner Mutter in der Kindheit gefehlt hat: er ist aktiv und »rettet« die Frauen, mit denen er zusammenlebt; er ist die »Mutter« für seine Tochter. Er hat die Rolle der Mutter übernommen, allerdings ohne das zugehörige Verhalten auf sich selbst anzuwenden. In der Beziehung zu seiner Tochter dürfte sich auch mit umgekehrtem Vorzeichen das Verhältnis von Fritz zu seiner Mutter wiederholt haben: die Tochter war bis zu ihrem Auszug (auf einer emotionalen Ebene) auch Partnerin und glich so in gewissem Umfang die Abhängigkeitsgefühle und Verlustängste von Fritz gegenüber seiner jeweiligen erwachsenen Partnerin aus. Als Indiz für die Rolle der Tochter kann man ihre Haltung betrachten, dass sie sich nach ihrem Auszug für den depressiven Zustand ihres Vaters verantwortlich fühlte.

Zusammenfassung

Familiäre Konstellation: leistungs- und berufsorientierter, dominanter, emotional distanzierter und rigider Vater; sich aufopfernde und auf subtile Weise emotional verführende Mutter.

Die **Folgen für den Sohn** waren auf dem Hintergrund dieser fast »normalen« (im Sinne einer gesellschaftlich häufig vorkommenden) Familienkonstellation gravierend. Er geriet wiederholt in schwere depressive Krisen, wenn sich eine Frau von ihm trennte. Sein Verhältnis zu Frauen wie zu Männern war grundlegend belastet, wenn auch in unterschiedlicher Hinsicht. Gegenüber Frauen trat er nicht als Partner, sondern als übergeordneter Retter auf. Gleichzeitig war er von Frauen in einer Weise abhängig, dass das Leben für ihn keinen Sinn hatte, wenn er nicht mit einer Frau zusammenlebte. Zu Männern blieb er emotional auf Distanz. Das Verhältnis zu sich selbst wurde von Zweifel, Überforderung und verstecktem Widerstand geprägt. Es spricht allerdings für seine guten Ressourcen, dass er in der Therapie die geschilderten negativen Folgen teilweise aufarbeiten konnte.

5 Fallstudien aus der Kindertherapie

Während wir in der Erwachsenentherapie die meist weit zurückliegenden familiären Verstrickungen der Patienten nachträglich rekonstruieren müssen, können wir sie in der Kindertherapie in statu nascendi, im Entstehungszustand und in Aktion beobachten. Das bedeutet nicht, dass diese Verstrickungen in jedem Fall offen auf der Hand liegen. Wie gerade das erste Beispiel zeigt, können sie so subtil und verborgen sein, dass sie sich erst in einem längeren Prozess erschließen. Allerdings gibt es auch viele Fälle, in denen missbräuchliche Verstrickungen von Anfang an klar erkennbar sind.

Da sich bei Kindern die familiären Strukturen noch nicht in dem Maße in den inneren psychischen Strukturen niedergeschlagen und verfestigt haben wie bei Erwachsenen, können therapeutische Veränderungen nicht nur durch die Einzelarbeit mit dem Kind, sondern meist sehr viel schneller und wirksamer durch Interventionen in die familiären Beziehungen erfolgen. Sobald sich das familiäre Umfeld des Kindes in positivem Sinne verändert hat, verschwinden in der Regel die Symptome sehr schnell. Damit will ich nicht behaupten, dass die Einzelarbeit mit dem Kind gänzlich überflüssig ist. Zum einen sind häufig auch Verhaltensänderungen des Kindes erforderlich, um die familiären Interaktionen zu verändern. Zum andern haben sich je nach Dauer und Schwere der vorangegangenen Schädigungen schon entsprechende Störungen in der inneren Struktur des Kindes niedergeschlagen, die in der Therapie bearbeitet werden müssen. Und schließlich gibt es Konstellationen, in denen eine Veränderung des familiären Umfelds und der familiären Interaktionen nur wenig möglich ist, sodass nur die – meist längerfristige – Einzeltherapie mit dem Kind als einzige Möglichkeit bleibt.

5.1 Peterle und der »Einmischer«

Vorbemerkung: Die Verstrickungen in der Mutter-Sohn-Beziehung sind hier so subtil, dass sie auf den ersten Blick kaum zu bemerken sind. Es handelt sich um eine ganz »normale« Familie. Die Alltäglichkeit der Beziehungen macht die Geschichte aber auch besonders interessant, sodass ich sie in meine Darstellung aufgenommen habe.

Peterle war für seine 11 Jahre ein kleiner und zierlicher Junge mit kindlichen Gesichtszügen. Seine Mutter – eine rundliche und resolute Frau Anfang 40 – kam mit ihm zum Erstgespräch. Peterle war ein sehr braves und angepasstes Kind und ging das zweite Jahr aufs Gymnasium.

Symptomatik: Frau Q. klagte darüber, dass Peterle seit einem halben Jahr starke Ängste vor Klassenarbeiten entwickle, seit er die Schule gewechselt habe. Dabei gab es dafür keinen objektiven Grund: seine schlechteste Note sei »Zwei«, teilte er mit geheimem Stolz mit. Auch seine Eltern setzten ihn in keiner Weise unter

Druck. Er hatte schon Angst, überhaupt in die Schule zu gehen. Abends dachte er an die Schule und konnte nicht einschlafen. Dann musste sich jemand zu ihm ans Bett setzen, vorzugsweise die Mutter. Er hatte auch Albträume, wachte nachts auf und wollte nicht in die Schule. Die Angst weitete sich in der Weise aus, dass Peterle schon Angst vor der Angst bekam. Schließlich ging mit der Angst auch manchmal ein Druck im Kopf einher.

Befunde: Bei der Familienaufstellung in Tieren nahm Peterle für die Mutter zuerst eine Kuh, dann einen Schafbock, für den Vater einen Wolf, für sich selbst einen Tiger, für Oma und Opa Wal bzw. Elefant. In einem projektiven Fragebogen, in dem es darum ging, vorgegebene Satzteile zu ergänzen, tauchte sehr oft eine versteckte Angst auf; desgleichen war Peterle sehr empfindlich gegen Lächerlichkeit oder Peinlichkeit. Er äußerte sich sehr angepasst gegenüber Erwachsenen und abwertend über Mädchen.

Lebensgeschichte

Herr Q. war Anfang 50, freiberuflicher Akademiker, seine Frau arbeitete als Angestellte. Sie waren seit 14 Jahren verheiratet und Peterle war ihr einziges Kind. Peterle war nicht geplant, doch die Mutter wollte das Kind haben, während der Vater neutral reagierte und sich dann seiner Frau anschloss. Das Paar hatte keinen Wunsch nach einem weiteren Kind. Die Mutter hat immer gearbeitet, außer im ersten Lebensjahr des Kindes. Peterle hatte im ersten Lebensjahr häufig Probleme mit dem Schlafen. Die Dreimonats-Koliken fingen mit 6 Wochen an und dauerten bis 6 Monate. Die Einschlaf-Probleme setzten sich fort – bis heute. Peterle verlangte, dass sich jemand zu ihm ans Bett setzte, vor allem die Mama. Der Vater beteiligte sich zum kleineren Teil (zu einem Viertel bis einem Drittel) an der Kinderpflege, aber er schien es zu bedauern, dass zum Paar überhaupt eine dritte Person hinzugekommen war. Die Mutter genoss es und genießt es noch, ein Kind zu haben.

Nach der Geburt von Peterle hatte die Sexualität des Paares abgenommen und war reduziert geblieben. Der Mann hätte gern mehr gehabt, aber er neigte zu Resignation. Seit einem halben Jahr hatte das Paar überhaupt keine Sexualität mehr, weil die Frau nicht mehr wollte. Sonst erklärte sich Frau Q. mit der Ehe zufrieden. Herr Q. wünschte sich dagegen, mehr gemeinsam zu machen. Er bemängelte, dass sie zu früh ins Bett gehe, sodass abends wenig Zeit bleibe. Jetzt gebe es durch Peterles Probleme noch weniger gemeinsame Zeit.

Ich vereinbarte mit den Eltern eine Kurzzeittherapie von 25 Stunden für Peterle mit einer Stunde pro Woche zuzüglich alle 2 Wochen ein Gespräch mit den Eltern. Beide stimmten den Elterngesprächen zu; auch der Vater war überdurchschnittlich kooperativ.

Therapieverlauf

In seinen ersten Stunden war Peterle so höflich und zuvorkommend, dass er mir sogar die Auswahl der Spiele überließ, das heißt, ich sollte wählen, was mir Spaß machte. *Peterle kümmerte sich also um die Bedürfnisse der Erwachsenen.*

Auch die Mutter bestätigte, dass Peterle sehr auf Erwachsene fixiert sei und sich fast altklug verhalte. Beide stimmten überein, dass er auch der zornige oder trotzige kleine Junge sein könne.

Auf ihr jeweiliges Verhältnis zu Peterle angesprochen, erklärte die Mutter, dass sie gern das Gefühl habe, von Peterle gebraucht und gemocht zu werden. Der Vater dagegen erwartete, dass Peterle vernünftig sei wie ein Erwachsener. Er neigte dazu, Peterle zu reglementieren und zu bevormunden und hatte deshalb öfter lautstarken Krach mit dem Sohn. Peterle bezeichnete ihn häufig als »Einmischer«. In Bezug auf das Setzen von Grenzen meinte Herr Q., dass seine Frau nachgiebiger sei und sich von Peterle leicht um den Finger wickeln lasse. Frau Q. interpretierte ihr Verhalten als »geschickter und langmütiger«. Herr Q. brachte Beispiele, dass Peterle früher öfter zu ihnen ins Bett gekommen sei; dann sei nichts zwischen ihm und seiner Frau passiert. Ich kommentierte, dass ihn das mehr gestört habe als seine Frau, weil er ja mehr Sexualität von ihr haben wollte. Ich regte an, sich über das Thema Sexualität einmal direkt auseinanderzusetzen.

Ich schlug den Eltern ein Experiment vor, nämlich dass sie sich ab sofort abends nicht mehr zu Peterle an das Bett setzen sollten, wenn Peterle danach verlangte. Stattdessen sollten sie sein Ansinnen mit einem freundlichen Satz zurückweisen. Beide waren einverstanden.

In seiner nächsten Sitzung berichtete Peterle, dass er wieder Angst vor einer Klassenarbeit gehabt habe. Er beschrieb in diesem Zusammenhang einen Druck im Kopf. Ich ließ ihn ein gestalttherapeutisches Rollenspiel ausführen, in dem er abwechselnd sowohl den »Druck« als auch sich selbst spielen sollte, was er sehr bereitwillig ausführte. Als Peterle fühlte er sich dem Druck ausgeliefert, doch er sagte, dass er lieber leiden wolle, als böse zu sein. Das heißt, dass er lieber seine Aggressionen unterdrücken wollte, anstatt sich zu wehren. *Der Druck im Kopf war ein Resultat der unterdrückten Aggressionen.*

Einmal kam Frau Q. allein zum Elterngespräch, weil ihr Mann mit Peterle zum Sport gegangen war. Frau Q. war extrem einsichtig. Sie war besorgt und meinte, dass ihre Familie doch nicht unnormal sei. Sie erklärte, dass sie etwas an ihrem Sexualverhalten ändern wolle, damit es allen besser gehe (!). Es gebe keinen Konflikt in ihrer Ehe, außer wenn es um Peterle gehe. Sie meinte, dass vielleicht zu viele Gefühle auf Peterle gelenkt würden und dass ihm das zuviel sein könnte.

In den ersten Elterngesprächen verhielt sich vor allem der Vater äußerst zurückhaltend, während die Mutter sich aktiver einbrachte. Er wartete jeweils ab, welches Thema ich anschneiden und welche Fragen ich stellen würde. Schließlich fragte ich ihn, welches Thema er bearbeiten wolle. Er wich aus und rückte nicht damit heraus. Ich verlangte für das nächste Mal, dass beide ihre Themen einbringen sollten. Insgesamt waren jedoch beide Eltern in vorbildlicher Weise bemüht, in der Therapie mitzuarbeiten.

Einige Zeit später berichtete Herr Q., dass er Peterle jetzt weniger bevormunde. Auch mit seiner Frau gehe er anders um. »Es bewegt sich«, meinte er. Frau Q. erzählte, dass Peterle verstärkt ausprobiere, was gehe und was nicht gehe, also Grenzen teste. Eine Sitzung später berichtete der Vater, dass die Auseinandersetzungen mit Peterle zunehmend ruhiger würden, anstatt dass Peterle wie früher ausraste. Er und Peterle kämen sich näher. Im Verhältnis zu seiner Frau habe er mehr Verständnis für sie und schaue, was er für sie tun könne. Sie sagte, dass beides gut bei ihr ankomme, dass er sich Mühe gebe. Sie meinte, dass sie jetzt schneller sage, was ihr nicht passe. Schließlich erwähnte Frau Q., dass ihr das Problem über den Kopf wachse, dass sie ihren alten Vater selbst pflege.

Nach den Sommerferien erzählten die Eltern, dass die Ängste von Peterle bei den Klassenarbeiten jetzt weitgehend erledigt seien. Zu Hause gebe es allenfalls noch einzelne Wutausbrüche von Peterle. Jetzt in den Ferien hatten Vater und Sohn viel zusammen unternommen. Herr Q. berichtete, dass er Peterle jetzt nicht mehr bevormunde und reglementiere, sondern ihn mehr selbst machen und ihn mehr erzählen lasse. Peterle teile ihm jetzt von sich aus mehr von sich mit. Auf meine Frage nach ihrer sexuellen Beziehung meinte sie: besser, aber noch nicht erledigt; er kommentierte: sie seien guten Mutes.

Im Laufe der Therapie nahm die Bravheit und Angepasstheit von Peterle mir gegenüber deutlich ab. Er verfolgte immer klarer seiner Interessen, gab immer offener zu, dass er in den Spielen gewinnen wollte und wählte öfter auch aggressive Spiele. In den Elterngesprächen veränderten sich ebenfalls die Rollen: der Mann wurde aktiver und offener.

Im Abschlussgespräch mit Peterle äußerte dieser, dass seine Ängste vor den Klassenarbeiten schon seit einer Weile weg seien. Auf die Frage nach Veränderungen im Verhältnis zu seinen Eltern fand er in Bezug auf seine Mutter keine, jedoch im Verhältnis zu seinem Vater einige Veränderungen: sein Vater sei jetzt aufmerksamer und kümmere sich mehr um ihn. Ob ihm das gefalle, fragte ich. Ja, sagte er, es sei doch besser, wenn sich zwei Leute um ihn kümmerten, anstatt nur eine Person.

Im Abschlussgespräch mit den Eltern stellten beide ebenfalls das Verschwinden der Ausgangssymptomatik fest. Peterle sei jetzt sicherer und gefestigter. Im Verhältnis zu Peterle meinte der Vater, dass die Verkrustung aufgebrochen sei und dass sie offener miteinander umgingen; er gehe mehr auf Peterles Interessen ein und lasse ihn mehr machen. Auch die Mutter meinte, dass sie Peterle mehr machen lasse. Allerdings sitze sie abends immer noch ab und zu bei Peterle am Bett, (auf meine Nachfrage) zweimal die Woche. Sie sei nicht konsequent, weil sie sich Sorgen mache, ob es für Peterle gut sei, ganz zu verzichten.

Auf die Frage nach der sexuellen Beziehung des Paares kamen wenig konkrete Aussagen. Er meinte, dass er weniger Ansprüche habe und weniger Druck mache, ab und zu laufe es. Sie redete eher darum herum. Was sie wollte, was ihr gut tat, kam nicht heraus; sie neigte zum »wir«.

Beide Eltern stimmten mit mir überein, dass das Ergebnis der Kurzzeittherapie vollauf befriedigend sei und sie deshalb wie vorgesehen abgeschlossen werden sollte.

Familien- und Psychodynamik

Seit der Geburt des Sohnes hatte das sexuelle Interesse von Frau Q. an ihrem Mann abgenommen und war seit einem halben Jahr vor Therapiebeginn ganz erloschen. Seit einem halben Jahr hat Peterle starke Ängste. Dieses zeitliche Zusammentreffen legte mir die Vermutung nahe, dass Frau Q. ihre libidinösen Energien (d.h. ihre erotischen/sexuellen Gefühle und Bedürfnisse) vollends vom Mann auf den Sohn gerichtet hatte. Fraglos geht es hier nicht um offenkundige sexuelle Handlungen, sondern um unbewusste Bedürfnisse und Gefühle, die sich auf subtile Weise im Verhalten ausdrücken.

Frau Q. äußerte, dass sie gern das Gefühl habe, von Peterle gebraucht und gemocht zu werden. Sie meinte, dass vielleicht viele Gefühle auf Peterle gelenkt würden und dass ihm das zuviel sein könnte. Es gab keinen Konflikt in der Ehe, außer wenn es um Peterle ging. Herr Q. meinte, Peterle habe die Mutter mehr im Griff und könne sie um den Finger wickeln. Jedenfalls konnte es Frau Q. nicht lassen, sich abends zu Peterle ans Bett zu setzen, wenn er Ängste äußerte, obwohl ich mit beiden Eltern ein Experiment vereinbart hatte, wonach sie beide nicht mehr auf Peterles Forderung eingehen und sich abends zu ihm ans Bett setzen sollten. Die Mutter konnte bis zum Schluss der Therapie nicht davon lassen, auch als die Angst von Peterle vor den Klassenarbeiten schon längst erledigt war. Sie gab zu, nicht konsequent zu sein. Sie begründete das damit: »Ich mache mir Sorgen, ob es für Peterle gut ist, ganz zu verzichten.«

Der letzte Satz ist aufschlussreich. Die Mutter meinte, dass es nicht gut für den Sohn sei, ganz darauf zu verzichten, dass sie bei ihm abends am Bett sitze und ihm in dieser Hinsicht eine besondere Zuwendung gebe (ähnliches gilt auch für andere Inkonsequenzen der Mutter gegenüber Peterle). Der Satz bedeutete im Klartext, dass *die Mutter* nicht bereit war zu verzichten; *sie* war nicht bereit, Peterle Grenzen zu setzen und sein Begehren klar zurückzuweisen.

Es ist Teil der normalen psychosexuellen Entwicklung, dass der Sohn die Mutter erotisch-sexuell begehrt. Soweit die Mutter dem Sohn klare Grenzen setzt, gibt der Sohn sein Begehren früher oder später auf und es kommt zu keinem inneren Konflikt. Frau Q. hat es an einer hinreichend klaren Grenzsetzung vermissen lassen, weil ihr das Begehren von Peterle recht kam und auf ihre erotisch-sexuellen Gefühle für den Sohn traf. Das heißt, dass sie Peterle als Objekt ihrer erotischen Bedürfnisse und Gefühle mehr oder weniger an die Stelle des Ehemannes setzte. Auf diesem Hintergrund wird auch verständlich, weshalb für Peterle sein Vater der »Einmischer« war, wie er ihn häufig titulierte, nämlich der Einmischer in die libidinöse Beziehung zwischen ihm und seiner Mutter.

Peterle reagierte mit Angst auf diese Situation. Seine Angst hatte verschiedene Ebenen bzw. Quellen. Mit seiner Angst vor dem Einschlafen ermöglichte er es seiner Mutter, sich abends zu ihm ans Bett zu setzen, um ihn zu beruhigen und sich auf diese Weise einer möglichen intimen Nähe zu ihrem Mann zu entziehen. In dieser Hinsicht war die Angst ein manipulatives Mittel. Peterle hatte aber insgeheim wirklich Angst, wie der projektive Test zeigte. Als tiefer liegenden Grund für die Angst von Peterle muss man die Angst vor der Strafe des Vaters annehmen, weil er die Mutter allein für sich haben wollte. In der Familienaufstellung mit Tieren stellte er den Vater als Wolf, also als gefährlich dar. Seine Selbstdarstellung als Tiger, also als noch gefährlicher und mächtiger, zeigt seine Größenvorstellungen, aber auch das Potenzial seiner unterdrückten Aggressionen. Schließlich hat die Angst noch eine weitere Seite: sie ist auch eine Angst vor der

Grenzenlosigkeit, vor dem Abgrund, vor der symbiotischen Verschmelzung mit der Mutter.

Schließlich ist noch die doppelte Darstellung der Mutter als Kuh und Schafbock bemerkenswert: sie zeigt eine Ambivalenz seiner Gefühle ihr gegenüber an. Man kann die »Kuh« als die Seite seiner Mutter verstehen, die Milch gibt, also die elementare nährende Seite, während der Schafbock die Seite darstellen könnte, die ihm »stinkt«, nämlich die Last ihrer Erwartungen an ihn als Ersatz-Ehemann zu tragen.

Im Zusammenhang mit der subtilen Grenzüberschreitung von Frau Q. ist noch eine Verhaltensweise bemerkenswert, nämlich ihre Neigung, sich aufzuopfern bzw. sich als Aufopfernde darzustellen. Das zeigte sich einmal in Beziehung zu ihrem pflegebedürftigen Vater – dort könnte auch der Ursprung dieser Neigung liegen. In Bezug auf ihre Familie redete sie von »wir«, aber ihre eigenen Bedürfnisse wurden dabei nicht ersichtlich. Sie versprach, etwas an ihrem Sexualverhalten zu ihrem Mann zu verändern, »damit es allen besser geht«, – also nicht etwa deshalb, dass sie mehr Spaß an das Sexualität haben möchte. *Diese Verbindung zwischen Grenzüberschreitung und Aufopferung findet sich mehr oder weniger überall.*

Die Rolle des Vaters in dieser Inszenierung war anfangs ebenfalls schwer zu greifen. Der Vater hatte eine zögerliche, bedenkliche bis resignative Haltung. Seine Mitwirkung lag in seiner Passivität gegenüber seiner Frau. Er konfrontierte seine Frau nicht damit, dass sie ihm ihre Sexualität entzog und dass seine sexuellen Bedürfnisse unbefriedigt blieben. Er war nachgiebig und wagte in diesem Kernbereich von Intimbeziehung keine Auseinandersetzung, also auch keinen wirklichen Kontakt. Stattdessen wartete er ab, gab sich geduldig und zog sich zurück. Es ist anzunehmen, dass er sich von ihr abhängig fühlte. Seine zweifellos vorhandene, wenn auch unterdrückte Aggression richtete sich gegen den Sohn als Konkurrenten um die Mutter und äußerte sich in Bevormundung und Reglementierung des Kindes. Anstatt in die libidinöse Mutter-Sohn-Beziehung zu intervenieren, entwertete er in subtiler Weise den Sohn – auch eine Grenzüberschreitung.

In der ganzen Darstellung ist offen geblieben, warum Frau Q. ihre libidinösen Energien von ihrem Mann zurückzog und auf den Sohn verlagerte. Das könnte damit zu tun haben, dass sich Herr Q. seiner Frau gegenüber in einem Kernbereich von Nähe nicht als Mann, nicht als gleichberechtigter Partner, sondern wie ein kleiner Junge verhielt, der noch mütterliche Zuwendung sucht. Das würde die emotionale Abhängigkeit von seiner Frau erklären. Auf diesem Hintergrund wäre verständlich, dass er das Kind ursprünglich als Störenfried betrachtete, als Dritten, der die Zweisamkeit mit ihr störte. Wenn nun schon Frau Q. Gründe hatte, sich in ihrem Ehemann einen »kleinen Jungen« zum Mann zu nehmen, so ist es nur konsequent, dass sie sich dann wirklich einem kleinen Jungen – ihrem Sohn – zuwandte. Ich muss die Erörterung der Hintergründe an dieser Stelle allerdings abbrechen, weil ich keine weiteren Informationen über die Hintergründe und Herkunftsfamilien der beiden Eltern zur Verfügung habe.

Was hat nun die Veränderung während der Therapie, das Verschwinden der Ausgangssymptomatik bewirkt? Die deutlichste Veränderung lag im Verhalten des Vaters zum Sohn: der Vater verzichtete auf Bevormundung und Reglementierung, auf verdeckte und offene Aggressionen und erwartete von Peterle nicht mehr die Vernunft eines Erwachsenen. Stattdessen gab er dem Sohn mehr Aufmerksamkeit und liebevolle Zuwendung, die durchaus mit festen Grenzsetzungen gepaart war. Er gab dem Sohn also mehr Unterstützung. Die Mutter hatte auch ein paar Verhaltensweisen gegenüber Peterle verändert, nicht aber im Kern die libidinöse Übertragung auf den Sohn. Auch in der Intimbeziehung des Paares selbst schien sich nicht viel verändert zu haben, wenn auch nicht übersehen werden soll, dass beide bewusster miteinander umgingen.

Man muss also davon ausgehen, dass vor allem das veränderte Verhalten des Vaters das Verschwinden der Angst von Peterle bewirkt hat. Mit Sicherheit hat Peterle dadurch ein Stück von seiner Fixierung auf die Mutter losgelassen und sich dem Vater zugewandt. Die Angst vor der Bestrafung durch den Vater wie auch die Angst vor der symbiotischen Verschmelzung mit der Mutter traten dadurch in den Hintergrund. Man kann daran klarer erkennen, dass im Kontext einer Mutter-Sohn-Verstrickung die Rolle des Vaters genauso wichtig ist wie die der Mutter.

Auf der theoretischen Ebene wird anhand dieses Materials deutlich, dass jedes Kind in seinem Reifungsprozess unabhängig werden will, auch der Sohn von der Mutter. Dazu braucht das Kind die Unterstützung des Vaters. Kein Kind will in einer frühen Entwicklungsphase stehen bleiben (dahingestellt, ob es eine symbiotische Phase überhaupt gibt), auch wenn sie aus späterer Sicht in mancher Hinsicht paradiesisch erscheint, außer wenn die frühere Phase hinreichend unbefriedigend oder dramatisch verlaufen ist.

Zusammenfassung Peterle

Konstellation der Eltern: gewährend-verführende Mutter; leicht rigider, resignativer Vater.

Reaktion des Sohnes: Angst-Symptomatik.

5.2 Manfred im Würgegriff der Mutter

Manfred war für einen zwölfjährigen Jungen schon recht groß und kräftig entwickelt. Dabei hatte er eine blasse Gesichtsfarbe und ein teigiges Aussehen und machte einen gelangweilten und wurschtigen Eindruck. Er besuchte die 6. Klasse des Gymnasiums. Sein Vater war Ende 30, angestellter Naturwissenschaftler, die Mutter Mitte 30, ebenfalls Naturwissenschaftlerin, selbstständig tätig. Manfred hatte zwei sehr viel jüngere Brüder, dreieinhalb und anderthalb Jahre alt.

Symptomatik: Manfred hatte seit 7 Jahren Asthma. Aber er nahm seine Medikamente nicht selbstständig, sondern nur unter Kontrolle der Mutter. Da er die Medikamente nicht regelmäßig nahm, hatte er vor kurzem einen schlechten Lungenfunktionstest. Seit einem dreiviertel Jahr hatte er einen starken Leistungsabfall in der Schule: er war geistig abwesend und arbeitete nicht mit, machte keine Hausaufgaben. Dazu »schummelte« er, d.h. er belog die Lehrer. Zu Hause stahl er manchmal Geld (einmal 100, einmal 200 DM usw.), wodurch sich die Mutter sehr verletzt fühlte.

Zusammengefasst zeigte Manfred also folgende Symptome: Verweigerung gegenüber Mutter und Schule; dissoziales Verhalten (Stehlen, Lügen); Motivationsschwäche; geheime Suizidgedanken (im TA-Test); psychosomatische Störung (Asthma).

Die *Mutter* erwartete von der Therapie, dass Manfred lernen sollte, seine Medikamente selbstständig regelmäßig einzunehmen; das heißt, dass ich ihn zu einem angepassten Verhalten konditionieren sollte. Die psychosomatischen Symptome sollten nicht behandelt werden. Die Mutter beharrte darauf, dass das Problem allein bei Manfred läge, in seiner »Eigenart«, nicht in der Beziehung zwischen ihr und Manfred, wie ich im Eingangsgespräch mit Mutter und Sohn vorschlug. Sie gab ihm allein die Schuld. Ich sollte ihm also in der Therapie seine Eigenart austreiben.

Der *Vater* arbeitete seit 7 Jahren an weit entfernten Orten (während dieses Zeitraums in drei verschiedenen Großstädten), war also während der Woche abwesend und nur am Wochenende zu Hause bei seiner Familie. Er äußerte, dass er während der Woche nur arbeite, aber am Wochenende seiner Familie gehöre. Manfred beklagte sich über seine Abwesenheit und meinte, dass er mehr Freiräume hätte, wenn sein Vater öfter da wäre. Manfred mochte seinen Vater. Das Erstgespräch und die weiteren Elterngespräche führte ich überwiegend mit der Mutter; der Vater kam nur zweimal zu einem Gespräch zu mir.

Lebensgeschichte

Manfred war Wunschkind. Der Vater war bei seiner Geburt 26, die Mutter 23 Jahre alt. Sie waren erst ein Jahr verheiratet, kannten sich aber schon lange vorher. Die Geburt war sehr problematisch: nach Darstellung der Mutter »ging nichts mehr« und Manfred musste mit Not-Kaiserschnitt zur Welt gebracht werden. *(Man könnte spekulieren, dass die Mutter das Kind von Anfang an nicht hergeben wollte.)* Er wurde 6 Monate gestillt, dann blieb die Milch weg. Mit 5 Monaten bekam er Neurodermitis, die mit 3½ Jahren wieder verschwand.

Als Manfred einige Monate alt war, erkrankte die Mutter der Mutter und starb nach etwas mehr als einem Jahr. Manfreds Mutter hing sehr an ihrer Mutter und zog während deren Krankheit mit Manfred zu ihren Eltern, um ihre Mutter zu pflegen. Der Tod der Mutter der Mutter sei viel gravierender als die Beziehung zu ihrem Mann gewesen, äußerte sie. Man kann vermuten, dass die Mutter von Manfred eine ungelöste symbiotische Beziehung zu ihrer eigenen Mutter hatte.

Therapieverlauf

Die Eltern waren zu nicht mehr als einer Kurzzeittherapie (25 Stunden plus 6 Elterngespräche) bereit. Ich versuchte, die Mutter dazu zu bewegen, Manfred mehr Verantwortung zu übertragen. Dazu arbeitete ich mit ihr und Manfred und zum Teil mit dem Vater entsprechende Vereinbarungen aus. Allerdings hielt sich die Mutter dann überhaupt an keine Vereinbarungen bzw. widerrief getroffene Vereinbarungen und kontrollierte unverändert weiter die Einnahme der Medikamente und die Hausaufgaben. Der Vater hielt sich ebenfalls nicht an die Vereinbarungen, indem er entgegen der Verabredung weiter die schulischen Leistungen von Manfred kontrollierte. Die Mutter versuchte auch, die Therapie zu kontrollieren. Sie war eifersüchtig darauf, dass Manfred mit mir vertrauliche Gespräche führte; sie wollte jeweils von Manfred den genauen Inhalt der Therapiesitzungen wissen.

In den Therapiestunden verhielt sich Manfred genauso desinteressiert und wurschtig wie zu Hause. Er äußerte zu mir: »Krankheit, Medizin und Mutter sind mir scheißegal.« Daran ist der gemeinsame Nenner seiner Probleme mit der Mutter bemerkenswert. Interessanterweise zeichnete Manfred einmal seine Mutter als Kuh ohne Euter, die im Hinterteil ein Esel ist, ein Hinweis darauf, dass in seinem Erleben die nährende Seite der Mutter gefehlt hat.

Die Karten für eine grundlegende Veränderung in den Familienbeziehungen und des Verhaltens von Manfred standen also schlecht. Im Endergebnis war die Therapie allerdings doch nicht ganz erfolglos, da Manfred von seinem selbstdestruktiven Verhalten etwas abließ und ein wenig mehr Verantwortung übernahm, während die Mutter auf der anderen Seite ein bisschen Zuversicht gewann, dass sich bei Manfred doch etwas zum Positiven verändern könnte.

Familien- und Psychodynamik

Die Mutter übte eine starke Kontrolle über die Familie aus. Der Ehemann entzog sich teilweise dadurch, dass er an weit entfernten Orten arbeitete und nur an den Wochenenden nach Hause kam. Des Weiteren war er sehr leistungsorientiert und setzte seine Arbeit an die erste Stelle. Es handelte sich also um eine doppelte »Flucht«: in die berufliche Leistung und an einen weit entfernten Ort. Mit dieser Flucht entzog sich der Mann weitgehend dem direkten Kontakt und der Konfrontation mit seiner Frau und ließ sie mit den 3 Kindern allein. Er ließ Manfred an seiner Stelle, als Ersatz für sich zurück. Dazu dürfte auch ein Schuldgefühl gegenüber seiner Frau beigetragen haben. Ein weiteres Schuldgefühl dürfte er gegenüber Manfred entwickelt haben. (Im Gespräch mit mir war er sehr empfindlich gegen vermeintliche Schuld-Vorwürfe.) Zur Stellung von Manfred als Ersatz-Ehemann während der Woche kam noch seine Rolle als Ersatz-Vater für die beiden sehr viel jüngeren Brüder hinzu.

Die Mutter von Manfred dürfte aufgrund einer eigenen ungelösten symbiotischen Fixierung auf ihre Mutter versucht haben, ihren erstgeborenen Sohn selbst in einer symbiotischen Abhängigkeit zu sich zu halten. Sie betrachtete ihn als Anhängsel ihrer Person, nicht als eigenständige Persönlichkeit. Er durfte nicht selbstständig und für sich selbst verantwortlich werden. Die einzige mögliche Eigenständigkeit von Manfred gegenüber der Kontrolle seiner Mutter bestand in der Verweigerung, im passiven Widerstand, auch um den Preis eines selbstschädigenden Verhaltens (unregelmäßige Medikamenteneinnahme, Verweigerung in der Schule). Damit konnte er seine Mutter am meisten treffen, da sie große Pläne mit ihm hatte. Eine weitere Form des Widerstands und der indirekten Aggressionen war sein asoziales Verhalten wie Stehlen und Lügen; damit konnte er seine Mutter sehr verletzen.

Der Beginn der Asthmaerkrankung datiert auf den Zeitpunkt der Beginn der Abwesenheit des Vaters: seitdem war Manfred voll im Würgegriff der mütterlichen Kontrolle. Hinter seinem sichtbaren dissozialen Verhalten und seiner Verweigerungshaltung stand eine depressive Neigung, die sich in Motivationsschwäche und versteckten Suizidgedanken äußerte. Der Vater ließ Manfred nicht nur im Alltag im Stich, sondern unterstützte auch die Mutter bei den Leistungsanforderungen in der Schule, da er selbst sehr leistungsorientiert war.

Diese familiäre Dynamik produzierte nicht nur die konkrete Symptomatik von Manfred, sondern prägte sein Lebensgefühl und letztlich auch seine Persönlichkeitsstruktur grundlegend: er entwickelte eine Haltung von Verweigerung, Rückzug und Resignation, die in Langeweile, Interesselosigkeit und Überdruss mündete.

Zusammenfassung Manfred

Konstellation der Eltern: kontrollierende, symbiotisch-verschlingende Mutter; sich entziehender, leistungsorientierter Vater.

Reaktion des Sohnes: verweigerndes, selbstschädigendes, resignatives und dissoziales Verhalten gegenüber Mutter und Schule; psychosomatische Asthma-Erkrankung.

5.3 Silvio »scheißt« ihr etwas

Silvio war ein aufgeweckter, blasser, sechsjähriger Junge in der ersten Klasse Grundschule. Seine Reaktion im Erstgespräch ist mir in unvergesslicher Erinnerung geblieben: als ihm die Mutter sein Einkoten vorwarf, stand er trotzig zu seinem Verhalten und sagte: »Ja, so ist es.«

Seine 43-jährige unverheiratete Mutter war eine große, verhärmte, herbe Frau. Sie lebte allein mit Silvio und arbeitete als Bedienung in der Gastronomie. Zu seinem 33-jährigen Vater hatte er seit Kleinkindzeiten keinen Kontakt mehr. Der Vater wohnte in der Nähe und übernahm selbstständige Gelegenheitsarbeiten.

Symptomatik: Silvio kotete ein. Er hatte seit der Zeit als Kleinkind nie damit aufgehört, das heißt, er war nie sauber geworden. Bisher (d.h. vor Therapiebeginn) hatte stets die Mutter nach dem Einkoten seine Hosen ausgewaschen.

Die Mutter beschrieb recht klar und unverblümt, dass sie Silvio schon immer als Erwachsenen angesehen und behandelt hat. Sie redete zu ihm wie zu einem Erwachsenen und erwartete vernünftiges Verhalten. Sie erklärte, dass sie sich »tierisch« aufrege, wenn Silvio sich nicht entsprechend ihren Erwartungen verhielt. Sie befürchtete außerdem, dass Silvio wie der Vater werden und eine asoziale oder gar kriminelle Karriere einschlagen würde. Von einem Kontakt zu Silvios Vater und dessen Familie wollte sie nichts wissen. Sie meinte, dass Silvio in ihrem Bekanntenkreis genügend männliche Bezugspersonen hätte.

Lebensgeschichte

Die Eltern von Silvio lebten vor seiner Geburt vier Jahre lang zusammen. Der Vater war 9 Monate lang vor der Geburt von Silvio wegen Alkohol- und Drogenabhängigkeit in stationärer Therapie. Nach der Geburt von Silvio taten sich die Eltern wieder zusammen. Da er ständig andere Frauen hatte, trennte sich schließlich Frau F. von ihm. Er hatte einen Rückfall mit Alkohol und Drogen und kam für 16 Monate ins Gefängnis. Danach heiratete er eine andere Frau.

Frau F. hatte mit Silvio eine schwere Geburt: Die Nabelschnur war um seinen Hals gewickelt, aber er trug keine Schäden davon. Das erste Lebensjahr beschrieb die Mutter als anstrengend, da sie ständig Auseinandersetzungen mit dem Vater hatte. Sie stillte 3 Monate, dann brach sie ab, da es sie aggressiv machte, dass sie immer nur geben musste. Silvio konnte mit einem Jahr laufen, begann aber erst nach 3 Jahren zu sprechen, als er in den Kindergarten kam. Die Mutter hat von Anfang an – schon im ersten Lebensjahr von Silvio – wieder gearbeitet. Sie war zu unruhig, um es zu Hause auszuhalten.

Zu ihrem biographischen Hintergrund erzählte die Mutter, dass ihre Eltern sich scheiden ließen, als sie 2 Jahre alt war. Sie kam zu den Großeltern mütterlicherseits. Dort wurde sie vom Opa und vom Onkel sexuell missbraucht. Sie äußerte: »Mein Leben war Scheiße«, schon vor der Geburt von Silvio, und danach wurde es schlimmer, da sie ständig an ihre eigene Kindheit denken musste. Ich erwiderte ihr spontan: *»Ihr Leben war Scheiße, und nun scheißt Ihnen Ihr Sohn etwas.«* Mit dieser provokativen Bemerkung wollte ich sie zum Nachdenken anregen. Der Versuch einer eigenen Therapie vor weniger als einem Jahr hatte Frau F. nach eigenen Angaben nichts gebracht, da sie nach einer Weile nichts mehr zu erzählen wusste.

Vor der Beziehung zu Silvios Vater hatte Frau F. eine zehnjährige Beziehung zu einem Mann, danach nur sporadische Männerkontakte. Nach der Trennung von Silvios Vater lebte sie einige Jahre lang mit ihrem schwulen Arbeitgeber und dessen Freund zusammen. Die beiden wurden zu den männlichen Bezugspersonen von Silvio. Frau F. beschrieb sich so, dass sie sehr auf das Geld fixiert sei, weil sie davon Sicherheit erwarte. Sie mochte Deutschland nicht und hatte den Traum, für immer am Meer zu sitzen.

Der Vater von Silvio stammte von einem italienischen Vater und einer spanischen Mutter, die in Deutschland lebten. Mehr ist mir über seine Herkunftsfamilie nicht bekannt.

Therapieverlauf

Schon zu Beginn der Therapie übertrug die Mutter Silvio die Verantwortung für das Auswaschen seiner beschmutzten Hosen, anstatt es weiterhin selbst zu machen. Sie begann, ihn besser zu behandeln und versprach ihm, nicht mehr grundlos an ihm herumzumeckern. Sie nahm das Einkoten als Anlass, über sich und ihr Verhalten nachzudenken. Sie reduzierte ihre Hektik. Dadurch reduzierte sich die Frequenz des Einkotens auf einmal pro Woche oder einmal alle 2 Wochen.

In den ersten Sitzungen mit Silvio allein kamen im Spiel einige Aggressionen von ihm zum Vorschein. Es war ihm sehr wichtig, im Spiel zu gewinnen. Ich hatte den Eindruck, dass eine Niederlage – selbst im Spiel – schlimm für ihn wäre. Nachdem sich das Verhältnis zu seiner Mutter gebessert hatte, lud er sie ein, an den Spielstunden teilzunehmen. Er hielt seine Mutter zärtlich an der Hand – wie ein frisch Verliebter. Wir spielten einige Stunden lang zu dritt, meistens Silvio und Mutter als Team gegen mich. Die Mutter gestand mir, dass sie beim Spiel Spaß hatte, was sonst in ihrem Leben kaum vorkam. Ich verstand, dass Silvio seiner Mutter eine Freude machen wollte, indem er sie zum Spielen einlud. Ich war gerührt über so viel Fürsorge des Kindes. Auch das Erlebnis der Dreier-Konstellation – Mann, Frau, Kind, wie eine vollständige Familie – dürfte für Silvio wichtig gewesen sein.

In den Dreier-Sitzungen konnte ich beobachten, dass das Meckern der Mutter über Silvio keineswegs völlig verschwunden war. Frau F. ließ immer wieder spitze Bemerkungen gegen Silvio los, die verletzend und demoralisierend wirkten. Ich verstand das als Ausdruck von verdeckten Aggressionen gegen Silvio, die daraus resultierten, dass sie sich seinetwegen in ihrem Leben so stark einschränken musste.

Die Symptomatik besserte sich weiter, das heißt die Frequenz des Einkotens nahm weiter ab. Die Mutter wurde gelassener und entspannter und achtete auch mehr auf sich selbst. Sie war deshalb bereit, den Kontakt von Silvio zu seinem Vater zuzulassen, als sie ihn einmal zufällig traf. Ich lud den Vater zu einem Elterngespräch ein und vereinbarte mit ihm weitere Kontakte zu Silvio.

Nachdem Silvio seinen Vater öfter gesehen hatte, wurde er patziger zu seiner Mutter. Sie erzählte, dass er sie kürzlich einmal für 10 Minuten verlassen hatte, als er ärgerlich auf sie war. Er wurde selbstbewusster und ließ sich nicht mehr so viel gefallen. Er wirkte sogar körperlich größer und stärker.

Allerdings gab es auch Rückfälle, d.h. Silvio kotete wieder öfter ein, als Frau F. wieder zusätzlich arbeitete. Sie meinte, dass Silvio auf sie fixiert sei. Sie äußerte: »Das tut mir leid, das zerreißt mich, dass ich ihn dann im Stich lasse.« Sie hatte ein schlechtes Gewissen, über »alles zusammen«, und insbesondere wegen ihrer Arbeit, weil sie dabei Silvio allein lassen musste. Ich habe diese Passage wörtlich zitiert, weil sie einen klaren Einblick zum Verständnis von Frau F. eröffnet. In ihrer Äußerung kam ein tiefer Schmerz zum Ausdruck, dass sie Silvio allein lassen musste. Dahinter stand ihr eigener Schmerz, dass sie selbst als Kind alleingelassen wurde. Nun fügte sie ihrem eigenen Kind genau das zu, was ihr selbst angetan wurde: sie ließ ihn allein und sie missbrauchte ihn als Partner. Man kann auch nicht sagen, dass ihr Verhalten aus zwingenden, z.B. ökonomischen Gründen unvermeidlich war. Sie hatte schon im ersten Lebensjahr von Silvio aus innerer Unruhe heraus wieder angefangen zu arbeiten, weil sie es nicht allein zu Hause aushielt.

Um Silvio einen verlässlichen Rückhalt zu schaffen, regte ich mehrmals bei Frau F. an, mit dem Vater eine verbindliche Besuchsregelung zu vereinbaren. Das war ihr nicht so recht; sie wolle keine starre Regelung, meinte sie, sondern die Besuche beim Vater flexibel handhaben. Da die Sprunghaftigkeit und Unzuverlässigkeit des Vaters ihr bekannt waren, eröffnete sie hier das Einfallstor dafür, dass der Vater die Beziehung zu seinem Sohn wieder vernachlässigen könnte.

An dieser Stelle wurde schon sichtbar, dass Silvio nicht zu unabhängig von ihr werden durfte. Sie beendete dann auch die Therapie nach 25 Stunden, als über einige Monate lang keine Symptome bei Silvio mehr aufgetreten waren, obwohl ich erklärte, dass zur Stabilisierung und Konsolidierung eine Fortsetzung der Therapie notwendig sei. Trotz des Verschwindens der Ausgangssymptomatik war ja die Abhängigkeitsbeziehung zwischen Mutter und Sohn keineswegs hinreichend bearbeitet. Auch die Elterngespräche mit mir wurden ihr lästig, da sie nicht weiter an ihre wunden Punkte rühren wollte.

Dennoch kann sich das Ergebnis der Kurzzeittherapie sehen lassen. Silvio kotete nicht mehr ein, sondern war ausgeglichener, fröhlicher und offener geworden. Frau F. hatte viel in ihrem Leben verändert. Sie arbeitete nicht mehr so verbissen und sie machte mehr Urlaub. Sie trieb Sport und hatte Spaß dabei. Sie war heiter, gelassener und zuversichtlicher geworden. Sie kam besser mit Silvio aus und konnte ihn eher so nehmen, wie er war, nämlich als Kind. Ungelöst war ihre Angst um ihre Versorgung im Alter und ihre innere Unruhe, die sie von Ort zu Ort trieb. Sie hatte auch keinen Partner, was sie auf die Männer schob, ohne ihren eigenen Anteil daran zu sehen.

Familien- und Psychodynamik

Die Mutter von Silvio war auf Grund ihrer eigenen traumatischen Kindheitserfahrungen (Trennung von den Eltern nach deren Scheidung im Alter von 2 Jahren sowie sexueller Missbrauch durch Verwandte) nicht in der Lage, eine dauerhafte befriedigende Beziehung zu einem erwachsenen Partner zu entwickeln. Sie hatte selbst noch starke kindliche Bedürfnisse nach elterlicher Fürsorge. Silvio hat vermutlich schon als Säugling und Kleinkind zu wenig Resonanz und Spiegelung für sich und seine Affekte und Bedürfnisse bekommen, da die Mutter ja selbst noch solche Bedürfnisse hatte. Nach dem Scheitern der Beziehung zu Silvios Vater übertrug sie vollends ihrem Sohn eine Art Elternrolle, um sich vor Einsamkeit und Leere zu schützen. Dass das Kind kein wirklicher Schutz vor der Einsamkeit war, bemerkte sie später einmal in der Therapie: sie habe sich 7 Jahre lang mit Silvio einsam gefühlt und sich in die Arbeit verkrochen. Daneben dürfte die Beziehung zum Sohn auch eine erotische Seite gehabt haben, z.B. kam Silvio regelmäßig zur Mutter ins Bett.

Der Vater von Silvio war unreif und nicht willens oder nicht in der Lage, Verantwortung für Partnerschaft und Kind zu übernehmen. Seine Alkohol- und Drogenabhängigkeit zeigen eine haltlose Persönlichkeit an. Er ließ deshalb seinen Sohn einfach im Stich, anstatt sich um ihn zu bemühen oder gar gegen den Widerstand der Mutter um ihn zu kämpfen (was in Anbetracht des Grolls, den seine Ex-Partnerin gegen ihn hatte, wohl auch nötig gewesen wäre).

Die Symptomatik des Einkotens hat zwei metaphorische Bedeutungen. Einerseits »scheißt« Silvio seiner Mutter etwas – als Quittung für den Missbrauch als

Elternteil und als Partner, als Ausdruck von verdeckter Aggression und vor allem von Verachtung für ihre Schwäche als Mutter. Andererseits ist es auch als ein Zeichen von Angst anzusehen, wenn jemand »in die Hose scheißt«. Wovor hatte Silvio Angst? Wohl vor den für ihn unerfüllbaren Ansprüchen seiner Mutter, nämlich dass er ihr wie ein erwachsener Partner oder gar wie ein Elternteil genügen sollte.

Zusammenfassung Silvio

Konstellation der Eltern: leidend-verführende Mutter (d. h., dass sie durch ihr eigenes Leiden den Sohn zum Mitleiden und zur Sorge für sie verführte); abwesender, haltloser und dissozialer Vater.

Reaktion des Sohnes: Einkoten als Ausdruck einerseits von versteckter Aggression und Verachtung, anderseits von Angst vor dem Ausgeliefertsein an die Mutter.

5.4 Die eifersüchtige Gottheit von Florian

Die Mutter des fünfjährigen Florian war eine schmale Frau Mitte 30 mit einem spitzen Gesicht. Sie war so dünn, dass sie den Eindruck einer Magersüchtigen machte. Von Beruf war sie Erzieherin, blieb aber zu dieser Zeit zu Hause und lebte von Arbeitslosenhilfe. Sie erzog ihren Sohn allein. Zum Vater von Florian hatten beide schon lange keinen Kontakt mehr, obwohl er am gleichen Ort lebte.

Frau S. schilderte die folgende **Symptomatik**. Florian sei sehr verschlossen, ein Meister der Verstellung. Er komme mit seinen Emotionen nicht klar, fresse ewig in sich hinein, dann explodiere er und schlage zu, zu Hause nach der Mutter und im Kindergarten nach andern Kindern. Dabei heule er fürchterlich, und hinterher tue ihm sein Verhalten leid. Er schwanke zwischen den Extremen von Aggression und völligem Rückzug. Beim Rückzug vermeide er jeden Augenkontakt, rede kaum und gehe ihr aus dem Weg.

Weitere Symptome, die mir Frau S. einige Monate später berichtete, waren regelmäßiges Einnässen, tagsüber in die Hose, nachts ins Bett. Ab und zu kotete Florian auch ein. Frau S. erzählte noch, dass sie wegen einer pädagogischen Fortbildung Florian ab und zu 3 bis 4 Tage zu einer Tante gab und dass Florian darauf aggressiv reagierte.

Lebensgeschichte

Frau S. kam zwei Jahre vor der Geburt von Florian aus einem neuen Bundesland nach F., begann eine Erzieherausbildung und lernte den Vater von Florian kennen. Dann erkrankte ihr Partner an Krebs. Während der Schwangerschaft trennte sie sich von ihm, weil er ständig eifersüchtig gewesen sei, sie kontrolliert und ständig angerufen habe. Es habe ein wechselseitiges Misstrauen geherrscht. Frau

S. zog zurück in ihre Heimatstadt W. Die Schwangerschaft sei schlecht, doch das 1. Lebensjahr von Florian gut gewesen, sagte sie. Als Florian 1 Jahr alt war, arbeitete sie wieder voll und gab Florian in den Kindergarten. Ihre Eltern hätten sie absichtlich nicht unterstützt, meinte sie. Anfangs verhielt sich Florian noch normal, doch nach einem Vierteljahrahr weinte er, wehrte sich gegen sie und lehnte sie ab. Nach einem halben Jahr kam er wieder auf sie zu.

Als Florian 2 Jahre alt war, hatte sie einen Partner. Zwischen ihm und Florian habe eine gute Beziehung bestanden, es sei Liebe auf den ersten Blick gewesen. Die Beziehung dauerte anderthalb Jahre. Dann bekam sie einen Bandscheibenvorfall. Über diesen Zeitraum berichtete mir Frau S. in einem schriftlichen Lebenslauf wörtlich: »Im Alter von 2 bis 3½ Jahren war Florian oft auf sich gestellt. Ich habe mich nicht so um ihn gekümmert, wie es hätte sein sollen. Er hat sich im Prinzip alles, was er brauchte, allein beschafft und sich versorgt (anziehen, essen, ins Bett gehen, spielen etc.). Ich konnte nicht mal mit ihm reden, ich konnte überhaupt nicht mehr reden, nur heulen oder abwesend sein und vor mich hinstieren. So war es zu Hause. Ich war eigentlich überhaupt nicht da, habe in einer Traumwelt gelebt und habe viel Kraft aufgewandt, um das vor der Umwelt zu verbergen. Nur Florian hat mich so erlebt, und er ging mir aus dem Wege. Manchmal gelang es mir, meine Lethargie zu durchbrechen, dann war er sehr glücklich. Die einzige Nähe, die ich ihm geben konnte, war, ihn abends in den Arm nehmen und mit ihm angekuschelt zu schlafen.«

Als Florian 4 Jahre alt war, zog Frau S. wieder weg aus ihrer Heimatstadt und erneut nach F. Sie arbeitete in einem Kindergarten und wohnte in einem Problemgebiet, wo Florian gleich von anderen Kindern verprügelt wurde. Danach mied er lange Zeit andere Kinder. Der Vater von Florian lehnte jeden Kontakt ab.

Herkunftsfamilie der Mutter: Der Vater war zu DDR-Zeiten Sozialwissenschaftler, jetzt im Alter von 64 Jahren Rentner. Die Mutter war 2 Jahre älter, von Beruf Erzieherin. Frau S. hat einen 5 Jahre jüngeren Bruder.

Über ihre früheste Kindheit konnte Frau S. nichts berichten. Mit 3 bis 5 Jahren besuchte sie den Kindergarten. Mit 4 Jahren hatte sie Hautausschläge und häufig Blasenentzündungen. Ab 5 Jahren, als die Mutter schwanger war, ging Frau S. nicht mehr in den Kindergarten. Bis zu ihrem Alter von 6 Jahren war ihre Mutter zu Hause geblieben. Alles sei in Ordnung gewesen. Sie dachte immer, dass sie eine glückliche Kindheit gehabt habe, jetzt allerdings nicht mehr. Erst mit 7 Jahren kam Frau S. in die Schule, »weil sie so dünn war«. Sie vergaß vor Schreck, wie sie hieß, wenn sie gefragt wurde.

Über das Verhältnis zu ihren Eltern berichtete Frau S. , dass sie den Vater lieber hatte als die Mutter. Er war ruhig und hat nicht viel mit ihr gemacht, ihr aber bei schulischen Schwierigkeiten geholfen. Die Eltern waren sehr verschieden und hatten die Wohnung zwischen sich aufgeteilt. Die Tochter war am liebsten im Arbeitszimmer des Vaters; sie dachte viel über seinen Beruf nach.

Die Mutter hatte das letzte Wort in der Familie. Der Vater ließ die Mutter machen. (Dabei brach Frau S. in Tränen aus.) Frau S. hatte oft Streit mit der Mutter, schon von klein auf, ab 5 bis 6 Jahren. Die Mutter verstand sie nicht. Die Mutter wollte es allen recht machen; sie richtete sich danach, was die Leute sagen. Sie habe die ganze pädagogische Ideologie der DDR geglaubt und angewandt, meinte Frau S. Sie warf der Tochter vor, dass sie nicht die Norm erfülle. Sie habe nicht zu ihrer Tochter gehalten, – anders als der Vater, »der ist wie ich, nicht erpressbar«, meinte Frau S.

In der Schule war Frau S. sehr aggressiv und kämpfte gegen die Lehrer. Später, ab der 9. Klasse, wurde sie depressiv. Ihren ersten intimen Kontakt hatte sie mit 16 Jahren, ein Jahr später die erste längere Beziehung. Sie besuchte die Schule bis zum Alter von 17 Jahren. Nach einer zweijährigen Ausbildung arbeitete sie in der Landwirtschaft. Sie gab diese Arbeit wegen einer Allergie auf. Ab einem Alter von 20 Jahren arbeitete sie ohne Ausbildung 3 Jahre lang in einem Kindergarten und war damit überfordert. Danach verkaufte sie kunstgewerbliche Sachen. Sie engagierte sich politisch ein paar Jahre lang vor der Wende in der DDR.

Therapieverlauf

Ich berichte die ersten probatorischen Sitzungen etwas ausführlicher, da sich daraus recht anschaulich der Zustand der Beziehung zwischen Florian und seiner Mutter wie auch der innere Zustand von Florian erkennen lässt. In der ersten Sitzung schlug ich vor, zu dritt zusammen zu spielen. Florian wählte ein Piratenschiff, und die Mutter beteiligte sich mit dem zweiten (völlig gleichen) Schiff. Beide bezogen sich so ausschließlich aufeinander, dass kein Raum für meine Beteiligung blieb. Florian bekämpfte das Schiff der Mutter, warf es um usw. Beide gerieten in Streit darüber, wer der Chef sei. Am Schluss kettete Florian beide Schiffe zusammen – *ein treffendes Bild ihrer Beziehung*. Übrigens hielt Florian während des Spiels mit der Mutter durchaus Kontakt mit mir und schaute mich ab und zu an. Am Schluss umarmte er mich und bat um ein Glas Wasser.

Auch in der nächsten Sitzung mit Florian sollte die Mutter dabei sein. Florian wählte die Handpuppen: er als Zauberer, die Mutter als Polizist. Der Zauberer verwandelte den Polizisten in verschiedene Dinge, d.h. Florian übte Macht aus. Dann nahm er das Krokodil, um die Mutter zu verschlingen. Dann wählte Florian einen Igel und gab seiner Mutter den anderen Igel. Das nächste Spiel verlegte Florian in den Weltraum. Wieder gab es einen Kampf zwischen ihm und der Mutter um die Führung. Inhaltlich ging es darum, dass immer einer im Weltraum verloren ging. Die Mutter sagte, der sei an einer Schnur, doch im Spiel von Florian war keine Schnur. Der Verlorene (Florian) schrie mit halb erstickter Stimme verzweifelt um Hilfe.

In einer weiteren Sitzung wollte die Mutter nicht mehr mitspielen. Florian spielte deshalb mit mir. Wir führten Krieg gegeneinander mit den Piratenschiffen. Er konnte keine Niederlage, keinen Nachteil einstecken. Ich ließ mich deshalb versenken. Er setzte dann das Gemetzel alleine fort. Die Mutter erzählte, dass es zu Hause immer Streit bei solchen Spielen gäbe, weil sie selbst nicht verlieren wolle.

Die Therapie von Florian umfasste etwas mehr als 50 Einzelstunden bei einer Frequenz von einmal pro Woche. Zusätzlich kam Frau S. alle 4 Wochen zu einem Elterngespräch. Während der ersten Monate von Florians Therapie geriet

Frau S. in eine schwere depressive Episode. Sie hatte schwere körperliche Spannungszustände, Magenkrämpfe, Herzrasen, Angstzustände. Sie begab sich deshalb mehrere Monate lang in eine Tagesklinik. Florian wurde tagsüber betreut. Er sei zur Zeit gut drauf, teilte Frau S. mit. Er hatte vor einiger Zeit beschlossen, aus der Wohnung auf die Straße hinunterzugehen und dabei zunehmend Kontakte zu anderen Kindern angeknüpft. Florian hatte auch lange keinen Wutausbruch mehr gehabt und war nicht mehr weinend hochgekommen.

Frau S. berichtete eine Äußerung von Florian, dass er es gut finde, geboren zu sein, weil die Mutter ihn sonst nicht hätte. Er definierte also den Grund seiner Existenz als Nutzen für die Mutter. Sie erzählte, dass er lieb und zärtlich sei, dass er die Mama bei Abschied und Wiedersehen umarme und ihr Geschenke und Komplimente mache. Z. B. nannte er sie »meine liebste Schnuppermammi«. Er schien in einem Zustand von neuer Verliebtheit, in dem er um die Mutter warb. Allerdings berichtete Frau S. auch, dass Florian nach wie vor tagsüber in die Hose und jede Nacht in das Bett einnässe. Er habe auch schon ein paar Mal in die Hose eingekotet. Ein paar Mal hatte sie sich wie früher verhalten, nämlich ihn weg geschoben, weil sie seine Nähe nicht ertragen konnte. Zu dieser Zeit hatte sie schon seit längerem keinen Partner mehr.

Parallel zur Tagesklinik begann Frau S. eine Einzeltherapie bei einer Psychotherapeutin. Durch diese Therapie wurden starke Gefühls-Turbulenzen bei Frau S. ausgelöst. Sie hatte das Gefühl, dass sie um ihr Leben kämpfen müsse. Florian reagierte darauf, indem er ihr mehr aus dem Weg ging. Soweit er sie noch küsste und mit ihr schmuste, empfand sie ihn als aufdringlich. Beide konnten nicht essen. Im Gegensatz zu früher konnte sie allerdings jetzt mit ihm darüber reden und auf diese Weise eine Beziehung herstellen.

Frau S. berichtete, dass sie Florians Vater angerufen habe, dass er aber bei seiner Haltung geblieben sei und keine Beziehung mehr zu ihr wolle. Vor ein paar Monaten hatte sie schon einmal eine Verabredung mit ihm, die er absagte. Der Vater hatte Florian nur einmal kurz gesehen, als das Kind 5 Monate alt war. Sie erzählte bei dieser Gelegenheit, dass seine Heilung von der Krebserkrankung durch ihr Handauflegen bewirkt worden sei; sie habe es im Traum gelernt. Sie habe schon als Kind parapsychologische Fähigkeiten gehabt. Sie meinte, dass Florian diese Fähigkeit auch habe. Als sie einmal Migräne hatte, ließ sie Florians Hand auf ihren Kopf auflegen, und die Schmerzen waren weg. Schließlich erzählte sie noch, dass Florians Vater manchmal umgefallen sei und in fremden Sprachen geredet habe; dabei habe es an der Wand geknallt.

Um die Verbindung zu Florians Vater herzustellen, hatte ich selbst schon vor einer Weile an ihn geschrieben und um einen Gesprächstermin gebeten. Er hatte nicht geantwortet. Jetzt griff ich zum Telefonhörer und rief ihn an. Als er hörte, dass es um seinen Sohn ging, sagte er nur: »Kein Bedarf, Herr Doktor«, und legte sofort auf. Als ich sofort noch einmal wählte, ging er nicht mehr ans Telefon.

Während eines Aufenthalts bei ihren Eltern hatte Frau S. wieder eine schwere depressive Krise. Florian schlief öfter nachts bei ihr im Bett, oder sie kam in sein Zimmer und schlief bei ihm. Das tue ihr gut, sagte sie, insbesondere wenn sie durcheinander sei. Sie streichelte ihn und sang. Florian nässte auch bei ihr im Bett ein. Er sei immer noch sehr verschmust, erzählte sie. Er tue so, als ob er gleichberechtigt sei. Es falle ihr sehr schwer, entschlossen aufzutreten. Dabei lachte sie: es schien ihr also nicht so ernst mit einem entschlossenen Auftreten. Er küsse sie unheimlich viel. Es werde ihm schlecht, wenn sie einmal weg sei und er allein zu Hause warte. Schließlich erwähnte sie noch, dass sich Florian Männern an den Hals schmeiße. Zeitweise war Florian auch aggressiv, boxte und stieß sie zurück. Ab und zu gab es ein Gerangel um den »Chefplatz«.

In den Einzelstunden bei mir reagierte Florian zu dieser Zeit kaum auf meine Fragen und Vorschläge. Er verhielt sich fast auf eine autistische Weise zu mir. Dazu passend bauten wir einen Roboter zusammen. Wenn ihn die Mutter am Schluss abholte, schien sie krampfhaft auf ihn fixiert.

Nach ihren negativen Gefühls-Turbulenzen hatte Frau S. eine »kreative Explosion«, wie sie sagte. Es war der Eintritt in eine manische Phase. Sie war viel unterwegs, unternahm viel, hatte wenig Zeit für Florian und gab ihn häufig zu anderen Leuten. Sie warf sich auf die esoterische Naturerfahrung und entschloss sich, ihre eigene Psychotherapie zu beenden, da ihr die Abhängigkeit unerträglich sei. Parallel dazu verhielt sich Florian in den Stunden bei mir hyperaktiv. Er nützte jede Gelegenheit, um auf das Sofa zu hopsen; dazwischen drehte er sich mehrmals um die eigene Achse, zappelte herum, warf Sachen aus dem Spielzeugregal herunter usw. Er wählte aggressive Spiele wie Baseball. Am Schluss schüttelte er mir die Hand, als ob er sich für sein Verhalten entschuldigen wollte.

Da Frau S. Florian wegen ihrer vielen Aktivitäten häufig vernachlässigte, bahnte sich eine Krise zwischen Mutter und Sohn an. Nachdem sie einige Tage weggefahren und Florian solange ihren Eltern überlassen hatte, war Florian sehr aggressiv und frech. Sie komme nicht mehr an ihn heran, sagte sie. Nichts lief mehr. Florian beschimpfte sie und sie fühlte sich verletzt. Der Umgang zwischen Mutter und Sohn war selbst im Wartezimmer meiner Praxis so schlimm, dass mich meine Kollegin, die die beiden im Vorübergehen miterlebte, hinterher ansprach und meinte: »Das ist ja furchtbar, wie die Frau den Jungen schikaniert; der arme kleine Kerl!«

In der Stunde von Florian, die dieser Episode im Wartezimmer folgte, suchte Florian beim Spielen Körperkontakt zu mir. Es genügte, dass ich ihm meine Hand auf Schulter und Rücken legte, um ihn völlig zu beruhigen. Ich spürte, dass auf einer tiefen emotionalen Ebene eine Verbindung zwischen uns bestand. Danach war er auch gegenüber seiner Mutter beruhigt. Allerdings war Frau S. noch wütend auf ihn. Sie berichtete von einem Machtkampf, in dem sie ihn verprügelte.

Nach dieser Krise und meiner Intervention besserte sich das Verhältnis zwischen Frau S. und Florian zunehmend. Allerdings war ihr Verhalten gegenüber Florian intrusiv. So erzählte sie beispielsweise, dass sie mit ihm intensiv über Gefühle rede; er solle sagen, warum er etwas tue und was dabei in ihm vorgehe. Des Weiteren sagte sie ihm, dass er andere nicht dominieren solle; er leide dabei selbst.

Auch wenn es zwischen Mutter und Sohn besser lief, berichtete Frau S. immer wieder von subtilen Aggressionen von Florian. Z.B. sagte er: »Du schmierst mir eh kein Brot.« Sie war verletzt und wütend, *d.h. sie brauchte die Zuwendung und Akzeptanz von Florian.* Übrigens erlebte ich solche kleinen Gemeinheiten von Florian auch gegen mich in seinen Einzelstunden, meist spaßig verpackt, z.B. dass er sich hinter der Tür versteckte und mit einem Polster nach mir schlug.

Nach den Sommerferien kam Florian in die Schule. Er war sehr motiviert, wach und aufmerksam. Frau S. redete allerdings fast ausschließlich von sich selbst. Sie hatte ihre Ausbildung (in einer esoterisch orientierten Pädagogik) beendet. Dadurch habe sie sich weiterentwickelt und lebe »höhere Energien«(womit sie vermutlich höhere esoterische »Wesenheiten« meinte), erzählte sie. Sie habe alles bei sich geheilt. Sie wisse jetzt alles, ihren Weg, woher, wohin; über andere Sterne könne sie an jedes Wissen herankommen. Sie bezog Florian in ihre esoterischen Vorstellungen ein. Über die normale Mutter-Kind-Beziehung hinaus postulierte sie eine spirituelle Beziehung zu Florian. Auf meine Nachfrage teilte sie mit, dass sie noch keinen neuen Partner habe. Sie warte auf die »neuen Männer«. Bis dahin nahm sie Florian als Partner.

Frau S. erklärte mir, dass in ihren Arbeiten bei ihrer »Ausbilderin« sowohl Florian als auch sein Vater vorkämen und dass sie die therapeutische Arbeit für beide leiste. In diesem Zusammenhang meinte sie weiter, dass Florian mit seinem Vater in Verbindung stehe. Sie stehe übrigens auch in Verbindung mit ihm, sie liebe ihn. (Sie meinte damit nicht eine reale, sondern eine geistige oder esoterische Verbindung.) Florian sei wie sein Vater. Er sei der einzige, der dem Vater gegenübertreten könne, und sie mache ihn stark genug dafür. Es habe schon eine Rivalität zwischen Florian und seinem Vater während der Schwangerschaft bestanden. Der Vater wollte Florian umbringen und umgekehrt, meinte sie. *Die Mutter hatte den Sohn also schon in der Schwangerschaft ausersehen, den Vater zu ersetzen. Die Rivalität zwischen beiden sollte ihr erlauben, über beide zu herrschen.*

Da Frau S. ihrer Auffassung nach die therapeutische Arbeit für Florian schon anderweitig leistete, war es nur folgerichtig, dass sie Florians Therapie bei mir beenden wollte. Das Verhältnis zwischen Frau S. und mir war jetzt häufiger etwas gespannt, meist am Beginn der Stunde. Sie stellte sich über mich und meinte, alles besser zu wissen. Sie nahm kaum noch etwas von mir an. Sie warf mir vor, ich sei als Psychologe zu »verkopft«. Schließlich erklärte sie, dass es ihr persönlich zu viel werde, jede Woche mit Florian zu kommen und dass sie die Therapie von Florian beenden wolle. Sie könne die Aufgaben jetzt selbst wahrnehmen und brauche keine Hilfe mehr.

Familien- und Psychodynamik

Frau S. wies eine schwere depressive Symptomatik aus dem Bereich der affektiven Störungen und eine psychose-nahe Persönlichkeitsstruktur auf (Grenzenlosigkeit, grandiose Vorstellungen, Wechsel zwischen schweren depressiven und manischen Phasen usw.). Das bedeutet nicht, dass es jemals zu einer psychotischen Episode gekommen war oder in Zukunft kommen muss.

Entwicklungsdiagnostisch muss man bei Frau S. auf eine schwere Störung in frühester Kindheit schließen, etwa auf nachhaltige Unterbrechungen der Mutter-Kind-Beziehung im ersten Lebensjahr. Meine Unterlagen geben dazu leider keine Information her. Vielleicht war Frau S. – wie damals in der DDR üblich – schon in ihrem ersten Lebensjahr in eine Kinderkrippe gegeben worden. Das allein hätte allerdings noch keine schweren Schäden hervorrufen müssen. Nimmt man aber hinzu, dass die Beziehung zu ihrer Mutter sehr prekär und dass die Qualität der Bemutterung unzureichend war, so wären die schweren Folgen von frühen Unterbrechungen gut verständlich. Der Mutter schien die Aufrechterhaltung einer Fassade wesentlich zu sein: sie wollte es allen Leuten recht machen, sie glaubte an die pädagogische Ideologie der DDR und sie warf ihrer Tochter vor, dass sie nicht die Norm erfülle, d. h. sie missbrauchte die Tochter für ideologische Ziele. Der Vater neigte zum Rückzug, hielt sich also vermutlich aus der Mutter-Tochter-Beziehung heraus. Die Tochter rivalisierte mit der Mutter, wie man aus den häufigen Streitigkeiten zwischen beiden schließen kann.

In der Biographie von Florian gab es jedenfalls mehrere Phasen von schwerwiegenden Unterbrechungen der Mutter-Kind-Beziehung, einerseits weil Frau S. schon im 2. Lebensjahr von Florian wieder voll zu arbeiten begann, andererseits weil sie wegen einer eigenen schweren depressiven Episode im 3. Lebensjahr von Florian emotional praktisch nicht anwesend war. Auch später gab es diese Unterbrechungen in kleinerem Maßstab immer wieder, zum Teil wegen emotionaler Krisen von Frau S., zum Teil wegen ihrer chaotischen Lebensführung in manischen Phasen, wenn sie wegen ihrer Aktivitäten Florian zur Betreuung weggab. Florian reagierte darauf grundsätzlich nach dem gleichen Schema: Aggression und Rückzug.

Aus den vorangehenden Überlegungen kann man schließen, dass die frühkindliche Beziehung von Frau S. zu ihrer eigenen Mutter in erheblichem Maße unbefriedigend verlaufen und dass sie noch auf symbiotische Bedürfnisse und Verhaltensweisen fixiert war. Sie hielt deshalb ihr eigenes Kind in einem Zustand von weitgehender symbiotischer Abhängigkeit. Die Identität des inneren Zustands und der Befindlichkeit von Mutter und Sohn fällt an mehreren Stellen krass auf: z. B. konnten während einer depressiven Krise der Mutter beide nicht essen; während einer manischen Phase der Mutter verhielt sich Florian bei mir hyperaktiv usw. Dabei inszenierte Frau S. erneut (d. h. als vermutliche Wiederholung ihrer eigenen frühkindlichen Erfahrungen) eine unbefriedigende und von abrupten Unterbrechungen gekennzeichnete Beziehung zu ihrem Sohn.

In diesem symbiotischen Verhältnis zwischen Mutter und Sohn gab es zu Beginn der Therapie noch schwere Rangeleien um den Chef-Platz, also um die Führung in der symbiotischen Dyade. Dann setzte Frau S. immer klarer ihre Kontrolle durch, wobei sie allerdings in vielfältiger Weise von der Zuwendung von Florian abhängig blieb. In der symbiotischen Beziehung mit ihrem Sohn versuchte Frau S., einen Menschen nach ihrem Bild zu schaffen – wie Gott. Florian sollte so sein wie sie: er sollte ihre Interessen haben, ihr Naturverständnis, ihre Grenzenlosigkeit, ihre Form der Kommunikation mit anderen Menschen usw. Es scheint so, dass sie sich erst bei einer völligen Gleichheit in ihren Vorstellungen, Bedürfnissen, Verhaltensweisen usw. sicher fühlte. Da war ich in meinem Anderssein gefährlich, wenn mich Florian als Vorbild genommen hätte; entsprechendes gilt von Florians Beziehung zu anderen Männern, die stets abrupt mit der Beziehung von Frau S. endeten. Zu ihrer Gott-Gleichheit passte auch gut ihre oben erwähnte esoterische Vorstellung von Allwissenheit.

Frau S. war eine eifersüchtige Gottheit, die das erste Gebot aufgestellt hatte: »Du sollst keine anderen Götter haben neben mir«, das heißt: der Sohn durfte keine wesentliche Beziehung zu einem anderen Menschen haben, er durfte keinen anderen Menschen lieben und bewundern als seine Mutter.

Die Beziehung zwischen Florian und seiner Mutter hatte auch deutliche Züge einer Intim-Partnerschaft: das Schlafen im gleichen Bett, die körperliche Nähe, Küssen, Kuscheln usw. Solange Frau S. auf die esoterischen »neuen Männer« wartete, setzte sie ihren Sohn an diese Stelle.

Die Rolle des Vaters in dieser Konstellation ist gekennzeichnet durch eine geradezu phobische Vermeidung des Kontakts zu Mutter und Sohn. Gegenüber seiner Ex-Partnerin mag er noch einen alten Groll gehabt haben, vielleicht auch starke Ängste, von ihr wieder vereinnahmt zu werden. Offenbar konnte er aber nicht zwischen Mutter und Sohn differenzieren, da er gegenüber seinem Sohn dasselbe Vermeidungsverhalten wie gegenüber seiner früheren Partnerin an den Tag legte. Diese mangelnde Fähigkeit zu differenzieren passt gut zu den Informationen über seine eigene Grenzenlosigkeit. Als Ergebnis gab er seinen Sohn völlig auf und überließ ihn ausschließlich seiner Ex-Partnerin.

Zusammenfassung Florian

Konstellation: intrusiv-kontrollierende, verführende, grenzenlose Mutter; abwesender, phobisch vermeidender, grenzenloser Vater.

Reaktion des Sohnes: extreme Schwankungen zwischen aggressiven Durchbrüchen und Phasen von totalem Rückzug; Einnässen (tagsüber und nachts), zeitweise Einkoten.

5.5 Den Vater von Adolf auslöschen

Die Mutter von Adolf war eine sehr gepflegt wirkende Frau Anfang 30 und sprach mit einem starken russischen Akzent. Sie erklärte mir, dass ihr achtjähriger Sohn Kontakt mit Männern brauche. Außer Adolf hatte sie noch eine siebenjährige Tochter, die wegen Autismus in psychotherapeutischer Behandlung war, sowie seit 2 Jahren eine 14-jährige Adoptivtochter, die Tochter ihrer Schwester. Frau T. war als Spätaussiedlerin aus der ehemaligen Sowjetunion Anfang der Neunziger Jahre nach Deutschland gekommen, hatte einen Aussiedler geheiratet und mit ihm die beiden Kinder bekommen. Ende der Neunziger Jahre wurden sie geschieden. Sie war nicht berufstätig, sondern lebte vom Unterhalt des geschiedenen Mannes und von Sozialhilfe. Frau T. war wegen ihres Akzents manchmal schwer zu verstehen. Sie war sehr empfindlich und leicht kränkbar.

Auf die Frage nach der **Symptomatik** äußerte sie, dass Adolf ein schwaches Selbstbewusstsein habe, nicht Nein sagen und sich bei seinen Klassenkameraden nicht durchsetzen könne. Bei ihr zu Hause bekomme er manchmal Wutanfälle, schreie sie an oder quengele; er sage nicht, was in ihm vorgehe. In einem späteren Gespräch fügte die Mutter noch hinzu, dass Adolf Angst habe, allein zu Hause zu bleiben, nicht einmal 20 Minuten. Er sei frech und aufsässig zur Mutter, unruhig und mache einen »Zirkus«. Sie habe schon mit Polizei und Heim gedroht. Er könne sich nicht gut konzentrieren. Schließlich habe er jedes Jahr im Frühjahr drei Monate lang einen Blinzel-Tick.

Befund: Adolf war ein blasses freundliches Kind. Bei der Familien-Aufstellung mit Tieren wählte er für die Adoptiv-Schwester einen Delfin, für sich den Orka-Wal, für seine Schwester eine Katze, für die Mutter ein Lamm und für den Vater, den er wie seine Mutter den »Ex-Mann« nannte, ein Wildschwein. Er stellte alle in einer Reihe auf, die Stiefschwester und sich in der Mitte. Bei den folgenden Spielen wirkte Adolf schüchtern und überangepasst. Es fiel mir schwer zu beurteilen, ob er Lust zu etwas hatte oder ob er es tat, weil ich es vorgeschlagen hatte. Hinter einer freundlichen Fassade spürte ich eine starke Selbstunsicherheit.

Lebensgeschichte

Der Vater war zu Beginn der Therapie 32 Jahre alt und von Beruf Handelsvertreter, die Mutter ein Jahr jünger und gelernte Schneiderin. Adolf war ein Wunschkind. Die Schwangerschaft verlief normal, die Geburt erfolgte nach 10 Stunden durch Kaiserschnitt. Im ersten Lebensjahr ist Adolf nicht gekrabbelt, sondern konnte ab 10 Monaten laufen. Er wurde 10 Monate gestillt. Mit zweieinhalb Jahren sprach er erste Worte, ab 3 volle Sätze. Die anderthalb Jahre jüngere Schwester von Adolf hat mit 2 Jahren weder gesprochen noch gehört und erhielt die Diagnose Autismus.

Als Adolf fast 4 Jahre alt war, zog die Mutter mit den Kindern aus der ehelichen Wohnung aus, weil es finanzielle Schwierigkeiten und viel Streit mit ihrem Mann gab. Ein Jahr später zog sie noch einmal für ein Jahr in das Haus ihrer Schwiegereltern, in dem auch der Mann wohnte, danach endgültig in eine eigene Wohnung. Die Scheidung erfolgte, als Adolf 6 Jahre alt war. Frau T. erhielt das alleinige Sorgerecht für die Kinder. Sie nahm wieder ihren Geburtsnamen an und erwirkte eine Verfügung, dass die ehelichen Kinder ebenfalls den Mädchennamen der Mutter erhielten.

Die Mutter erzählte noch, dass Adolf zweisprachig aufgewachsen sei, jetzt spreche er aber auch zu Hause nur Deutsch. Auf meine Frage nach dem Kontakt von Adolf zum Vater berichtete Frau T., dass Adolf nach der Trennung im Haus der Schwiegereltern seinen Vater regelmäßig gesehen habe. Allerdings habe der Vater sich nicht viel um ihn gekümmert. Nachdem Frau T. in eine eigene Wohnung gezogen war, ließ sie weitere Besuche beim Vater nicht zu. Der Vater klagte deshalb beim Amtsgericht auf eine Besuchsregelung; die Klage war zum Zeitpunkt des Therapiebeginnes noch anhängig. Das Jugendamt hatte empfohlen, dass der Vater den Umgang mit den Kindern in Familiensitzungen bei einem Psychotherapeuten üben sollte. Die Sitzungen hatten ein paar Mal bei einem Kinderpsychiater stattgefunden, dann ging Frau T. nicht mehr hin.

Daran ist zweierlei bemerkenswert: zum einen das Geschick von Frau T., die Behörden in ihrem Sinne zu beeinflussen, wie schon zuvor das Standesamt bei der Namensänderung der ehelichen Kinder und das Jugendamt bei der Adoption ihrer 12-jährigen Nichte. Bemerkenswert ist zum andern die Bereitschaft des Jugendamtes, eine den Vater degradierende Regelung zu empfehlen.

Herkunftsfamilie der Mutter: Frau T. überreichte mir dazu eine fünfseitige Darstellung ihres Lebenslaufes in gestochener Schönschrift. Der Vater von Frau T. war Volksdeutscher, die Mutter Russin. Frau T. hatte zwei Schwestern, die eine 7 und die andere 12 Jahre älter, beide in Russland lebend. Frau T. war als Junge geplant. Sie sei ein Spielzeug, ein Luxus für ihre Eltern gewesen. Sie war der Liebling des Vaters, als kleinste und süßeste Tochter. Dabei hatte sie Angst vor ihrem Vater. Wenn er sie kritisierte, dann war sie am Boden zerstört. Die Mutter sei nicht immer ehrlich gewesen. Sie verdiente das Geld und bestimmte im finanziellen Bereich. Sie hatte einen »starken Charakter«, d.h., dass sie in der Familie dominant war. Dabei ist es in der normalen russischen Familie umgekehrt so, dass der Vater oben stehen muss.

Es gab viele Streitigkeiten zwischen den Eltern von Frau T. Wenn der Vater trank – was häufig geschah – lief die Mutter mit der jüngsten Tochter tagelang weg. Frau T. meinte, dass in Russland die Kinder immer zur Mutter stehen; sie dagegen habe zwischen den Eltern gestanden. Dann kam der Vater reumütig an und die Mutter ging mit ihm wieder zurück. Scheidung gab es nicht, »was sagen die Leute«. Die Mutter sagte: »Das habe ich wegen der Kinder ausgehalten.« Erst vor 5 Jahren in Deutschland trennten sich die Eltern. Jetzt lebt die Mutter in der Nähe von Frau T., nur ein paar Schritte entfernt. Sie kommt jeden Tag wegen der Kinder. Frau T. meinte, sie sei jetzt ihr viertes Kind.

Frau T. hat ein paar Mal eine Psychotherapie angefangen, aber nicht durchgeführt.

Therapieverlauf

Als ich für den Kassenantrag den Bericht an den Gutachter fertig gestellt hatte, wollte Frau T. diesen Bericht von mir haben: sie müsse schließlich alles über ihre Kinder wissen. Ich verweigerte die Herausgabe, da der Bericht nur eine Angelegenheit zwischen mir und dem Gutachter und nur unter diesem Gesichtspunkt verfasst sei. Mir war die Brisanz meiner Weigerung bewusst. Ich hielt es für möglich, dass Frau T. die Therapie von Adolf deshalb abbrechen könnte – aber ich musste dieses Risiko eingehen und ihr an dieser Stelle eine klare Grenze setzen.

In der gleichen Sitzung erzählte mir Frau T. noch, dass sich das Verhältnis zwischen Adolf und seiner Stiefschwester M. verschlechtert habe. M. habe alles gemacht, was Adolf sagte. Frau T. wies sie dann an, dass sie Nein sagen solle. Adolf sei empört gewesen. Ich hatte M. einmal im Wartezimmer als ein stilles und angepasstes Mädchen kennen gelernt. Aus Äußerungen von Adolf hatte ich erfahren, dass er seine Stiefschwester sehr mochte. In der Familienaufstellung mit Tieren stellte er M. neben sich in der Mitte. Sie schien eine Freundin mit mütterlichen Funktionen für ihn zu sein.

Frau T. brach die Therapie vorerst nicht ab, wobei es eine Rolle gespielt haben mag, dass Adolf selbst sehr gern zu seinen wöchentlichen Einzelstunden zu mir kam. In einem weiteren Gespräch erwähnte Frau T., dass sie noch ein Baby möchte; sie habe auch den Plan, ein Heim für Kinder zu eröffnen. Sie schien sich wohl am liebsten mit Kleinkindern zu beschäftigen. Sie meinte auch, dass Adolf gern Baby spiele und kein erwachsener Mann werden wolle. Sie dachte schließlich, dass Adolf schwul werden würde, aber das mache ihr nichts aus. Adolf habe feine Antennen für ihre Launen; er sei unsicher wie sie. Es falle ihr sehr schwer, ihm Grenzen zu setzen. Sie meinte, dass sie immer wieder auf seine Wünsche eingehe, wenn er lange genug gequengelt habe. Sie könne es nicht vertragen, von den Kindern nicht geliebt zu werden.

Trotz erheblicher Widerstände von Frau T. gelang es mir, auch den Vater von Adolf zu einem Gespräch zu bestellen. Da der Streit um das Umgangsrecht mit den Kindern bei Gericht gerade anhängig war, dachte er wohl, dass ich für seine Frau gutachten sollte. Er traute mir nicht und gab kaum etwas von sich preis. Als Grund für die Scheidung gab er an, dass Frau T. immer unzufrieden war. Er meinte, dass sie psychisch krank sei. Seit dreieinhalb Jahren lebte er mit einer neuen Partnerin zusammen.

Vor Gericht kam es dann zu einer probeweisen Besuchsregelung. Frau T. hatte 2 Nachmittage pro Woche angeboten, was für ihn aus beruflichen Gründen äußerst ungünstig war. Der Vater wollte ein Wochenende mit Übernachtung. Es war deutlich die Tendenz von Frau T. zu erkennen, die Besuche der Kinder beim Vater unter Kontrolle zu behalten und eventuell auch zu stören. Jedenfalls kam es dann trotz aller Schwierigkeiten zu regelmäßigen Besuchen von Adolf beim Vater, die Adolf sehr gut gefielen.

Nach den Sommerferien teilte mir Frau T. mit, dass Adolf nicht weiter zu mir in Therapie kommen wolle. Ich war erstaunt, da er bis dahin immer sehr gern gekommen war. Ich hielt es für möglich, dass sein Vater sich negativ über die Therapie geäußert hatte, da er aus einem ganz andern Kulturkreis stammte, in dem es praktisch keine Psychotherapie gab. Als ich Adolf noch einmal sah, konnte ich deutlich einen inneren Zwiespalt spüren, in dem er sich befand: einerseits mochte er mich, andererseits durfte er aus Loyalität zu einem Elternteil nichts sagen.

Im Abschlussgespräch berichtete mir Frau T. zuerst über die Besuchsregelung mit dem Vater: Adolf sei alle 2 Wochen ein Wochenende beim Vater, außerdem während der Woche einen Nachmittag. Da mir Adolf beim letzten Mal auf meine Nachfrage erzählt hatte, dass er lieber ganz zum Vater möchte, fragte ich Frau T. was sie davon halte. Sie erwiderte, dass sie auf keinen Fall wolle, dass Adolf ganz zum Vater komme, vielleicht wenn er 16 Jahre alt sei.

Ich sprach das Thema der weiteren Therapie von Adolf an. Sie hatte mir erzählt, dass sie mit ihm streiten müsse, um sein Kommen durchzusetzen. Sie berichtete, dass Adolf sowieso ständig meckerte und sie kritisierte. Ich fragte, wie sie sich dabei fühle. Sie sagte: »beschissen«. Sie bestätigte, dass sie Adolfs Anerkennung brauche; sie habe kein Selbstbewusstsein. Frau T. führte ihr schwaches Selbstbewusstsein auf die Verhältnisse in ihrer Herkunftsfamilie zurück. Dort hätten die Kinder nicht »ich« sagen dürfen, das war »egoistisch«.

Da Frau T. die Verantwortung für den Abbruch der Therapie offensichtlich Adolf zuschieben wollte, wies ich sie darauf hin, dass sie allein die Erziehungsberechtigte sei und die Entscheidung treffe. Ich bat sie deshalb um eine klare Aussage. Daraufhin sagte Frau T., dass sie nicht den »Stress« haben wolle, mit Adolf zu streiten, dass er in die Therapie kommen solle. Deshalb wolle sie die Therapie nicht weiterführen.

Familien- und Psychodynamik

Es ist deutlich geworden, dass Frau T. die Anerkennung und Zuwendung ihrer Kinder brauchte, ja dass sie für ihr seelisches Gleichgewicht darauf angewiesen war. Ohne die Anerkennung und Zuwendung ihrer Kinder fühlte sie sich »beschissen«: ihr Selbstwertgefühl hing davon ab. Die Mutter erwartete von den Kindern etwas, was normalerweise umgekehrt Kinder von ihren Eltern erhalten: bedingungslose Anerkennung, Zuwendung, Bestätigung. Sie machte ihre Kinder zu Ersatzeltern.

Wie lebenswichtig für Frau T. die Liebe ihrer Kinder, insbesondere von Adolf sein muss, kann man daran ermessen, wie sehr sie Adolf unter Kontrolle zu halten bestrebt war. Auch über die Therapie von Adolf wollte sie die Kontrolle behalten. Mögliche Konkurrenten um die Liebe des Sohnes (den Vater, die Adoptiv-Tochter) versuchte sie auszuschalten. Insbesondere versuchte sie, den Vater »auszulöschen«: sie nahm den Kindern seinen Namen. (Adolf bezeichnete ihn am Anfang der Therapie nicht als Vater, sondern als den »Ex-Mann«.) Da Frau T. so sehr auf die Anerkennung und Zuwendung von Adolf angewiesen war, konnte sie ihm auch nur schwer Grenzen setzen, da sie dabei seinen Ärger in Kauf nehmen müsste.

Selbst wenn hier der Aspekt der Parentifizierung im Vordergrund steht, so ist doch anzunehmen, dass Frau T. ihren Sohn auch als Ersatzpartner betrachtete. Ihre Erwartung (bzw. ihr geheimer Wunsch), dass Adolf schwul werden würde, ist ein deutlicher Hinweis: dann gäbe es keine anderen Frauen als Konkurrentinnen.

Es ist in hohem Maße bemerkenswert, wie perfekt es Frau T. dabei gelang, sich als die aufopfernde Mutter darzustellen, die alles für ihre Kinder tut. Darauf beruhten wohl ihre Erfolge beim Jugendamt, beim Familiengericht und beim Standesamt. Dass sie sich aufopferte, stimmt ja auch in anderer Hinsicht: sie hat die Kinder zu ihrem alleinigen Lebensinhalt gemacht und damit ein eigenes Leben geopfert.

Der Ursprung des missbräuchlichen Verhaltens von Frau T. gegenüber ihren eigenen Kindern wird bei Betrachtung der Verhältnisse in ihrer Herkunftsfamilie verständlich. Sie wurde von beiden Eltern zu deren Bedürfnissen und Zwecken benutzt. Sie war des Vaters Liebling und wurde von ihm verwöhnt; damit erkaufte er sich offenbar die Anerkennung und Liebe seiner Tochter. Die Mutter von Frau T. benutzte sie in ihren Streitigkeiten mit dem Ehemann gegen ihn, indem sie Vaters Liebling auf ihre Seite zog und mitnahm, wenn sie tagelang davonlief. Heute bezeichnet Frau T. ihre Mutter als ihr »4. Kind«; möglicherweise hatte sie auch schon früher in ihrer eigenen Kindheit Elternfunktionen für ihre Mutter übernommen. So zieht ein Missbrauch in einer Generation fast unweigerlich einen Missbrauch in der nächsten Generation nach sich.

Die Rolle des Vaters von Adolf ist in der ganzen Konstellation noch nicht hinreichend beleuchtet worden. Bei der Scheidung hatte er seiner Frau das alleinige Sorgerecht für die Kinder überlassen und noch nicht einmal eine Regelung seines gesetzlich verbrieften Umgangsrechts erwirkt. Ich vermute, dass ihm emotional das Wasser selbst bis zum Hals stand und dass er froh war, überhaupt von seiner Ehefrau loszukommen. Ob er schwach oder egoistisch oder beides war, entzieht sich meiner Beurteilung. Wahrscheinlich hatte er ihr gegenüber auch Schuldgefühle, weil er sie verließ. Beide Gründe könnten dazu geführt haben, dass er seine Kinder zuerst völlig seiner Frau überließ, d.h. im Klartext: die Kinder im Stich ließ. Erst später, als er eine neue Partnerin gefunden hatte, begann er um seine Kinder zu kämpfen.

Zusammenfassung Adolf

Familiäre Konstellation: kontrollierende, infantil-bedürftige, narzisstische Mutter; abwesender Vater, der sich bei der Scheidung durch Überlassung seiner Kinder von der Ehefrau freikaufte.

Reaktion des Sohnes: mangelndes Selbstwertgefühl; Über-Angepasstheit einerseits, häusliche Wutanfälle andrerseits; mangelnde Grenzen, Angst vor dem Alleinsein.

5.6 Niko auf dem Weg zum Gewalttäter

Frau E. war eine hoch gewachsene, schlanke, hübsche Frau Anfang Dreißig. Sie war seit mindestens 6 Jahren drogenabhängig (Heroin) und seit einem Jahr auf Methadon-Ersatz. Sie wohnte mit ihrem zehnjährigen Sohn Niko allein in einer Zweizimmerwohnung. Von Beruf war sie Fremdsprachen-Sekretärin, aber seit langem arbeitslos – abgesehen von Gelegenheitsjobs – und lebte seit der Geburt von Niko von der Sozialhilfe. Der Vater war ebenfalls Anfang 30, Beruf unbekannt, lebte in einer anderen Stadt und hatte seit langem keinen Kontakt mehr zur Mutter von Niko und zu seinem Sohn.

Symptomatik: Bei Therapiebeginn beklagte Frau E. das aggressive bis gewalttätige Verhalten ihres Sohnes. Wegen seiner Gewalttätigkeiten gegen Mitschüler sei er schon von der Grundschule geflogen und gehe jetzt auf eine Erziehungshilfe-Schule. Auch zu Hause sei er ihr gegenüber oft aggressiv; er habe sie schon mit Gegenständen (z.B. einem Messer, sogar mit einer Eisenstange) bedroht. Dann sei er manchmal wieder sehr lieb.

Die Lehrerin der Erziehungshilfe-Schule bestätigte die Neigung von Niko zu Gewalttätigkeiten. Sie machte sich außerdem Sorgen, weil er zu ernst und angespannt sowie häufig bedrückt und traurig sei. Bei Auseinandersetzungen mit Mitschülern stelle er sich immer als Opfer dar. Er provoziere aggressive Reaktionen und sprenge jede Gruppe, indem er sich in Geltung setzte. Er habe ein sehr geringes Selbstwertgefühl.

Lebensgeschichte

Die Schwangerschaft war nicht geplant, doch dann habe sie sich gefreut, berichtete die Mutter. Sie war mit dem Mann rund um die Uhr zusammen, »wir haben uns geliebt«, erzählte sie. Den Mann habe das Kind nicht groß interessiert. Sie zog nicht mit ihm zusammen, weil sie das Kind vor ihm habe schützen wollen. Er hatte Verfolgungswahn, wurde dann gewalttätig und trat ihr in den Magen.

Die Geburt war normal; der Vater war dabei und habe sie genervt, erzählte die Mutter. Sie stillte das Kind 9 Monate lang; sie sei glücklich gewesen. Der Vater war sehr eifersüchtig auf das Baby und kam für 3 Monate mit der Diagnose Schizophrenie in eine psychiatrische Klinik. Die Mutter trennte sich deshalb nach dreijähriger Beziehung von ihm, Niko war ein halbes Jahr alt.

Die Entwicklung von Niko in den ersten Lebensjahren verlief äußerlich normal: Laufen mit 11 Monaten, fließend sprechen mit 2 Jahren. Als er 11 Monate alt war, zog die Mutter mit einem Musiker zusammen und heiratete ihn. Sie nahm zusammen mit ihrem Kind dessen Namen an. Für Niko war der Stiefvater sein Papa. Nach 4 Jahren trennte sich die Mutter von dem Mann, weil dieser sie und das Kind immer schlechter behandelt habe. Nach der Trennung brach der Kontakt zum Stiefvater völlig ab. Niko litt 2 Jahre lang sehr, weinte nachts und nässte ins Bett. Schließlich verschwand seine apathische Haltung wieder und er blühte auf. Irgendwann erfuhr er auch, dass sein leiblicher Vater krank ist.

Mit knapp 4 Jahren kam Niko in den Kindergarten und wurde mit knapp 7 Jahren eingeschult. Schon im Kindergarten gab es Probleme: Niko brachte die Kindergärtnerin zur Verzweiflung, weil er so anstrengend wie 20 Kinder gewesen sei. Die Mutter gab den anderen die Schuld.

Nach der Trennung von dem Ehemann hatte die Mutter wechselnde kurze Beziehungen zu Männern. Sie begann, Heroin zu nehmen. Einer ihrer Freunde beging Selbstmord, ein anderer starb an einer Überdosis. Letzteren fand Niko – er war 7 Jahre alt – tot im Bad. Die letzte Beziehung der Mutter endete vor einem halben Jahr damit, dass der Mann ins Gefängnis kam.

Mit 8 Jahren flog Niko wegen Prügeleien aus der Grundschule und kam auf die Erziehungshilfe-Schule. Seit einem Jahr – vom Therapiebeginn an gerechnet – nahm die Mutter an einem Methadon-Ersatz-Programm teil. Sie hatte sich stabilisiert, lebte jedoch weiterhin von der Sozialhilfe. Mutter und Sohn waren sozial sehr isoliert. Zum leiblichen Vater und dessen Familie bestand seit langem kein Kontakt mehr. Allerdings bezahlte er seit einem Jahr Unterhalt. Die Mutter schien keinen Kontakt zur väterlichen Seite zu wollen, da sie alle meine Vorschläge blockierte, Kontakt aufzunehmen.

Ihre eigenen Eltern besuchte die Mutter von Niko einmal pro Jahr. Ihre eigene Mutter hatte sie hinausgeworfen und als »Dreckstück« und »Hure« beschimpft. So sei sie schon früher von ihrer Mutter behandelt worden, erzählte sie. Die eigene Mutter habe sie in ihrer Kindheit als Partnerersatz genommen, meinte Frau E. Nur der Vater der Mutter hat heute Interesse an seiner Tochter und dem Enkelkind. Er war und ist allerdings zu schwach, um sich gegen seine Frau durchzusetzen.

Therapieverlauf

Frau E. hatte zwar ihren Sohn zur Therapie angemeldet, aber sie konnte die Einhaltung der Termine von Niko nicht gewährleisten. Auch zu den Elterngesprächen erschien sie nur unregelmäßig; sie erschien vorzugsweise dann, wenn sie zu

Hause von Niko oder vom Jugendamt Druck bekam. Erstaunlicherweise hielt Niko in den ersten Monaten die vereinbarten Therapietermine aus eigenem Antrieb weitgehend ein. Er setzte große Anstrengungen darin, mich bei allen Spielen zu besiegen. Er wollte sich mit mir als erwachsenem Mann messen und mir überlegen sein.

In den Elterngesprächen mit der Mutter arbeitete ich mit ihr vor allem an ihrem häuslichen Umgang mit dem Sohn. Sie erzählte, dass Niko der netteste Junge sei, wenn sie nichts von ihm fordere. Wenn sie allerdings etwas von ihm wolle (z.B. dass er aufräume), oder wenn sie ihm Grenzen setze, werde er gewalttätig und bedrohe sie mit einer Eisenstange oder einem Baseballschläger oder er zerstöre ihre Sachen. Außerdem beschimpfte er sie unflätig, wie z.B.: »Du bist nicht meine Mutter! Ich hoffe, dass du überfahren wirst.« Ich fragte sie: »Sind Sie noch stärker als Niko?« Sie antwortete mit ja. Ich empfahl ihr, ihre überlegene körperliche Kraft einzusetzen und seinen Widerstand zu brechen, wenn Niko sie bedrohe. Damit erzielte sie ein paar Mal sehr gute Erfolge. Sie erzählte: »Ich habe Niko eine rein gehauen, als er mich wieder bedrohte. Danach war er der netteste Junge von der Welt!« Dennoch verfolgte sie diese Strategie nicht weiter. Angeblich wollte sie keine Gewalt einsetzen. In Wirklichkeit war sie von der Anerkennung und Zuwendung von Niko abhängig und wollte es sich nicht mit ihm verderben.[31]

Ein zweites Thema in den Gesprächen mit der Mutter von Niko war die Strukturierung ihres Tagesablaufs. Morgens kam sie nicht aus dem Bett. Sie fühlte sich wertlos und schlecht und von Angst »niedergeschlagen«. Meist war sie nicht in der Lage, für ihren Sohn Frühstück zu machen und ihn für die Schule vorzubereiten. Alle Versuche, eine einfache Routine für ihren morgendlichen Tagesablauf zu etablieren, schlugen fehl. Als ich etwas mehr Verbindlichkeit für die Einhaltung ihrer Therapietermine verlangte, brach sie die Gespräche eine Weile ganz ab.

Frau E. erzählte öfters, dass Niko ihr gegenüber als gleichberechtigt auftrete. Sie versuche ihm zwar immer wieder klar zu machen, dass sie die Mutter und er das Kind sei, aber das wirke nicht. Er betrachtete die Mutter als Partnerin. Dazu passte gut, dass Niko sich zunehmend gegen ihre Freunde wendete und ihr verbot, Männer ins Haus zu bringen. Er sagte zum Beispiel: »Mach Schluss mit

---

[31] An dieser Stelle wird deutlich, dass die neuere Diskussion zur Eliminierung von Gewalt aus der Erziehung zu kurz greift. Nicht jeder Einsatz von überlegener physischer Kraft ist Gewalt, z.B. dann nicht, wenn ein Übergriff des Kindes oder Jugendlichen nicht anders als mit körperlicher Kraft abgewehrt werden kann. Erst die innere Haltung von Gewalttätigkeit macht die physische Kraft zu Gewalt. Auf der anderen Seite scheint es mir sinnvoll, den Begriff der Gewalt auch auf Handlungen zu erweitern, die nicht durch physischen Krafteinsatz, aber durch die innere Tendenz der Gewalttätigkeit und der Manipulation gekennzeichnet sind. Damit wäre das Verhältnis zwischen den Geschlechtern ausgeglichener: der bisherige Gewaltbegriff trifft wegen des Einsatzes von physischer Kraft hauptsächlich Männer, während Manipulationen mit gewalttätiger Tendenz mindestens genauso von Frauen ausgeübt werden.

dem Typ« – und sie machte Schluss. Sie hatte ihm sogar versprochen, keinen Mann mehr ins Haus zu nehmen, solange er nicht 18 Jahre alt sei.

Etwa 9 Monate nach Therapiebeginn gab die Mutter Niko überraschend in ein Heim, weil sie angeblich nicht mehr mit ihm fertig wurde (obwohl sich in ihrem Verhältnis nichts Nennenswertes verändert hatte). Sie erzählte mir, dass ihr Niko schon am nächsten Morgen nach der Heimeinweisung fehlte und dass sie Schuldgefühle habe. Einen Tag später hatte sie einen Mann im Haus. Ich vermutete, dass sie deshalb Niko loswerden wollte, vor allem da sie ihm versprochen hatte, keinen Mann mehr ins Haus zu nehmen. Im Hilfeplan des Jugendamtes war die Heimunterbringung für vorerst ein Jahr vorgesehen.

Die Heimunterbringung war für Niko ein Schock: Er war schwer erschüttert, dass seine Mutter ihm so etwas antun konnte. Zuerst schien er den Schock schnell zu überwinden. Er wurde lockerer, fröhlicher, kindlich verspielter. In seinem Verhältnis zu mir trat die Rivalität langsam zurück. In ersten Ansätzen war er bereit, von mir etwas anzunehmen und zu lernen. Ich unterstützte seinen Ehrgeiz, auf die Realschule zu wechseln. Die Heimunterbringung hatte für die Therapie den Vorteil, dass das Heim für die Einhaltung der Termine sorgte.

Nach ca. 1–2 Monaten wurde mir von zunehmenden Spannungen zwischen Niko und den Betreuern im Heim berichtet. Es wurde immer schwieriger, gegenüber Niko die Regeln durchzusetzen. Er äußerte immer wieder, dass er nach Hause zu seiner Mutter wolle. Seine Mutter hatte ihm versprochen, ihn heimzuholen, wenn es ihm ganz schlecht gehe. Sie erzählte mir, dass er nicht nur zu den offiziellen Besuchstagen am Wochenende nach Hause komme, sondern auch während der Woche öfter »inoffiziell« bei ihr »vorbeihusche«. Sie hatte inzwischen den Mann, den sie im Haus hatte, nach ein paar Wochen wieder hinausgeworfen. Sie wollte überhaupt keinen Mitbewohner mehr aufnehmen, damit Platz für Niko bleibe. Damit war klar, wie Niko seine Rückkehr zu seiner Mutter erzwingen konnte: er brauchte nur die Spannungen im Heim weiter zu eskalieren.

Auch in der Therapie wurde Niko in dieser Zeit immer schwieriger. Er entwickelte beim Spielen eine Verbissenheit, die sich bis zum Hass gegen mich steigerte und mich erschreckte. Ich hatte den Eindruck, dass er seine gegenwärtige Situation so erlebte, als ginge es um sein Überleben. Er betrog, aber beschuldigte mich des Betrugs. Sein Verhalten war giftig und zersetzend.

Nach ca. 5 Monaten holte Frau E. Niko – ohne Absprache mit dem Jugendamt und entgegen den Abmachungen im Hilfeplan – wieder nach Hause. Da sie noch das Sorgerecht hatte, hätte das Jugendamt ihr das Sorgerecht entziehen lassen müssen, unternahm aber vorerst nichts. Sie erzählte mir, dass es ihr schlecht ging, als Niko im Heim war. Sie hätte gemerkt, dass ihre Schwierigkeiten ausschließlich an ihr lagen und nicht an der Situation mit Niko. Sie hatte es nicht länger allein ohne ihren Sohn ausgehalten.

Nachdem Niko wieder zu Hause war, lief es kurzfristig zwischen Mutter und Sohn besser. Auch in der Therapie war Niko nicht mehr so verbissen und zynisch, sondern aufgeschlossener und versöhnlicher. Allerdings berichtete mir Frau E., dass sie sich von Niko benutzt fühlte und dass er keine Achtung vor ihr habe. Außerdem habe sie ein schlechtes Gewissen, wenn sie ihn mehr als 2–3 Stunden allein lasse; gleichzeitig fühle sie sich wie eingesperrt. Ein paar Monate lang wohnte wieder ein alter Freund bei ihr (bis er von der Polizei verhaftet wurde). Niko reagierte sehr eifersüchtig. Z.B. drängte er sich immer zwischen sie und ihren Freund, wenn sie abends beisammen saßen. Wenn Niko allerdings einmal nicht dabei war, gerieten sie und ihr Freund in Streit, weil sie nichts miteinander anzufangen wussten.

Es häuften sich Berichte über kriminelle Machenschaften von Niko und anderen Kindern in der Nachbarschaft: Niko habe Reifen zerstochen, er sei mit einer Telefonkarte in Wohnungen eingebrochen, er habe kleinere Sachen gestohlen usw. Bald stellten sich auch die von früher bekannten destruktiven Auseinandersetzungen zwischen Mutter und Sohn wieder ein, z.B. dass er sie mit einer Eisenstange bedrohte oder als Nutte beschimpfte. Auch in der Schule nahmen die Schwierigkeiten zu: Niko fehlte häufig, er wurde gegen eine Lehrerin gewalttätig, er traktierte ein kleines Mädchen mit Fußtritten usw. Das Jugendamt beschloss, beim Familiengericht Antrag auf Entzug des Sorgerechts zu stellen.

Niko kam immer seltener zu mir in die Therapiestunde, ohne allerdings den Kontakt zu mir ganz abreißen zu lassen. In den Sommerferien führte ich mit der Klasse von Niko aus der Erziehungshilfe-Schule ein therapeutisches Projekt durch. Wir zelteten eine Woche lang in den Bergen im Elsass, gingen tagsüber zum Felsklettern und danach an einen See zum Baden. Ich hatte 2 Studenten und 2 Erzieherinnen, die bei mir an einer Therapieausbildung teilnahmen, als Betreuerinnen und Betreuer zur Seite.

In dieser Gruppe von schwer verhaltensgestörten zwölfjährigen Jungen stand das Thema Grenzen setzen und einhalten an erster Stelle. Die größten Schwierigkeiten gab es mit Niko. Er provozierte mich mit allen Mitteln, um mich dazu zu verleiten, ihn zu verprügeln – ein Mittel, das mir aus verständlichen Gründen versagt blieb. Niko gierte förmlich nach einem körperlichen Widerstand. Er prügelte sich am meisten mit den anderen Jungen. Er war der erste von 3 auf ihre Mutter fixierten Jungen, die nach ein paar Tagen nach Hause wollten, weil sie nicht bereit waren, sich in die Regeln und Grenzen der Gruppe einzufügen. Er sagte immer wieder: »Bei meiner Mutter darf ich das!«

Insgesamt umfasste die Therapie von Niko bei mir einen Umfang von ca. 50 Stunden über einen Zeitraum von etwa 2 Jahren. Sie endete, weil Niko und seine Mutter nicht mehr zu den vereinbarten Terminen erschienen. Meine letzte Information über Niko bestand darin, dass ihn seine Mutter auf Drängen der Schule, die ihn zu für nicht mehr tragbar erklärt hatte, in der kinder- und jugendpsychiatrischen Universitäts-Klinik angemeldet hatte.

Familien- und Psychodynamik

Frau E. hat aus ihrer Herkunftsfamilie schwere Belastungen mitgebracht. Nach ihren Informationen wurde sie von ihrer eigenen Mutter gehasst und abgelehnt. In ihrer Kindheit wurde sie von ihrer Mutter als Partnerersatz benutzt. Ihr Vater war zu schwach, um sich gegen seine Frau durchzusetzen und ein Gegengewicht zu bilden.

Die Mutter von Niko hat eine extrem infantile, abhängige Persönlichkeitsstruktur. So wie ich sie kennen lernte, verhielt sie sich unselbstständig und hilflos; sie ließ sich versorgen (z.B. vom Sozialamt, Jugendamt usw.). Sie war von Drogen (Heroin, Methadon) abhängig. Sie hatte starke symbiotische Bedürfnisse, wie z.B. aus ihrer Erzählung über ihre Intimbeziehung vor der Schwangerschaft hervorging. Das 1. Lebensjahr von Niko schien die einzig glückliche Zeit in ihrer Beziehung zum Sohn gewesen zu sein, der sie bis heute nachtrauerte. Man kann annehmen, dass sie mit dem Säugling am ehesten ihre eigenen symbiotischen Bedürfnisse befriedigen konnte. Es liegt auf der Hand, dass dabei die Bedürfnisse des Säuglings nach Einfluss und Resonanz in der Beziehung zur Mutter bei weitem zu kurz kamen. Auch wenn sie ihn materiell gut versorgt hat, dürfte sein Grundgefühl die Erfahrung von Ohnmacht und Einflusslosigkeit in Bezug auf die Gestaltung der Beziehung zu seiner Mutter, insbesondere auf die Befriedigung seiner Bedürfnisse gewesen sein. Es liegt also schon von Anfang an ein symbiotischer Missbrauch in der Mutter-Sohn-Beziehung vor.

Die dadurch beim Kind erzeugte Wut und der Hass gegen die Mutter wurde vom Kleinkind psychisch abgespalten und nach innen gerichtet. Das heißt, dass die Aggression als abgespaltenes Introjekt die Grundlage eines sadistischen Überich-Vorläufers bildet, der sich bei Niko heute als destruktives Verhalten gegen sich selbst und gegen andere äußert. Das negative Selbstwertgefühl von Niko wird auf diesem Hintergrund verständlich. Auch die depressiven Symptome sind der Bedrückung durch das Introjekt geschuldet.

Man kann das aggressive und gewalttätige Verhalten von Niko gegen die eigene Mutter auch unter dem Aspekt verstehen, dass es das einzige Mittel ist, um sich der totalen Vereinnahmung durch die Mutter zu entziehen und einen Raum von Eigenständigkeit zu etablieren. Gleichzeitig ist er aber auf die Mutter fixiert, da seine kindlichen Bedürfnisse nach mütterlicher Zuwendung und Liebe nach wie vor ungestillt sind. Er befindet sich also in einem unlösbaren Zwiespalt, in einem Konflikt, der ihn zerreißt und der sich in seinem destruktiven Verhalten Bahn bricht.

Spätestens nach dem Ende der Ehe seiner Mutter und ihrer beginnenden Drogenabhängigkeit übernahm Niko ab dem Alter von ca. 5 Jahren die Funktion eines Partners der Mutter, ganz deutlich in der unmittelbaren Vergangenheit. Dass Niko auf die Männer seiner Mutter eifersüchtig war und sie nicht im Haus haben wollte, kann man noch als Teil der normalen ödipalen Entwicklung verstehen. Die Mutter ließ das nicht nur zu, sondern ging aktiv darauf ein, indem sie ihm z.B. versprach, bis zu seinem 18. Lebensjahr keinen Mann mehr ins Haus zu nehmen. Bei einer anderen Gelegenheit brach sie die Beziehung zu einem Mann ab, als Niko es von ihr verlangte. (Selbst wenn sie diese Beziehung sowieso abgebrochen hätte, vermittelte sie Niko den Eindruck, dass er das Sagen habe.) Sie räumte ihm damit die Position eines Partners ein. Übrigens betrog sie ihn dann auch noch in dieser Rolle, als sie zwischenzeitlich ihr Versprechen brach, mit keinem Mann mehr zusammen zu wohnen.

Die Rolle von Niko als Partner der Mutter lässt sich noch an vielen anderen Anzeichen ablesen. Er ordnete sich seiner Mutter nicht unter, sondern trat ihr auf gleicher Ebene oder sogar als übergeordnet gegenüber. Er ließ sich von ihr keine Grenzen setzen und keine Anforderungen auferlegen. Er gab ihr z.T. sogar Anweisungen wie ein Ehemann, z.B. wie sie sich anziehen sollte. In der Therapie versuchte er mit aller Gewalt zu beweisen, dass er einem erwachsenen Mann ebenbürtig oder gar überlegen sei. Dass die Mutter es nicht längere Zeit allein ohne Niko aushielt, ist ebenfalls ein klares Indiz für eine Umkehrung der Mutter-Kind-Beziehung. Es liegt auf der Hand, dass Niko als Kind mit der Rolle des Partners der Mutter völlig überlastet war und sich deshalb in einer dauernden Anspannung und Bedrückung befand.

Die Rolle des Vaters in dieser Konstellation bestand in erster Linie in seiner völligen Abwesenheit und seinem völligen Desinteresse an seinem Sohn. Die bloße Abwesenheit des Vaters hätte es allerdings noch offen gelassen, dass Niko eine positive Vorstellung von seinem Vater hätte entwickeln können. Doch das Verlassenwerden durch den Stiefvater, den Niko ja als seinen wirklichen Vater betrachtet hatte, hinterließ ein schweres Trauma, das ihn bis heute gegen alle Vaterfiguren und väterlichen Funktionen misstrauisch und ablehnend macht. Soweit Niko in seinen ersten Lebensjahren ein positives Vaterbild verinnerlicht hatte, wurde dieses Bild nach der Trennung vom Stiefvater verworfen und eliminiert. Seitdem ist der Weg zu einer positiven inneren Vaterfigur blockiert. Mit der Verwerfung des Vaters ist Niko umso mehr seiner Mutter ausgeliefert und an sie gekettet. Das scheint mir der entscheidende Punkt für die extrem destruktive und dissoziale Entwicklung von Niko zu sein.

Man kann allerdings vermuten, dass hinter aller Enttäuschung von Niko doch eine ungestillte Sehnsucht nach dem Vater steht, die sich unter anderem darin äußerte, dass Niko noch lange Zeit an der Therapie bei mir festhielt, obwohl er gegen Schluss weitgehend den realen Kontakt vermied.

Zusammenfassung Niko

Konstellation: infantil-bedürftige drogenabhängige Mutter; abwesender psychotischer Vater. Hinzu kam ein Stiefvater, der in den ersten Lebensjahren von Niko als Vater betrachtet wurde und der den Kontakt nach der Scheidung völlig abbrach.

Reaktion des Sohnes: destruktiv-gewalttätiges und dissoziales Verhalten. Eine kriminelle Laufbahn scheint vorgezeichnet.

Im nächsten Kapitel werde ich versuchen, aus der Gesamtsicht meines klinischen Materials (wobei nicht nur die dargestellten Fallstudien, sondern noch weitere Fälle und Erfahrungen aus meiner Praxis einfließen), einige Hypothesen über die familiären Ursachen und die Folgen des Missbrauchs in der Mutter-Sohn-Beziehung zu bilden.

Zum Abschluss lege ich einige Gedanken zum historischen und gesellschaftlichen Hintergrund des Mutter-Sohn-Missbrauchs dar und schließe mit gesellschaftspolitischen Vorschlägen.

Teil III

Zusammenfassung und Hypothesen zum Missbrauch

6 Typische Familienkonstellationen und ihre Folgen

Es ist klar, dass quantitative statistische Angaben über die Signifikanz meiner Aussagen wegen der zu geringen Anzahl der Fälle nicht möglich sind. Stattdessen werde ich versuchen, zwei Idealtypen (i. S. von Max Weber oder Karl Jaspers) herauszukristallisieren.[32] Man muss sich allerdings bewusst sein, dass diese Idealtypen in der Realität nie in reiner Form vorkommen und dass es eine Vielfalt von Abstufungen und Zwischenformen gibt.

6.1 Zwei idealtypische Familienkonstellationen

Es gibt zwei grundlegend unterschiedliche Familienkonstellationen und damit zwei grundlegend verschiedene Typen von Müttern und Vätern beim Missbrauch von Söhnen.

Typus A: Hilflose Mutter – starker Vater

Dieser *Grundtypus* ist gekennzeichnet durch eine *hilflose Mutter* und einen *starken Vater*. Genauer gesagt handelt es sich um eine sich hilflos verhaltende Mutter, die gerade durch ihr Verhalten von Hilflosigkeit den Sohn verführt, sich als ihr Helfer und Retter zu gebärden. Die Mutter erscheint gegenüber dem Vater als schwach und schutzbedürftig, während der Vater als dominant im Sinne der traditionellen Geschlechterrollen auftritt, also hier nur in diesem Sinne als »stark« bezeichnet wird. Dem widerspricht nicht, dass die Mutter in der Familie ein erhebliches Maß an Kontrolle ausübt: sie kontrolliert die anderen Familienmitglieder gerade durch ihr Hilflosigkeitsverhalten.

Die Beziehung zwischen den Eltern stellt sich dem Sohn so dar, dass die Bedürfnisse der Mutter vom Vater nicht erfüllt werden. Die Mutter animiert den Sohn, in die Bresche zu springen und an die Stelle des Vaters zu treten: als Vertrauter der Mutter, als ihr Helfer, als ihr Ritter und Held oder gar als Retter der Mutter. Das Hilflosigkeitsverhalten der Mutter kann noch durch eine Leidenshaltung ergänzt sein, die den Sohn zum Mitleiden verführt (Beispiele Paul, Silvio). Schließlich besticht die Mutter den Sohn, indem sie ihn verwöhnt, ihm alle unangenehmen Dinge abnimmt (Wolfgang, Heinrich) und ihm keine Grenzen setzt (grundlegend für alle Fälle).

Hinter der Verführung durch Hilflosigkeit, Schwäche, Leiden und Verwöhnung steht die erotische Verführung: der Sohn schwingt sich vor allem deshalb zum Helfer und Retter der Mutter auf, weil er sich den erotischen Besitz der

[32] Horst-Eberhard Richter arbeitet in seiner oben zitierten Untersuchung ebenfalls mit Idealtypen.

Mutter davon verspricht. Dazu muss er den Vater als Rivalen bekämpfen und ausschalten, zum Beispiel dadurch, dass er die Mutter zur Scheidung zu überreden versucht.

Der Anteil des Vaters besteht bei dieser Konstellation darin, dass er berufliche Leistung und Karriere an die erste Stelle in seinem Leben setzt. Der Vater erscheint nach außen nicht als schwach, sondern im Sinne der traditionellen Männerrolle sogar als stark. Typischerweise hat dieser Vater eine *rigide* Persönlichkeitsstruktur: er setzt den Intellekt an die erste Stelle und ist wenig oder nicht mit seinen Gefühlen in Kontakt bzw. er kann schwer mit Gefühlen umgehen, insbesondere mit Gefühlen von Nähe. Damit, dass er berufliche Leistung, Arbeit und Karriere an die erste Stelle setzt (Extremfall »Workaholic«), entzieht er sich weitgehend der direkten Auseinandersetzung mit dem Verhalten und den Bedürfnissen seiner Ehefrau, vor allem mit deren Bedürfnissen nach Nähe. Darin besteht seine spezifische Schwäche, die in der Regel eine Abhängigkeit von der Frau auf sexuellem Gebiet einschließt. Durch seine Fixierung auf Arbeit und Leistung steht er im familiären Bereich auch seinen Kindern nicht hinreichend zur Verfügung.

Im Gegensatz zur Persönlichkeitsstruktur des Vaters entwickelt der Sohn ein hohes Maß an Sensibilität für die Gefühle und Bedürfnisse der Mutter. Er wird ihr bevorzugter Kommunikationspartner, mit dem sie einen Austausch pflegen kann, der mit dem Ehemann nicht möglich ist. Der Sohn wird zum geheimen oder offenen Vertrauten der Mutter.

Beispiele für den Typus A

Michael: Depressive und hilflos agierende Mutter, die den Sohn gerade durch ihr Hilflosigkeitsverhalten verführte und kontrollierte; rigider, emotional unbeholfener Vater, der sich in Berufsarbeit und Karriere zurückzog.

Folgen für den Sohn: depressive Entwicklung, insbesondere Bedrückung im Brustraum. Zeitweise Neurodermitis und chronische Bronchitis; große Schwierigkeiten bei der Entwicklung eines männlichen Selbstbildes; Rolle als Retter oder Helfer der Frauen; emotionale und sexuelle Störung in der Intimbeziehung (Ejaculatio präcox; emotionaler Bruch bei beginnender Intimbeziehung); später Berufseinstieg; Wiederholung der früheren familiären Verstrickungen im beruflichen Bereich und in der Therapie.

Paul: Unselbständige und hilflos agierende Mutter, die den Sohn durch ihr Hilflosigkeitsverhalten und durch ihr Leiden zum Mitleiden verführte und in ihm den Wunsch weckte, ihr zu helfen, wenn er erwachsen ist. Der Vater war steif und emotional distanziert, hielt sich aus den familiären Konflikten heraus und flüchtete in seine Berufsarbeit.

Folgen für den Sohn: lähmende Depression; Angst vor dem Erwachsenwerden und vor dem beruflichen Erfolg; Gefühle von Ungenügen und Schuld gegenüber der Partnerin; mangelnde Fähigkeit, gegenüber der Partnerin seine Grenzen zu wahren sowie dem eigenen Kind Grenzen zu setzen.

Fritz: Leistungs- und berufsorientierter, dominanter, emotional distanzierter und rigider Vater; sich aufopfernde und auf subtile Weise emotional verführende Mutter.

Die Folgen für den Sohn waren auf dem Hintergrund dieser fast »normalen« (im Sinne einer gesellschaftlich häufig vorkommenden) Familienkonstellation gravierend. Er geriet wiederholt in schwere depressive Krisen, wenn sich eine Frau von ihm trennte. Sein Verhältnis zu Frauen wie zu Männern war grundlegend belastet, wenn auch in unterschiedlicher Hinsicht. Gegenüber Frauen trat er nicht als Partner, sondern als übergeordneter Retter auf. Gleichzeitig war er von Frauen in einer Weise abhängig, dass das Leben für ihn keinen Sinn hatte, wenn er nicht mit einer Frau zusammenlebte. Zu Männern blieb er emotional auf Distanz. Das Verhältnis zu sich selbst wurde von Zweifel, Überforderung und verstecktem Widerstand geprägt.

Peterle: Durch Verwöhnung verführende und sich »für die Familie« aufopfernde Mutter, die ihre sexuellen Bedürfnisse zunehmend vom Ehemann abzog. Berufsorientierter, zu Resignation neigender, von der Frau abhängiger Vater, der seine versteckte Rivalität mit dem Sohn durch Reglementierungen und Abwertung ausagierte.

Der Sohn reagierte mit einer Angst-Symptomatik. Die Angst verschaffte ihm einerseits die begehrte Nähe der Mutter; andererseits hatte er wirklich Angst vor der Strafe des Vaters und vor der Vereinnahmung durch die Mutter.

Patrice Alègre: Extrem rigider, emotional hilfloser, gewalttätiger Schläger als Vater, der meistens abwesend war; eine haltlose, verführerische und ihren sexuellen Abenteuern nachgehende Mutter, die den Sohn dabei zum Komplizen machte.

In einigen *Sonderformen* des Typus A (Silvio, Niko) trifft zwar die Charakterisierung der Mütter, aber nicht die der Väter zu. Diese Konstellationen haben die Besonderheit, dass die Mütter nie mit den Vätern verheiratet waren oder zusammengelebt haben. Niko hat seinen Vater nie kennen gelernt, Silvio erst spät. Die »Schwäche« der Väter bestand also vor allem darin, dass sie schon räumlich-physisch nie zur Verfügung standen. Der leibliche Vater von Niko war schizophren; der Stiefvater, der in der frühen Kindheit der eigentliche Vater war, hat Niko nach der Scheidung von der Mutter auf Nimmerwiedersehen verlassen. Was ich oben über die rigide, leistungsorientierte Persönlichkeitsstruktur des Vaters gesagt habe, gilt nicht für diese Väter.

Typus B: Dominante Mutter – schwacher Vater

Der entgegengesetzte *Grundtypus* einer Familienkonstellation besteht aus einer *dominanten bis aggressiven* Mutter und einem *schwachen bis haltlosen* Vater.

Hier strebt die Mutter offen nach der Vorherrschaft im Familiensystem, insbesondere über den Ehemann. Der entscheidende Unterschied gegenüber dem vorher skizzierten Typus besteht nicht in dem Streben nach Kontrolle – darum geht es in beiden Fällen –, sondern in der Unverhülltheit des Machtstrebens und den dabei angewandten Mitteln. Dabei entfalten manche dieser Mütter eine erhebliche offene Aggressivität, die ganz im Gegensatz zum traditionellen weiblichen Rollenverhalten steht.

Der zu dieser Konstellation gehörende Vater ist durch offensichtliche Schwäche gekennzeichnet. Seine Schwäche kann in seiner Persönlichkeitsstruktur wurzeln, aufgrund derer er sich haltlos, abhängig, passiv verhält. Alkoholabhängige Väter kommen hier häufig vor. Seine Schwäche – im Verhältnis zu seiner Frau – kann auch daher rühren, dass er aus einer niedrigeren sozialen Schicht als die Herkunftsfamilie seiner Frau stammt (Hilfsarbeiter mit einer Ehefrau aus der Mittelschicht) oder dass er als Ausländer in die soziale Umgebung seiner Frau zugezogen ist (Italiener, Türke, Marokkaner etc. mit einer deutschen Frau in Deutschland lebend) oder dass er in sonstiger Weise sozial entwurzelt ist (z.B. durch Krieg und Vertreibung). Seine relative Schwäche kann aber auch auf einer besonderen Situation in Bezug auf seine Frau beruhen, wie z.B. der Vater von Erich, der sich von seiner Frau scheiden ließ, als sie unheilbar an MS erkrankte; man darf vermuten, dass er ihr den Sohn aus einem schweren Schuldgefühl heraus überließ.

Im Verhältnis der Mutter zum Sohn spielt in erster Linie die offene Beherrschung, daneben aber auch die Verführung eine Rolle (Beispiel Heinrich: die Mutter setzte den Sohn unter Druck, keinen Kontakt zum Vater zu haben und nicht so zu werden wie er; sie kam jedoch abends auch zu ihm ans Bett, um ihm den Kopf zu kraulen). Im Vordergrund steht aber mehr die direkte aggressive Vereinnahmung des Sohnes durch die Mutter, z.B. durch Vorwürfe: »Du wirst noch so werden wie dein abscheulicher Vater!« Oder Mutter Canetti: »Mein Sohn ist ein Idiot!« Der Sohn ist in dieser Konstellation ein direktes Opfer der mütterlichen Aggression. Sie unterwirft das Kind und zwingt es, ihre Vorstellungen, Werte, Ziele etc. ganz zu schlucken, zu introjizieren (per Identifikation mit dem Aggressor). Als Gegenleistung verwöhnt sie ihn in mancher Hinsicht und räumt ihm begrenzte Besitzansprüche auf sich ein (Bsp. Canetti, Erich, Heinrich). Sie setzt ihm genauso wenig hinreichende Grenzen wie die hilflose Mutter des Typus A.

Dieses Verhältnis kann im Extremfall die Form einer aggressiven »Verschlingung« annehmen: die Mutter versucht, das Leben des Sohnes vollständig in Besitz zu nehmen bzw. in Besitz zu behalten. Sie betrachtet ihn als Anhängsel ihre Person, d.h. nicht als eigenständige Persönlichkeit, sondern als Objekt ihrer symbiotischen Bedürfnisse, als Vollstrecker ihrer Wünsche und Lebensziele. Die Bedürftigkeit der Mutter steht absolut im Vordergrund. (Florian kommt dieser Konstellation am nächsten.)

Der Vater ist auf Grund seiner Schwäche im Verhältnis zu seiner Frau nicht hinreichend in der Lage, ein Gegengewicht zu bilden und den Sohn vor der Vereinnahmung durch die Mutter zu schützen. Das gilt umso mehr, wenn die erotische Verführung des Sohnes durch die Mutter eine Rolle spielt, also wenn der Sohn den Vater als Rivalen um die Mutter betrachtet. In dieser Konstellation hat der Vater kaum eine Chance.

Beispiele für den Typus B

Erich: Emotional manipulative, verschlingende Mutter; sich entziehender Vater, der den Sohn aus Schuldgefühl der Mutter gegenüber im Stich ließ.

Folgen für den Sohn: depressive Entwicklung, vor allem das Gefühl, ungeliebt zu sein; Dissoziation seiner Gefühle von Zärtlichkeit und Liebe; emotionale und sexuelle Störung in der Intimbeziehung; selbstdestruktive Tendenzen in somatischen Erkrankungen.

Heinrich: Teils verführende, teils aggressive Mutter, die Druck auf den Sohn ausübte, nicht so zu werden wie der Vater und zum Vater möglichst wenig Kontakt zu haben. Haltloser, von Alkohol und Nikotin abhängiger Vater.

Folgen für den Sohn: psychosomatisches Asthma; Angst vor dem Erwachsenwerden, insbesondere vor dem Eintritt in das Berufsleben; schwere Probleme, eine gleichwertige Partnerschaft zu führen und sich darin hinreichend abzugrenzen.

Wolfgang: Dominante, kontrollierende, verwöhnend-verführende Mutter; schwacher introvertierter, eifersüchtiger Vater.

Folgen für den Sohn: Rückzug nach innen und depressive Entwicklung. Sexuelle Spätentwicklung und Erektionsstörung; schwere Probleme mit Nähe und Distanz zur Intimpartnerin; mangelhaftes männliches Selbstwertgefühl.

Björn: Kindlich bedürftige, gegenüber dem Ehemann dominante und gegenüber den Kindern kontrollierende Mutter, die gerade durch ihre Bedürftigkeit verführte; sozial entwurzelter, beruflich erfolgloser Vater mit der Neigung zum Rückzug; Scheidung der Eltern in der mittleren Kindheit von Björn.

Folgen für den Sohn: narzisstische Störung mit depressiver Symptomatik und Cannabis-Abhängigkeit; Behandlung anderer Menschen als Objekte; Unfähigkeit zu einer dauerhaften Intimbeziehung; Unfähigkeit bzw. Weigerung, erwachsen zu werden und in das Berufsleben einzutreten.

Florian. Intrusiv-kontrollierende, teils verführende, teils zurückweisende, grenzenlose Mutter, die den Sohn zum Abbild ihrer selbst machen wollte. Grenzenloser Vater, der nicht zwischen Mutter und Sohn differenzieren konnte und deshalb den Kontakt zum Sohn genauso phobisch vermied wie zu seiner Ex-Partnerin.

Reaktion des Sohnes: extreme Schwankungen zwischen aggressiven Durchbrüchen und Phasen von totalem Rückzug; Einnässen (tagsüber und nachts), zeitweise Einkoten.

Mischformen: Der Vater von *Manfred* scheint eher dem Typus A anzugehören, aber in seiner Rigidität emotional besonders schwach gewesen zu sein. Manfreds Mutter gehört dagegen eindeutig zum aggressiv-verschlingenden Typ. Die Konstellation der Eltern von *Canetti* passt zu Lebzeiten des Vaters eher unter den Typus A; erst nach dem Tod des Vaters traten bei der Mutter allmählich aggressiv-verschlingende Züge hervor.

Für beide Idealtypen gilt, dass die Mutter offen oder subtil gegenüber dem Sohn alle anderen Frauen *abwertet*. Sie warnt z. B. den Sohn davor, dass alle Frauen nur »das Eine« wollen (ob das Eine nun Sex oder Geld oder was auch immer ist). Vor allem warnt sie ihn davor, dass die Frauen ihn »einfangen«, beherrschen, ausnutzen wollen usw., (übrigens genau das, was sie selbst getan hat). Alle anderen Frauen sind schlecht, im Extremfall »Huren«, nur sie – die Mutter – ist gut, ist rein.[33]

Ein sehr aufschlussreiches Beispiel dieser Art ist die Mutter von Canetti, die ihrem Sohn Elias zwar wechselnde Frauenkontakte zubilligte, aber keine feste

33 Siehe dazu auch Amendt, 1999, S. 78 f.

Beziehung. Elias Canetti hielt die Beziehung zu seiner späteren Frau lange Zeit vor der Mutter geheim, weil er ihre negative Reaktion fürchtete. Erst mit der Eheschließung erfuhr sie davon und war schwer gekränkt.

Wir stoßen hier auf die uralte Spaltung des gesellschaftlichen Frauenbildes in die reine, geschlechtslose Mutter-Madonna und die sündige Eva, im Extremfall die Hure oder die erotische Hexe. Eine schöne Illustration dazu liefern die Gemälde und Zeichnungen von Hans Baldung Grien: einerseits seine Madonnengemälde (Abb. 1–3), andererseits seine sehr erotischen Zeichnungen von nackten Hexen (Abb. 4, 5). Diese Spaltung durchzieht die ganze christlich-abendländische Geschichte. Sie wird also keineswegs – wie von mancher feministischer Seite geglaubt wird – nur von den Männern, vom »Patriarchat« produziert, sondern die Mütter sind gegenüber ihren Söhnen an der Reproduktion dieser Struktur genauso beteiligt.

Herkunftsfamilien der Eltern

Es wäre sehr aufschlussreich, auch die Herkunftsfamilien der Eltern, die am Missbrauch ihrer Kinder mitwirken, näher zu untersuchen. Dieser Fragestellung bin ich nicht systematisch nachgegangen, sondern habe nur mehr oder weniger zufällig nachgefragt.

Bemerkenswert ist dabei, dass ein hoher Prozentsatz der betreffenden Mütter und Väter in ihrer Kindheit entweder früh einen Elternteil oder beide Eltern verloren haben oder selbst Opfer eines Missbrauchs waren. Der frühe Verlust eines Elternteils führte häufig zu einer vorzeitigen Übernahme von Verantwortung in ihrer Herkunftsfamilie und damit zu einer das Kind oder den Jugendlichen überfordernden Position eines Ersatzpartners für den verbleibenden Elternteil oder eines Ersatzelternteils für die jüngeren Geschwister. Zur Konstellation des frühen Verlustes gehörte häufig die Abwesenheit des Vaters oder Großvaters wegen Krieg und Gefangenschaft, während der dann dem halbwüchsigen Sohn die Rolle eines Familienoberhauptes zufiel.

6.2 Spezifische Schäden des Missbrauchs

Es gibt Auswirkungen des Missbrauchs, die für alle Formen gelten. Diese Auswirkungen werde ich zuerst beschreiben. Hinzu kommen Störungen und Schäden, die spezifische Folgen des inzestuösen Missbrauchs sind. Auf diese Folgen werde ich genauer eingehen. Schließlich unterscheide ich die spezifischen Reaktionen und Symptome im Kindesalter von den langfristigen Auswirkungen im Erwachsenenleben.

6.2.1 Allgemeine Auswirkungen

Das grundlegende Wesensmerkmal des Missbrauchs ist die *Benutzung einer anderen Person als Objekt*. Der Missbrauch eines Kindes hat deshalb schwerwiegende Auswirkungen auf sein Selbstwertgefühl. Das Gefühl, um seiner selbst willen geliebt zu werden, ist bei diesem Kind unterentwickelt oder fehlt ganz. Der missbrauchende Elternteil liebt das Kind, weil er es braucht. Das schließt nicht aus, dass der Elternteil das Kind auch ein Stück weit um seiner selbst liebt – auch hier sind die Verhältnisse, wie überall im Leben, gemischt. Die Mutter verkauft zwar ihr missbräuchliches Verhalten fast immer als »Mutterliebe«, aber in seinem Innersten spürt das Kind doch ihre Bedürftigkeit und die daraus folgende Benutzung seiner Person. Der zentrale Kern des Selbstwertgefühls, nämlich um seiner selbst willen geliebt zu werden, kann sich beim missbrauchten Kind nur unzureichend bilden.

Ein weiterer grundlegender Aspekt des Missbrauchs ist die *Verletzung oder Verwischung der Generationengrenze*, sei es, dass dem Kind die Partnerrolle, sei es, dass ihm Teile der Elternrolle zugemutet werden. Daraus folgen zum einen Vorstellungen von *Grandiosität* und eine Tendenz zur *Grenzenlosigkeit*, andererseits das Gefühl von prinzipieller *Unzulänglichkeit*.

In der Literatur wird betont, dass der Sohn *grandiose* Vorstellungen über sich selbst entwickelt. Amendt schreibt, dass der Sohn als der geheime Vertraute seiner Mutter das berauschende und überwältigende Gefühl des narzisstischen Triumphes und einmaliger Auserwähltheit erlebe (1999, S. 64). Da die Mutter ihn über die Generationengrenze gehoben und an die Stelle des Vaters gesetzt habe, entwickele er daraus die Vorstellung, jemand besonderes zu sein, größer als der Vater, überhaupt der Größte. Satir weist darauf hin, dass das Verhalten *beider* Eltern im Ehekrieg an der Entstehung grandioser Vorstellungen mitwirke und zu der folgenschweren Illusion des Kindes führe, dass es allmächtig sei (1973, S. 78).

In meiner klinischen Praxis habe ich grandiose Vorstellungen in dem eben geschilderten Ausmaß nur selten so *offen* gefunden. Als weitgehend gesichert kann ich lediglich die Einsicht bestätigen, dass der Sohn sich über den Vater erhebt und ihn verachtet. Diese Überhebung und Verachtung kommt am deutlichsten zum Vorschein, wenn der Vater Alkoholiker war.

Sehr viel verborgener und deshalb sehr viel schwerer zu entdecken ist die Überhebung über die Mutter und ihre Verachtung durch den Sohn (unter meinen Studien am deutlichsten bei Niko). Zwar ist die Mutter im Falle des inzestuösen Missbrauchs das begehrte Objekt; ihre spezifische Schwäche besteht aber darin, dass sie sich mit ihren erotischen Bedürfnissen an ein Kind oder einen Jugendlichen anstatt an einen erwachsenen Mann hält. Selbst die Mutter, die nach außen hin aggressiv und gewalttätig auftritt, ist im Innern schwach. Das spürt in seinen tiefsten Schichten auch der Sohn. Bei der hilflos agierenden Mutter kommt noch die geheime Verachtung ihres Hilflosigkeitsverhaltens hinzu.

Es entspricht der inneren Dynamik dieses Prozesses, dass der Sohn sie wegen dieser Schwäche *als Mutter* verachtet, obwohl er sie *als Frau* begehrt. Ich drücke mich vorsichtig aus, weil diese Verachtung – soweit sie existiert – so tief verborgen zu sein scheint, dass sie nur sehr schwer aufzudecken ist, weil sie von der ursprünglichen kindlichen Liebe zur *Mutter* verdeckt wie auch vom Begehren nach der Mutter als *Frau* überlagert sein dürfte. Ich habe diese Hypothese in erster Linie für den inzestuösen Missbrauch formuliert; sie gilt aber mehr oder weniger auch bei der Parentifizierung und bei anderen Formen, da alle durch eine grundlegende Schwäche der Mutter als Elternteil gekennzeichnet sind.

Der Sohn überhebt sich also letztlich über beide Eltern und verachtet sie. Da ist nichts über ihm, es gibt kein Halten, keine Grenze.

Die andere Seite der Medaille der Grandiosität ist die Vorstellung einer grundlegenden *Unzulänglichkeit.* Der Sohn ist als Kind oder Jugendlicher seiner Mutter als einer erwachsenen Frau prinzipiell nicht gewachsen; er kann ihre Bedürfnisse und Wünsche grundsätzlich nicht hinreichend erfüllen. Er macht die wiederkehrende Erfahrung von Kleinheit und Unzulänglichkeit; er kann es der Mutter nicht recht machen, so sehr er sich auch bemüht. Daraus resultiert ein bohrendes Gefühl von Unzulänglichkeit. Und zwar erscheint ihm nicht bloß sein *Verhalten* unzulänglich, sondern sein *Wesen:* er ist ungenügend, so wie er *ist.*[34] Die Vorstellung von Unzulänglichkeit tritt im späteren Leben gegenüber der Partnerin, im Beruf und in seinem Selbstbild zu Tage.

Aus der Überspringung der Generationengrenze folgt eine Tendenz zur *Grenzenlosigkeit* des Sohnes in Bezug auf sich selbst, gegenüber seiner Partnerin, seinen Kindern, aber auch anderen Menschen: er findet schwer seine eigenen Grenzen, erkennt schwer die Grenzen anderer an und kann anderen, z. B. seinen Kindern, schwer Grenzen setzen. Beide Eltern haben ihrer Aufgabe, dem Kind Grenzen zu setzen, nicht genügt. Die Mutter konnte dem Sohn nicht hinreichend Grenzen setzen, weil sie ihn als ihren Verbündeten und Vertrauten, als Ersatzpartner, der ihre Bedürfnisse befriedigen sollte, gebraucht hat. Der Vater konnte dem Sohn nicht hinreichend Grenzen setzen, weil er auf dem Hintergrund des Konflikts mit seiner Frau sich aus der Mutter-Sohn-Beziehung herausgehalten hat, weil er sich vom Sohn abgewandt und ihn eventuell sogar abgewertet hat. Selbst wenn er intervenieren wollte, konnte er sich kaum gegen die Mutter-Sohn-Allianz durchsetzen.

6.2.2 Spezifische Schäden des inzestuösen Missbrauchs im Erwachsenenleben

Das Grundschema der Traumatisierung[35] bei der inzestuösen Verstrickung lässt sich psychodynamisch folgendermaßen beschreiben: *Stimulierung – Enttäuschung – Hass.*

Die Mutter hat durch ihr verführerisches Verhalten das sexuelle Begehren des Sohnes stimuliert. Sie hat ihm konkludent versprochen, ihn an die Stelle des Vaters zu setzen. Dieses Versprechen hat sie im Kern nicht eingelöst, und das Begehren des Sohnes ist letztlich unerfüllt geblieben. Im tiefsten Innern fühlt er sich von der Mutter betrogen, was ja auch den Tatsachen entspricht. Der überwältigende Schmerz dieser Verletzung kann nicht zugelassen werden. Stattdessen reagiert er

[34] Dieser Aspekt der Unzulänglichkeit *im Wesen,* nicht im Verhalten, ist besonders deutlich in der Therapie von Paul herausgekommen.

[35] Die Formulierung dieses Schemas verdanke ich einem Hinweis meines Kollegen Werner Kraft.

mit Hass auf die Mutter – ein Hass, der in aller Regel aus dem Bewusstsein verdrängt wird. Hinzu kommt häufig eine quälende Eifersucht. Im Verhältnis zum Vater besteht Rivalität und Feindseligkeit, aber auch Furcht vor Strafe.

Sowohl das unerfüllte Begehren wie auch der verdrängte Hass binden den Sohn bis weit in das Erwachsenenleben an die Mutter.[36] Auch beim Sohn der Konstellation B besteht eine fortdauernde ungelöste Bindung an die Mutter, wenngleich sein Begehren in der Regel stärker verdrängt ist, weil die Furcht vor der völligen Vereinnahmung durch die Mutter, im Extremfall die Angst vor der symbiotischen Verschlingung, im Vordergrund steht. Das Begehren kann die Form eines »Unterschlupfens« unter die Fittiche einer stärkeren Frau annehmen. Die Formen der Abwehr des Begehrens sind Hass und Rückzug. Für den Vater hat der Sohn nur mehr oder weniger offene Verachtung und Ablehnung übrig. Der Sohn identifiziert sich deshalb nur unzulänglich mit der männlichen Rolle. Stattdessen introjiziert er Teile der weiblichen Rolle.[37]

Die ungelöste Bindung an die Mutter und noch mehr die Angst vor der Wiedervereinnahmung durch die Mutter machen es dem erwachsenen Sohn sehr schwer, sich auf die Beziehung zu einer erwachsenen Frau einzulassen und diese Beziehung befriedigend zu leben. Der untergründige Hass blockiert die Liebe des Herzens. Die Fähigkeit zur Regulierung von *Nähe und Distanz* ist gestört. Er vermeidet einerseits Nähe, Kontakt und Auseinandersetzung mit der Frau (z.B. indem er sich mit Arbeit zudeckt), andererseits kann er aber auch keinen Abstand herstellen, er kann nicht Nein sagen, wenn ihm danach ist, sondern er bleibt an der Frau kleben.

Fast immer treten funktionelle *Störungen der Sexualität* beim Mann auf. Ich habe diesen Sachverhalt lange unterschätzt, weil Männer selbst in der Therapie bei einem männlichen Therapeuten sich schwer tun, über ihre sexuellen Probleme zu reden, es sei denn, dass die Störung ein unübersehbares Ausmaß angenommen hat und gerade deshalb therapeutische Hilfe aufgesucht wird. Zu den funktionellen sexuellen Störungen gehören vor allem Vermeidung von Sexualität aus Lustlosigkeit, verkrampfte Sexualität mit wenig Lust, Erektionsstörungen in allen Schweregraden und vorzeitiger Samenerguss.

Diese Störungen haben zur Folge, dass der sexuelle Kontakt überhaupt vermieden oder – wenn er stattfindet – möglichst kurz gehalten wird. Die Sexualität nimmt ja in der Mutter-Sohn-Verstrickung einen besonderen Stellenwert ein: sie ist der Köder, mit dem die Mutter den Sohn lockt, die Falle, in der sie ihn fängt, ohne allerdings seine Erwartungen zu erfüllen. Der Sohn hat also die Erfahrung gemacht, dass er durch sein sexuelles Begehren in Abhängigkeit zur Mutter geraten ist. Diese Angst tritt auch gegenüber seiner Partnerin wieder auf. Ein zweiter Aspekt folgt aus der Enttäuschung seiner Erwartungen durch die Mutter, auf die

[36] Vergleiche Freud, 1938/1999, S. 118: »Als Rest der erotischen Fixierung an die Mutter stellt sich oft eine übergroße Abhängigkeit von ihr her, die sich später als Hörigkeit gegen das Weib fortsetzen wird.« Was Freud als Resultat des Ödipuskomplexes darstellt, ist also eigentlich ein Ergebnis des Missbrauchs.

[37] Freud, 1938/1999, S. 117, über passiv-feminine Tendenzen beim Mann als Resultat des Ödipuskomplexes.

er mit Groll reagiert. Aus dem untergründigen Groll gegen die Mutter verweigert er später der Frau (ganz oder teilweise) die sexuelle »Leistung«.

Eine verbreitete Auswirkung der Mutter-Sohn-Verstrickung in der Familienkonstellation A besteht darin, dass der Sohn als erwachsener Mann versucht, Frauen zu »retten« (*Retter der Mutter*). Er nimmt sich eine Partnerin, die in gewisser Hinsicht hilfsbedürftig ist oder sich so verhält, z. B. aus schwierigen sozialen Verhältnissen stammt und sozial haltlos ist (Michael) oder psychische Probleme hat (Fritz) oder auch nur in ihrem Leben nicht glücklich ist (Paul). In gewisser Hinsicht opfert er seine eigenen Bedürfnisse, um der Frau zu helfen, sie zu heilen, zu »retten«.

Eine weitere Folge ist die *Angst vor dem Erwachsenwerden* und vor der Übernahme der vollen Verantwortung für das eigene Leben. Diese Angst kann sich niederschlagen in einem Hinausschieben des Berufsbeginns, in der Vermeidung von Risiken, die mit den eigentlichen Berufswünschen verbunden sind, in der Vermeidung einer verbindlichen Paarbeziehung und der Gründung einer Familie und vielem anderen mehr. Diese Angst vor dem Erwachsenwerden kann auf einem geheimen Versprechen des Sohnes beruhen, »wenn ich groß bin« die Mutter zu heiraten, endlich ihre Wünsche und Bedürfnisse zu erfüllen und, um dies zu ermöglichen, den Vater zu beseitigen. Das bringt den Sohn in einen schweren Zwiespalt, da er nicht nur mit dem Vater rivalisiert, sondern ihn auch liebt. Aber auch zur Mutter hat er ambivalente Gefühle, da er sie nicht nur begehrt, sondern auch hasst. Der Sohn hat also mehrere triftige Gründe, den Zeitpunkt des Erwachsenwerdens zu fürchten und hinauszuschieben.

Des Weiteren treten penetrante Gefühle von *Schuld* und *Scham* auf. Für die Schuldgefühle sind mehrere Quellen denkbar. Die Schuldgefühle können sich zum einen an die Unzulänglichkeit des kleinen Sohnes gegenüber den Erwartungen der Mutter knüpfen. Als Erwachsener fühlt er sich dann seiner Partnerin gegenüber schuldig, wenn er ihre Wünsche und Bedürfnisse nicht erfüllen kann bzw. glaubt, dies nicht zu können. Die Schuldgefühle schwächen ihn bzw. machen ihn einer konfrontativen Auseinandersetzung unfähig, sodass er sich dann tatsächlich unzulänglich verhält.

Eine andere Quelle der Schuldgefühle dürfte darin liegen, dass der Sohn mit dem Vater rivalisiert und ihn als Konkurrenten beseitigen will, obwohl er den Vater liebt. Schuldgefühle können auch als Abwehr anderer schmerzhafter Gefühle auftreten. Wenn das Kind sich für schuldig hält, dann muss es auch Einfluss gehabt haben. Mit dem Schuldgefühl wird also die Erfahrung von Ausgeliefertsein abgewehrt. Das Schuldgefühl kann auch als »verkleideter« Ausdruck des Schmerzes über den Missbrauch erscheinen.

Schließlich wirkt die Mutter an der Entstehung von Schuldgefühlen beim Sohn kräftig mit, da zu einem guten Teil ihre Herrschaft darauf beruht. Sie macht ihm zum Beispiel Vorwürfe, dass er so sei wie der Vater, den die Mutter nicht so haben will wie er ist. Sie stellt sich so dar, dass sie sich für den Sohn geopfert habe – was in mancher Hinsicht sogar stimmt – und sie beansprucht Dankbarkeit dafür oder gar ein entsprechendes Opfer des Sohnes.

Der Stereotyp des Opferns ist bei missbrauchenden Müttern sehr beliebt. Einerseits ist es zutreffend, dass die Mutter die Selbstentfaltung ihrer Persönlichkeit mehr oder weniger »opfert«. Auf der andern Seite wird damit der wirkliche Sachverhalt verdreht, dass nämlich die Mutter das Kind für sich geopfert hat. Sie verkauft ihr Verhalten als Mutterliebe, sodass die Zweifel oder der Ärger des Sohnes als Undankbarkeit, sein Wunsch nach Eigenständigkeit und Unabhängigkeit als Egoismus erscheinen. »Egoismus« ist ein beliebter Vorwurf, um den Sohn mittels seiner Schuldgefühle zu kontrollieren.

Neben der Schuld tritt das Gefühl von *Scham* auf. (Das Gefühl der Scham ist zum Beispiel bei Canetti durchdringend.) Das Kind schämt sich für das Verhalten der Eltern, aber vor allem für seinen vermeintlichen oder realen eigenen Anteil an der Verstrickung. Der aktive Anteil des noch so kleinen Sohnes darf nicht vernachlässigt werden, weil sich später seine Skrupel daran entzünden (Amendt, 1999, S. 58). Der Sohn wird ja nicht nur passiv durch die Mutter verführt, sondern er begehrt die Mutter und spielt aktiv mit.

Eine ganz anders geartete Folge ist die fortdauernde geheime *Sehnsucht* des Sohnes nach einem beschützenden und unterstützenden Vater. Man kann darüber allerdings nur spekulieren, ob das Anhängen an Vaterfiguren, an Autoritäten usw. mit dieser Sehnsucht zusammenhängt.

Mit den bisher aufgezählten Folgen verbinden sich häufig eine *depressive Symptomatik* und *psychosomatische Störungen*. Allerdings sind weder depressive noch psychosomatische Störungen für den Missbrauch spezifisch, sondern stellen sehr viel allgemeinere Abwehr- und Reaktionsformen dar.

6.2.3 Symptomatik im Kindes- und Jugendalter

In meiner Praxis als Kindertherapeut bin ich im Zusammenhang mit Konstellationen von Missbrauch und Mutter-Sohn-Verstrickungen auf folgende Gruppen von Symptomen gestoßen.

1. Ängste (z. B. Peterle)
2. Verhaltensstörungen in der Form von aggressivem, oppositionellem oder dissozialem Verhalten (z. B. Niko, Manfred, Florian, Adolf)
3. Enuresis, d. h. Einnässen (z. B. Florian) und Enkopresis, d. h. Einkoten (z. B. Silvio)

Als unspezifische Symptome können depressive Entwicklungen (Adolf) und psychosomatische Störungen (Manfred: Asthma, Kopfschmerzen, Bauchschmerzen usw.) auftreten.

1. *Ängste* können sehr verschiedene Inhalte haben. Sie sind für eine Mutter-Sohn-Verstrickung spezifisch, wenn sie dazu führen, dass sich die Mutter intensiver um den Sohn kümmert, sich z. B. abends noch zu ihm ans Bett setzt (oder sich in sein Bett legt), wenn er Angst vor dem Einschlafen oder vor der Klassenarbeit am nächsten Tag hat. Häufig sind es Ängste vor der Dunkelheit oder vor Einbrechern oder ähnlichem, die dazu führen, dass die Mutter dem Sohn erlaubt, in ihrem Bett zu schlafen, z. B. nach einer Trennung vom Mann oder auch nur bei seiner Abwesenheit.

2. *Verhaltensstörungen* umfassen ein weit gestreutes Feld von Symptomen. Häufig beschränkt sich die Störung auf gelegentliche aggressive Ausbrüche des Kindes gegen die Mutter; in allen übrigen Beziehungen ist der Sohn brav und angepasst (Adolf, Florian). Eine weitere Ausprägung sind Verhaltensformen von Aufsässigkeit und Verweigerung, entweder nur zu Hause in der Familie (Manfred) oder auch in der Schule. Es kann ein dissoziales Verhalten hinzukommen, das mit Lügen und Stehlen in der Familie anfängt und bis zu kriminellen Verhaltensweisen außerhalb der Familie reichen kann (Niko). Ein dissoziales Verhalten ist ein klares Anzeichen dafür, dass das Kind keine hinreichenden Grenzen, keine hinreichenden Halt erlebt hat.

3. Das Einnässen kann nachts (*Bettnässen*) oder tagsüber oder beides (Florian) vorkommen.
   a) Schon Sigmund Freud erwähnt den Zusammenhang des Bettnässens mit der Sexualerregung: »Jedenfalls ist das andauernde Bettnässen der Pollution des Erwachsenen gleichzustellen, ein Ausdruck der nämlichen Genitalerregung, welche das Kind um diese Zeit zur Masturbation gedrängt hat« (Freud, 1938/1999, S. 397). Was das Kind um diese Zeit (Alter vier bis fünf Jahre) zur Masturbation drängt, ist die Ödipuseinstellung zu seinen Eltern (d.h. das sexuelle Begehren der Mutter durch den Sohn), und »die Masturbation ist nur die genitale Abfuhr der zum Komplex gehörigen Sexualerregung« (Freud, 1938, S. 398). In ähnlicher Weise betrachtet Olivier das Bettnässen und Einkoten als spezifische Symptome der ödipalen Verstrickung (1989, S. 56, 107).
   Amendt erörtert das Bettnässen im Rahmen eines interessanten ethnologischen Vergleichs unserer westlichen Kultur mit den Bewohnern der chinesischen Insel Hainan (1999, S. 142ff.). Dort herrscht die Gewohnheit, dass die Söhne bis in die Pubertät das Bett mit ihrer Mutter teilen und dass der Sohn jede Nacht von der Mutter geweckt wird, um aufzustehen und zu urinieren. Amendt vermutet hinter dem nächtlichen Wecken des Sohnes die unbewusste Absicht der Mutter, sexuelle Trauminhalte zu unterbrechen und damit Pollutionen zu vermeiden. Dabei hat die Entleerung der Blase zusätzlich die Funktion zu verhindern, dass es über eine Reflexreaktion (reflektorische Erektion durch den Druck der vollen Blase) zur Erektion kommt (Amendt, 1999, S. 149).
   Speziell das Bettnässen scheint eine hohe Korrelation mit Mutter-Sohn-Verstrickungen aufzuweisen. Genaueren Aufschluss darüber könnte allerdings nur eine breiter angelegte empirische Untersuchung ergeben. Nach meiner Auffassung stellt das Bettnässen beim Jungen ein funktionales Äquivalent der Ejaculatio präcox beim Erwachsenen dar. Das nächtliche Einnässen hat die Funktion, eine sexuelle Erregung zu vermeiden oder abzuführen, (aus Angst vor den Bruch des Inzesttabus). Gleichzeitig könnte man darin den Versuch sehen, die Wünsche der Mutter zu erfüllen und ihr etwas »abzuliefern«, das dem Ejakulat des erwachsenen Mannes entspricht. Schließlich könnte im Bettnässen ein regressiver Wunsch nach dem »Paradies« der frühen Kindheit zum Ausdruck kommen, als

noch keine Anforderungen an den Jungen als Partner gestellt wurden. *Beispiel* des extrem hartnäckigen Bettnässens eines zwölfjährigen Jungen, der in einem Heim untergebracht war: er nässte seit Jahren jede Nacht ein. Die Mutter verfügte über eine geringe Intelligenz, war aber sexuell sehr verführerisch. Ihre Männerbeziehungen beruhten alle auf ihrer erotischen Verführung (Versuche beim Heimleiter und bei mir eingeschlossen). Auch der Sohn dürfte kaum von der erotischen Verführung der Mutter unberührt geblieben sein. Hinzu kam seine Helferrolle in einer anderen Hinsicht, nämlich dass er häufig die Mutter retten musste, wenn sie wegen einer Diabetes in einen Unterzuckerungs-Schock fiel. Der Vater war ein kleiner Betrüger, der sein Leben nicht auf die Reihe bekam und der nur manchmal anwesend war. Im Bett hatte die Mutter seit langem andere Männer. Vom Heim wurde neben dem Bettnässen auch eine ausgeprägte masturbatorische Aktivität des Jungen berichtet. In der Therapie setzte der Junge über lange Zeit eine enorme Energie ein, mich im Spiel zu schlagen, um zu beweisen, dass er einem erwachsenen Mann gleichwertig sei. Er vertraute mir eines Tages geheimnisvoll an: »Ich bin besser als mein Vater.«
Bei diesem Fall war der Widerstand gegen meine Interpretation der sexuellen Hintergründe des Bettnässens bemerkenswert: die Gutachterin, eine psychoanalytische Kinder- und Jugendpsychiaterin, lehnte meinen Kassenantrag unter einem Vorwand (dessen ausführliche Schilderung ich mir hier aus Platzgründen versagen muss) ab und war nicht bereit, in irgendeiner Weise mit mir über den Inhalt meines Antrags zu reden. Auch unter den meisten analytischen Kinder- und Jugendpsychotherapeuten scheint die obige Freudsche Aussage in Vergessenheit geraten zu sein.

b) Das Einnässen tagsüber in die Hosen hat einen anderen Hintergrund als das Bettnässen. Ich verstehe metaphorisch »in die Hosen pissen« als einen Ausdruck von Angst, z.B. Angst vor den hohen Ansprüchen der Mutter, vor allem aber Angst vor der symbiotischen Vereinnahmung.

4. Zur unspezifischen depressiven Symptomatik: Einzelne depressive Symptome finden sich häufig auch bei Jungen im Rahmen von Rückzugstendenzen, selten allerdings vollständige depressive Störungsbilder. Es kann sich um Suiziddrohungen handeln, um niedergedrückte Stimmungen, um Interessenverlust und Langeweile usw. Im Gegensatz zu Mädchen reagieren Jungen häufiger mit aggressiven Verhaltensweisen als mit depressiven Symptomen.

6.3 Spezifische methodische Probleme in der Psychotherapie

Grundsätzlich ist festzustellen, dass es keiner neuen Therapierichtung und keiner neuen Methoden bedarf, um die Folgen des Missbrauchs zu behandeln, sondern dass das übliche psychotherapeutische Handwerkszeug ausreicht. Die spezifische Problematik des Themas kommt allerdings im therapeutischen Prozess zum Ausdruck, vor allem in der Übertragung und Gegenübertragung, in der Beziehung zwischen Therapeut und Patient. Der Therapeut kann diese Phänomene besser wahrnehmen und besser damit umgehen, wenn er seine Aufmerksamkeit für die Thematik geschärft und wenn er die persönlichen und gesellschaftlichen Tabus in Bezug auf dieses Thema, z.B. durch Aufarbeitung seiner eigenen Geschichte, abgebaut hat.

Übertragung im therapeutischen Prozess bedeutet, dass der Patient in Bezug auf den Therapeuten/die Therapeutin so denkt, fühlt, wahrnimmt und sich verhält, wie er das in bestimmten Aspekten gegenüber seinen Eltern getan hat. (Die Übertragung der Beziehungen zu anderen Familienmitgliedern, wie z.B. zu Geschwistern, Großeltern usw. lasse ich hier außer Betracht.) Man kann also die Übertragung von Aspekten der Vaterbeziehung und der Mutterbeziehung unterscheiden. Dabei spielt es naturgemäß eine Rolle, ob es sich um einen Therapeuten oder eine Therapeutin handelt.

Auf einen Mann wird der Patient in erster Linie und in stärkerem Maße seine Vaterbeziehung übertragen. Er kann auf den Therapeuten aber genauso Aspekte seiner Mutterbeziehung übertragen. Das ist jedenfalls für die frühen Anteile der Mutterbeziehung einleuchtend, d.h. für die frühen Phasen der Entwicklung des Kindes, in denen die Mutter noch den größten Teil der Welt des Kindes darstellt. Dagegen dürfte eine Übertragung der ödipalen, sexuellen Strebungen des Sohnes zur Mutter auf einen Mann nicht vorkommen: der Patient wird sich also gegebenenfalls nur in eine Therapeutin verlieben. Ich behandle im Folgenden nur die Übertragung auf einen Mann, da ich nur aus meiner eigenen Erfahrung spreche.

Die geheime Sehnsucht nach dem Vater führt häufig zu einer Idealisierung des Therapeuten. Dann läuft die Therapie leicht und angenehm und es stellen sich fast in jeder Stunde Erfolge ein. Ein schönes Beispiel dafür war die Anfangsphase der oben dargestellten Therapie mit Fritz, der mir – in seinen Worten – einen »Zauberhut« aufsetzte. Damit kann der Therapeut arbeiten (falls er nicht selbst zu sehr verstrickt ist). Die Idealisierung wird sich dann auflösen und einer realistischeren Haltung des Patienten Platz machen. Es wird dann mehr realer Kontakt zwischen Patient und Therapeut möglich. Dabei bleibt es allerdings nicht, denn die negativen Aspekte der Vaterbeziehung werden ebenfalls auftauchen.

In der negativen Vaterübertragung kann ein Konkurrenzverhalten zum Therapeuten auftreten. Im Falle des inzestuösen Missbrauchs war der Sohn Konkurrent des Vaters um die Mutter. Ein Konkurrenzverhalten habe ich in der Kindertherapie oft beobachtet, wenn ein Junge über Monate hinweg seine ganze Energie darin investierte, mich bei Konkurrenzspielen zu schlagen. Er will damit beweisen, dass er einem erwachsenen Mann gleichwertig oder gar überlegen ist. In der oben geschilderten Fallgeschichte von Niko war die Konkurrenz mit mir extrem ausgeprägt und mit verletzenden Aggressionen und mit Hass gemischt. Bei erwachsenen Patienten kann sich die Konkurrenz zum Beispiel darin ausdrücken, es immer besser zu wissen als der Therapeut.

Allerdings habe ich auch viele Fälle erlebt, in denen kein Konkurrenzverhalten zu beobachten war. Manche Jungen, die stärker auf den Vater hin orientiert waren, schienen den Kontakt mit dem männlichen Therapeuten zu genießen und zur Stärkung ihrer männlichen Identität zu nutzen. Ein sensibler achtjähriger Junge begrüßte die Therapieverlängerung bei mir mit den Worten, dass die »männliche Energie« gestärkt werden müsse.

Zu den negativen Aspekten der Vaterbeziehung gehören die Furcht vor dem »starken« Vater und die – offene oder geheime – Verachtung des »schwachen« Vaters. Die Furcht vor dem Vater kann dazu führen, dass der Patient auf großem Abstand zum Therapeuten bleibt, sich wie ein »braver Junge« verhält, wenig emotionalen Kontakt zulässt und damit in emotionaler Hinsicht sich nur wenig entwickeln kann.

Die versteckte Überhebung über den Therapeuten und die geheime Verachtung des Therapeuten stellen das meiner Meinung nach schwierigste Problem dar, an dem die Therapie scheitern kann. Diese Überhebung und Verachtung mögen zwar primär aus der Vaterbeziehung stammen, wie ich oben bei den Folgen des Missbrauchs ausgeführt habe, können sie aber auch noch tiefer verborgen in der Mutterbeziehung wurzeln. Überhebung und Verachtung des Therapeuten werden dazu führen, dass die Resultate der konkreten therapeutischen Arbeit entweder innerlich nicht wirklich angenommen oder nachträglich wieder verworfen werden.

Ein krasses Beispiel dieser Art habe ich in der obigen Fallgeschichte von Björn geschildert, der ständig versuchte, mir seine intellektuelle Überlegenheit zu beweisen. Zwar wollte er Hilfe von mir, nahm aber meine Hilfe nicht an. Auch in der Kindertherapie mit Niko kamen seine Überhebung und sein Hass klar zum Vorschein und verhinderten jeden Fortschritt. Allerdings treten Überhebung und Verachtung selten so offen zu Tage.

Überhebung und Verachtung in Bezug auf den Therapeuten sind dem Patienten in aller Regel nicht bewusst, sondern tief vergraben. Selbst wenn in ihm abwertende Gedanken über den Therapeuten aufsteigen, wird er zuerst und wahrscheinlich über lange Zeit versuchen, diese Gedanken beiseite zu drängen und zu ignorieren, anstatt sie auszusprechen. Der Therapeut kann sie also nur aus dem Verhalten des Patienten ihm gegenüber erschließen. Als ein Indiz dafür habe ich öfters ein Misstrauen des Patienten mir gegenüber entschlüsselt. Ein Beispiel dafür findet sich schon in der ersten Fallstudie von Erich, der mir erst in der 90. Stunde (von 100 möglichen Kassenstunden) seine sexuelle Problematik anvertraute.

Ich schildere im Folgenden eine Fallvignette, in der Misstrauen gegenüber dem Therapeuten und dessen geheime Verachtung durch den Patienten deutlicher als üblich zu erkennen waren und zum Abbruch der Therapie geführt haben.

Die Therapie von Herrn L.

Herr L. war ein modisch gekleideter Mann Mitte 30 und kam zur Therapie wegen seiner Unsicherheit und seines Gefühles von Wertlosigkeit, auf Grund dessen er sich durch hohe Leistungsansprüche überforderte. Er hatte 10 Jahre lang in einem technischen Beruf gearbeitet, sich dort enorm unter Druck gesetzt und eine Vielzahl psychosomatischer Beschwerden entwickelt. Er war deshalb jahrelang krankgeschrieben und in einer psychosomatischen Klinik behandelt worden.

An seiner Biographie ist bemerkenswert, dass die Beziehung zu seinem Vater durch Gefühlsarmut und Mangel an Kommunikation gekennzeichnet war. Als Kind hatte er die Vorstellung, dass sein Vater nicht an ihm interessiert sei. In der Pubertät hasste er den Vater und spürte ihm gegenüber eine starke Rivalität. Er war der Liebling der Mutter und wurde von ihr extrem verwöhnt: sie las ihm »alle Wünsche von den Lippen ab«. Er hatte sexuelle Gefühle für sie und beobachtete sie im Badezimmer durchs Schlüsselloch. Wenn er badete, seifte ihn die Mutter am ganzen Körper ein – bis zu seinem 18. Lebensjahr.

Ich skizziere kurz den Therapieverlauf.

Schon bei den Probesitzungen hielt Herr L. solange wie möglich seine Entscheidung zwischen mir und einem anderen Therapeuten in der Schwebe, bevor er sich für mich entschied.

Nachdem er kurze Zeit bei mir in Therapie war, nahm er parallel dazu über Monate an einer Gruppentherapie und an einem »Coaching« in einer sektenartigen Gruppe teil. Diese Aktivität endete durch ein Zerwürfnis mit dem Leiter dieser Gruppe wegen Geldfragen. Es waren in dieser Zeit beachtliche positive Veränderungen bei Herrn L. aufgetreten – er wurde ruhiger, ausgeglichener, gelassener –, aber diese Veränderungen verschwanden wieder nach dem Bruch mit der Gruppe.

Als er eine Stelle im Ausland annahm, kam er vor seinem Umzug zu der letzten vereinbarten Stunde bei mir nicht mehr – ohne abzusagen. Entgegen unserer Abmachung über das Ausfallhonorar bezahlte er die Stunde auch nicht. Er blieb einfach weg, ohne sich zu verabschieden. Ich empfand sein Verhalten als ein Ausdruck von Missachtung mir gegenüber.

In der neuen Stelle scheiterte er nach ca. anderthalb Monaten. An seinen dortigen Wohnort suchte er zwei Monate lang psychotherapeutische Hilfe auf.

Zurück bei mir versuchte er, mich unter Druck zu setzen: er wolle schnelle Verhaltensänderungen. Vielleicht sei Verhaltenstherapie für ihn das Beste, meinte er. Bei dem Therapeuten im Ausland habe er sich so wohl gefühlt (obwohl das kein Verhaltenstherapeut war). Wir vereinbarten vorerst eine Verlängerung von 10 Stunden. In den nächsten Stunden brachte er wenig konkrete Themen ein, an denen er arbeiten wollte.

Zum Beginn des neuen Jahres sandte er mir einen Glückwunsch. In der ersten Stunde im Januar entwickelte sich ungewöhnlich viel Nähe zwischen uns. Er entspannte sich dabei und wurde ganz gelassen. Die Stunde tat ihm erklärtermaßen gut.

In der nächsten Stunde war zu Beginn noch ein bisschen von der Nähe zu merken, die dann aber schnell verschwand. Er eröffnete mir, dass er wegen einer vom Arbeitsamt finanzierten Fortbildung erneut wegziehen würde, d. h. die Therapie bei mir würde wieder unterbrochen oder beendet. Mir fiel auf, wie souverän er die sozialen Netze (Arbeitsamt, Psychiater wegen Atteste usw.) handhabte. Die erneute Fortbildung war für ihn ein Aufschub: dann musste er sich demnächst nicht schon wieder dem Berufsleben stellen.

Er erzählte mir, dass er am Wochenende ein Buch gelesen habe, wie man Frauen anspricht. Er habe das dann praktiziert, es sei ganz leicht gewesen. Dieses Thema hatte er von Anfang an in der Therapie immer wieder vorgebracht, ohne großen Erfolg.

Herr L. warf *mir* die Unwirksamkeit seiner bisherigen Therapien vor, also auch der Therapien, die er nicht bei mir gemacht hatte. Er stimmte mir zu, als ich den Tenor seiner Ausführungen so zusammenfasste: »Therapie ist Scheiße.«

Ich kam zu dem Schluss, dass Herr L. insgeheim die Therapeuten verachtete – eine Haltung, hinter der seine Verachtung seines Vaters (und vielleicht auch seiner Mutter) stand. Diese Verachtung machte es ihm unmöglich, vom Therapeuten etwas anzunehmen. Wenn er schon etwas veränderte (wie das Ansprechen von Frauen, das er erwähnte), dann wollte er es aus eigener Kraft getan haben.

Abschließend deute ich noch einige weitere spezifische Aspekte in der Therapie von Missbrauchsfolgen an.

Die Unklarheit und Verwischung der Grenzen auf Grund der Eltern-Kind-Verstrickung in der Biographie des Patienten kann in der Übertragung dazu führen, dass der Patient selbst die Grenzen des therapeutischen Settings aufzulösen versucht. Er kann z.B. private Nähe zum Therapeuten anstreben, seine Freundschaft suchen, vielleicht erst nach dem offiziellen Ende der Therapie. Das ist problematisch, wenn die Therapie in Wirklichkeit noch nicht abgeschlossen war oder wenn der Patient den Therapeuten erneut therapeutisch brauchen sollte. Die neue Berufsordnung für Psychologische Psychotherapeuten schreibt hierfür eine Abstinenzphase von drei Jahren vor.

Auf der anderen Seite ist der Patient mit einer entsprechenden Vorgeschichte möglicherweise anfälliger gegen Grenzüberschreitungen durch den Therapeuten. Der Therapeut kann z.B. seine eigenen ökonomischen und sozialen Interessen in den Vordergrund stellen. In einem mir berichteten Fall vermietete ein Therapeut eine ihm gehörende Wohnung an einen Ex-Patienten. Dabei fand auf »privater Ebene« weiterhin eine Art von therapeutischer Beratung statt.

Eine subtile Verstrickung des Patienten mit den Interessen des Therapeuten habe ich in der Fallstudie von Michael geschildert. In einer anderen Therapie (Björn) habe ich häufig nicht auf der Einhaltung der Honorarvereinbarung bestanden, dass der Patient eine vereinbarte Stunde, die er nicht rechtzeitig abgesagt hat, selbst bezahlen muss. Meine Duldung dieser Grenzverletzung war möglicherweise nachteilig für den Therapieverlauf.

Ein mögliches weites Feld einer Wiederholung der Missbrauchserfahrung in Übertragung und Gegenübertragung kann der narzisstische Missbrauch des Patienten durch den Therapeuten darstellen. Damit meine ich zum Beispiel die Konstellation, dass der Therapeut sein eigenes Geltungsbedürfnis, sein Bedürfnis nach Macht und Kontrolle usw. insgeheim in den Vordergrund stellt, dass er vom Patienten geliebt und bewundert werden möchte, dass er am Patienten auf versteckte Weise seine Aggressionen auslässt und vieles mehr.

Solche Vorgänge sind schwer nachweisbar und vom Patienten schon gar nicht zu durchschauen. Nur der Therapeut selbst kann durch Selbsterfahrung und eigene Therapie dafür sorgen, solche Prozesse zu vermeiden. Eine nur kognitive professionelle Schulung reicht dazu keinesfalls aus, da sich die unbewussten seelischen Impulse des Therapeuten in jedem noch so technisch ausgearbeiteten und kontrollierten kognitiven System hinter seinem Rücken durchsetzen werden. Ich kenne bislang keine Untersuchungen zu diesem Thema.

7 Historisch-gesellschaftlicher Hintergrund und Folgerungen

In diesem Kapitel werde ich zeigen, dass die Mutter-Sohn-Verstrickung, allgemeiner: der mütterliche Missbrauch der Kinder keine zufällige Randerscheinung darstellt, sondern in der historisch entstandenen gesellschaftlichen Arbeitsteilung zwischen Mann und Frau und der damit verbundenen gesellschaftlichen Prägung der Geschlechterrollen wurzelt. Die bereits referierte Psychoanalytikerin Christiane Olivier hat schon in bemerkenswerter Klarheit die Psycho- und Soziodynamik des Prozesses der Mutter-Sohn-Verstrickung in der heutigen Form analysiert, d.h. wie das Verhältnis zwischen Mann und Frau und zwischen Mutter, Vater und Sohn von einer Generation zur anderen aufrechterhalten wird. Sie sieht diese Verstrickung keineswegs als Ausnahme, sondern als gesellschaftlichen Regelfall, der durch das gesellschaftlich vorherrschende Verhältnis der Geschlechter zueinander bedingt ist.

Die bis heute (oder zumindest bis Ende des 20. Jahrhunderts) vorherrschende gesellschaftliche Arbeitsteilung zwischen Mann und Frau und die Prägung der Geschlechterrollen hat sich in dieser Form im Wesentlichen in den letzten drei Jahrhunderten konkret herausgebildet. Ich stütze mich dabei vor allem auf die Untersuchung von Elisabeth Badinter über die Mutterliebe, in der sie ein umfangreiches historisches Material aufgearbeitet hat (Badinter, 1981). Ein deutscher Beitrag von Karin Hausen über die historische Entwicklung der Geschlechterrollen, den Badinter nicht erwähnt, kommt grundsätzlich zu ähnlichen Ergebnissen (Hausen, 1976, S. 161–191).

Bei meiner Analyse der familiären Konstellationen, die zu einem Missbrauch des Sohnes durch die Mutter führen, hat sich gezeigt, dass beiden idealtypischen Konstellationen ein Machtkampf zwischen den Eltern zugrunde liegt, ein Kampf um Kontrolle in der Familie. Im Typus A verhalten sich beide Eltern entsprechend den traditionellen Rollenerwartungen: der Mann ist »stark«, d.h. dominant, nach außen orientiert auf Leistung, Karriere, gesellschaftlichen Erfolg, verstandesbetont, emotional wenig expressiv, eventuell aggressiv; die Frau ist »schwach«, d.h. gefühlsbetont, auf Familie und Kinder orientiert, »friedlich«. In dieser Konstellation versucht die Frau, auf einem indirekten Weg Einfluss und Kontrolle in der Familie dadurch auszuüben, dass sie die Gefühle der andern Familienmitglieder manipuliert, z.B. indem sie sich hilflos verhält, sich für die Kinder und den Mann aufopfert usw.

Im Typus B sind die Rollen in wesentlichen Teilen verkehrt: die Frau ist dominant bis aggressiv, der Mann ist schwach bis haltlos. Die Frau versucht unverhüllt, Macht und Kontrolle in der Familie auszuüben. Das schließt nicht aus, dass sich eine solche dominante Frau ebenfalls der Techniken der emotionalen Manipulation bedient wie ihre »hilflose« Geschlechtsgenossin.

Nun können wir nicht nur in der einzelnen Familie, sondern in der Gesellschaft insgesamt das Verhältnis zwischen Männern und Frauen unter dem Aspekt des Machtkampfes betrachten und analysieren. Bei dieser gesellschaftlichen Auseinandersetzung geht es um Einfluss und Kontrolle, um Einkommen und Besitz, um Prestige und Ansehen. Die Auseinandersetzung findet im Rahmen der grundlegenden ökonomischen und politischen Strukturen einer Gesellschaft statt und wird durch diese Strukturen geprägt. Das Ergebnis dieses Kampfes schlägt sich in bestimmten rechtlichen und sozialen Institutionen, in Gesetzen, Sitten, Gewohnheiten und Vorstellungen nieder.

Eine institutionell befestigte Vorherrschaft der männlichen Gesellschaftsmitglieder wird üblicherweise als patriarchalische Gesellschaftsform, kurz als Patriarchat bezeichnet. Unsere westlichen, europäischen Gesellschaften gelten seit dem Altertum als patriarchalisch. Nun ist damit allerdings noch nicht allzu viel gesagt, da patriarchalische Strukturen in ganz unterschiedlichen konkreten Formen auftreten und sich historisch verändern.

Im Mittelalter stand die Frau unter der rechtlichen Vormundschaft des Mannes (ebenso wie die Kinder und das Gesinde). Unabhängig davon hatte sie ihren eigenen Bereich in der wirtschaftlichen Produktion, für den sie zuständig war. In der bäuerlichen Familienstruktur, die die Mehrheit der Bevölkerung ausmachte, zum Beispiel, übernahm der Mann die körperlich schwere Arbeit auf dem Feld, während die Frau für die Milchwirtschaft und den Verkauf der Überschüsse auf den Markt zuständig war. Insbesondere für den Marktverkehr entwickelte sie mehr geistige Beweglichkeit als der Mann. In der städtischen Handwerkerfamilie oblag der Frau die Produktion und Konservierung der Lebensmittel, die Herstellung der Kleidung und anderer Verbrauchsgüter des Alltags (es gab ja noch keinen Supermarkt um die Ecke, in dem man jederzeit alles einkaufen konnte). Diese Funktionen hatten die städtischen Frauen noch bis weit in die Neuzeit.

Das Verhältnis zwischen Eltern und Kindern war grundlegend anders, als wir es heute kennen und als »natürlich« betrachten. Das Kind wurde in einen Familienverband hineingeboren, dem nicht nur seine Eltern, sondern auch Großeltern und sonstige Verwandte sowie Knechte und Mägde angehörten. Es gab keine Kleinfamilie, sondern das »ganze Haus«.[38] Ich kenne keine Untersuchungen darüber, wie das Verhältnis zwischen Mutter und Kind im Mittelalter qualitativ beschaffen war. Man muss davon ausgehen, dass die Mutter ihre Funktion für den wirtschaftlichen Unterhalt des ganzen Hauses weiter wahrnahm, auch wenn sie sehr kleine Kinder hatte. Es gab ja viele andere Mitglieder des Hauses, die einspringen und sich um die Kinder kümmern konnten, wenn die Mutter durch ihre Arbeit (z. B. Kühe melken, Verkauf auf dem Markt, Mitarbeit bei der Ernte, auf dem Feld usw.) verhindert war. Eine Art von ausschließlicher Fixierung zwischen Mutter und Kind wie unter Verhältnissen, in denen die Mutter als alleinige Bezugsperson sich um das Kind kümmern kann und muss, dürfte es deshalb unter mittelalterlichen Verhältnissen nicht gegeben haben.

Ich habe die – zugegebenermaßen sehr unzulänglichen – Bemerkungen über die mittelalterlichen Verhältnisse vorangestellt, um auf diesem Hintergrund den

[38] Der Ausdruck stammt von Brunner, 1968, S. 103 ff.

Kontrast der späteren neuzeitlichen Entwicklung deutlicher werden zu lassen. Für die Zeit etwa ab dem 16. bis zum 18. Jahrhundert beschreibt Elisabeth Badinter eine Bewegung, in der die städtischen Frauen sich zunehmend von den Zwängen der Kinderaufzucht befreiten. Man kann diese Bewegung als eine erste Welle der Frauenemanzipation in der Neuzeit betrachten.

Badinter untersucht zuerst die Stellung des Kindes vor 1760 (1981, S. 35 f.). Sie kommt zu dem Ergebnis, dass das Kind gering geschätzt wurde (ebd., 1981, S. 56) und den Eltern, auch den Müttern weitgehend gleichgültig war (ebd., 1981, S. 61 ff.). Badinter stellt dar, wie im 16. bis 18. Jahrhundert die städtischen Frauen in Frankreich – und mehr oder weniger auch im übrigen Europa – die Gewohnheit annahmen, die Kinder gleich nach der Geburt zu einer Amme in Pflege zu geben, und zwar in der Regel für mehrere Jahre. Diese Gepflogenheit herrschte nicht etwa nur bei den adligen Frauen vor, sondern verbreitete sich auch bei den bürgerlichen Frauen sowie bei den Frauen von Handwerkern und Arbeitern, kurz: praktisch bei der ganzen städtischen Bevölkerung. Die dadurch erlangte Freiheit nutzten die Frauen der oberen gesellschaftlichen Schichten, um sich mehr im wissenschaftlichen, philosophischen und künstlerischen Bereich zu betätigen. Die Frauen der arbeitenden Schichten waren voll erwerbstätig. Die bäuerlichen Frauen verdienten sich durch die Ammentätigkeit ein Zubrot und vernachlässigten dabei ihre eigenen Kinder.

In nur wenigen Fällen, vor allem im Adel, wurde die Amme sorgfältig ausgesucht und ins Haus geholt. In allen übrigen Fällen wurde das Kind zu einer mehr oder weniger entfernt lebenden Amme – meist auf dem Land – gegeben. Die Folgen für den Nachwuchs waren überwiegend katastrophal. Aufgrund des meist geringen Interesses der Ammen an den Kindern (die Ammen waren hauptsächlich am Geld interessiert) und nicht zuletzt der daraus folgenden schlechten hygienischen Verhältnisse war die Kindersterblichkeit extrem hoch: ca. ein Viertel der Kinder überlebten das erste Lebensjahr nicht. Dagegen war der Sterblichkeit der Kinder, die von ihrer Mutter ernährt wurden, nur halb so hoch (ebd., 1981, S. 107 f.). Badinter stellt sarkastisch fest, dass die Mutterliebe offenbar kein angeborener Instinkt ist, sondern in starkem Maße von den gesellschaftlichen Verhältnissen geprägt wird.

In der zweiten Hälfte des 18. Jahrhunderts begann ein Umschwung in der gesellschaftlichen Rollenverteilung zwischen Mann und Frau, der zu Stereotypen der Geschlechter führte, die noch bis ins 20. Jahrhundert als »natürlich«, d. h. je nach Standpunkt als »biologisch bedingt« oder »gottgegeben« galten. Die treibende Kraft der Veränderung war die politische und wirtschaftliche Entwicklung. Mit der zunehmenden Entwicklung der kapitalistischen Produktionsweise nahm auch der Bedarf an Arbeitskräften zu (ebd., 1981, S. 116 ff., 120). Die absolutistischen Staaten erkannten in der kapitalistischen Warenproduktion die Grundlage ihrer Macht. Zudem brauchten sie Soldaten für ihre Armeen. Die hohe Kindersterblichkeit durch das Ammenwesen war deshalb eine nicht länger hinnehmbare Verschwendung von menschlichen Ressourcen. Deshalb trat in der zweiten Hälfte, besonders gegen Ende des 18. Jahrhunderts ein grundlegender Wandel der Anschauungen über die Geschlechter und die Rollenverteilung in der Familie ein. Die neuen Anschauungen zielten im Wesentlichen darauf, dass die Mütter wieder selbst die Aufzucht der Kinder übernehmen sollten, anstatt diese Aufgabe an bezahlte Ammen zu delegieren.

Die geistigen Träger dieser neuen gesellschaftlichen Entwicklung waren die Philosophen der Aufklärung (mit der Ideologie der Gleichheit und des individuellen Glücks) und insbesondere Rousseau mit seinen Gedanken über die Erziehung (Badinter, 1981, S. 126 ff.), aber auch Ärzte, Verwaltungsbeamte, Theologen usw. Sie propagierten eine neue Rolle für die Frau, nämlich die der Mutter, die sich für ihre Kinder aufopfert (ebd., 1981, S. 159 ff.). Die Mutterliebe wurde als neuer Wert entdeckt.

Man versuchte, die Frauen durch Versprechungen und durch Drohungen zu überzeugen (ebd., 1981, S. 152 ff., 155). Eine zentrale Rolle spielte die Forderung, dass die Mutter ihr Kind selbst stillen müsse, da bei den bezahlten Ammen die Kindersterblichkeit zu hoch war (ebd., 1981, S. 160 f.). Hinzu kamen auch noch andere Veränderungen im Umgang mit dem Kind. Das Wickelkissen, in dem das Kleinkind fest verschnürt war, wurde abgeschafft, um dem Kind mehr Bewegungsfreiheit zu verschaffen (ebd., 1981, S. 162 f.). Als notwendige Konsequenz musste sich aber die Mutter mehr um das Kind kümmern und konnte weniger anderen Arbeiten nachgehen. Es wurde die Liebe zum Kind propagiert. Kommunikation und Interaktion zwischen Mutter und Kind nahm zu.[39] Parallel dazu wurde die Beziehung zwischen den Ehegatten gefühlsmäßig enger und gewann das Leben in der Kleinfamilie an Bedeutung, ja es wurde zum Garant des persönlichen Glücks ernannt.

In dieser neuen Rolle der Mutter ist von Anfang an die Missbrauchsmöglichkeit eingeschlossen. »Die neue Mutter ist die uns wohlbekannte Frau, die alle ihre Machtwünsche auf die Kinder überträgt«, schreibt Badinter (1981, S. 168). »Wenn es um die Kinder geht, ist ihr kein Aufwand zu groß, weil sie sie als einen Teil von sich selbst empfindet.« »Sie braucht sie um sich, […] weil die Kinder ihr wesentlicher Daseinsgrund sind« (ebd., 1981, S. 169). Die Mutterrolle erhält einen neuen, mystischen Aspekt; die Mutter wird gern mit einer Heiligen bzw. mit der Jungfrau Maria verglichen. Man spricht von der »Berufung« und dem »Opfer« der Mutter (ebd., 1981, S. 178). Die Mutter vergöttert das Kind und opfert sich für es auf. Dieser auf Rousseau zurückgehende moralisierende Diskurs fördere eine masochistische Haltung der Mutter, meint Badinter (1981, S. 215).

Bei der Analyse der historisch-gesellschaftlichen Veränderungen muss man beachten, dass es große klassenspezifische Unterschiede bei der Rezeption der Rolle der neuen Mutter gab. Das mittlere Bürgertum, in dem die Frau es ökonomisch nicht mehr nötig hatte, neben ihrem Mann zu arbeiten, war der Träger dieser neuen Bewegung (Badinter, 1981, S. 171 f.). Dagegen hielten die aristokratischen Frauen am längsten an der alten Gewohnheit fest, ihre Kinder zu

39 Aus heutiger psychologischer Sicht über die Persönlichkeitsentwicklung ging es also nicht nur um die Vermehrung der Anzahl der Arbeitskräfte, sondern auch um die höhere Qualifikation der Arbeitskraft, da die Qualität der Mutter-Kind-Beziehung eine grundlegende Rolle für die Entwicklung der intellektuellen und psychischen Differenzierung des Kindes spielt.

Ammen zu geben (ebd., 1981, S. 173 f.). Die Frau aus der Mittelschicht hatte dagegen in ihrer neuen Funktion die Gelegenheit zu einem Aufstieg und zu einem Machtzuwachs erkannt, der der Aristokratin gleichgültig war, weil letztere schon über genügend gesellschaftlichen Einfluss verfügte. Zusätzlich zur Schlüsselgewalt erhielt nun die Bürgersfrau Gewalt über Menschen, nämlich die Entscheidungsbefugnis über ihre Kinder. Die mütterlichen Befugnisse wurden zu Lasten der väterlichen Autorität verstärkt (ebd., 1981, S. 177), sodass die Entstehung der neuen Rolle der Mutter von einem Niedergang der Vaterrolle begleitet war (ebd., 1981, S. 177, 225 ff.).

Mit der Übernahme der Führungsrolle im Haus eignete sich die Mutter viele der Funktionen des Vaters an: Sie erlangte das Primat in der Familie, während der Vater sich zurückzog. Bis ins 17. Jahrhundert galt der Vater als Stellvertreter Gottes und des Königs in der Familie. Im 19. Jahrhundert trat die Staatsautorität an die Stelle des Vaters und überwachte und kontrollierte die elterlichen Funktionen (ebd., 1981, S. 230 ff.). Die Rolle des Vaters reduzierte sich auf die Rolle des Ernährers der Familie. Den ganzen Tag über physisch abwesend und am Abend abgespannt, hatte der Vater keine große Gelegenheit mehr, eine nähere Beziehung zu seinen Kindern aufzubauen (ebd., 1981, S. 235). Erst die ökonomische Emanzipation der Frau im 20. Jahrhundert hat das Nachdenken über die Vaterrolle neu angestoßen (ebd., 1981, S. 236).

Zusammenfassend können wir also festhalten, dass es zwei Ursachen für die Entstehung der neuen Mutterrolle gab. Grundlegend waren die Bedürfnisse der bürgerlichen Produktionsweise und des Staates nach mehr und nach qualifizierteren Arbeitskräften und das Verlangen des Staates nach mehr Soldaten. Hinzu kam die Interessenlage der Frauen des wohlhabenden Bürgertums als Träger dieser neuen Entwicklung. Diese Frauen gewannen durch die neue Mutterrolle einen Zuwachs an sozialem Einfluss und sozialem Ansehen.

In den unteren Klassen (Arbeiter, kleine Handwerker, Bauern) dauerte es aus ökonomischen Gründen sehr viel länger, mindestens noch das ganze 19. Jahrhundert hindurch, bis sich die neue Mutterrolle durchgesetzt hatte, da diese Frauen wesentlich zum Familienunterhalt beitragen mussten (ebd., 1981, S. 178 f.). Die Kinder der mittellosen Familien wurden entweder einer Amme überlassen oder ausgesetzt; die Sterblichkeitsrate war unverändert hoch (ebd., 1981, S. 180). Aber auch im wohlhabenden Bürgertum wurde bis zum Ende des 19. Jahrhunderts noch häufig eine Amme vom Land ins Haus geholt; viele Frauen erfüllten die neue Mutterrolle nur formal (ebd., 1981, S. 184 f.). Badinter fasst zusammen, dass es in der Mitte des 19. Jahrhunderts noch kein einheitliches mütterliches Verhalten gab (1981, S. 181). Es dauerte noch bis ins 20. Jahrhundert, bis sich die neue Mutterrolle auch in der Arbeiterklasse durchgesetzt hatte.

Was Badinter bei der Entstehung der Rolle der neuen Mutter ab dem 18. Jahrhundert nicht berücksichtigt hat, ist die sexuelle Unterdrückung, die die Frau im Vergleich zum Mann in spezifisch unterschiedlichem Maße getroffen hat.[40] Die sexuelle Unterdrückung wurde im 18. Jahrhundert mehr verinnerlicht und somit

40 Siehe dazu grundlegend Ussel, 1977.

wirksamer. Dabei waren die Frauen (wie auch schon früher) stärker betroffen: zum Beispiel wurden außerehelicher Geschlechtsverkehr, uneheliche Kinder usw. in sehr viel stärkerem Maße der Frau als dem beteiligten Mann angelastet und sozial sanktioniert. Der Ehemann hatte die sozial tolerierte Möglichkeit, seine sexuellen Bedürfnisse bei Prostituierten zu befriedigen, die Ehefrau nicht. Was liegt näher, als dass die Ehefrau und Mutter ihre unbefriedigten sexuellen Bedürfnisse mehr oder weniger unbewusst auf den Sohn überträgt? Man sieht, dass schon in dem ganzen sozialen System der Keim der inzestuösen Verstrickung steckt.

Ich deute noch kurz an, wie Badinter die Entwicklung der Mutterrolle im 20. Jahrhundert darstellt (Badinter, 1981, S. 237 ff.). Sie führt aus, wie der auf Rousseau zurückgehende moralisierende Diskurs durch den medizinischen Diskurs der Psychoanalyse überlagert wurde. Badinter bemerkt zutreffend, dass durch die Psychoanalyse die Mutter zur zentralen Persönlichkeit der Familie gemacht und zur Hauptverantwortlichen für das Glück ihrer Sprösslinge befördert wurde (1981, S. 237, 189). Damit erhielten die Mütter eine ungeheure Verantwortung, und es ist nicht verwunderlich, dass sie häufig von Angst- und Schuldgefühlen geplagt werden (ebd., 1981, S. 238). Auf die übrige Kritik von Badinter an der Psychoanalyse gehe ich hier nicht weiter ein (1981, S. 245 ff.).

Am Ende steht die Schlussfolgerung von Badinter, dass die Mutterliebe nur ein Gefühl und als solches wesentlich von den Umständen abhängig sei (1981, S. 297). Sie kommt zu einem relativ optimistischen Ausblick auf eine Annäherung und Angleichung der Geschlechter.[41]

Fassen wir die Ergebnisse der historischen Betrachtungen zusammen. Die gesellschaftliche Entwicklung der letzten drei Jahrhunderte hat der Frau eine Rolle zugeordnet, die wesentlich durch die folgenden Aspekte gekennzeichnet ist. Die Frau findet ihre vorrangige soziale Aufgabe in ihrer Funktion als Ehefrau und als Mutter von Kindern. Sie widmet ihre Arbeit ausschließlich der Regeneration der Arbeitskraft des Mannes und der Aufzucht der Kinder. Ihr Tätigkeitsfeld ist der Haushalt. Sie stellt ihre eigenen Bedürfnisse zurück und opfert sich als Mutter für die Kinder auf. Darin findet sie die höchste Erfüllung ihres Lebens.

In der Rolle der sich aufopfernden Mutter ist der Missbrauch schon angelegt. Der zentrale Angelpunkt für den Missbrauch ist die Ideologie des Opferns. Ich habe bereits bei den Fallstudien schon öfter auf den Aspekt hingewiesen, dass die missbrauchende Mutter davon redet, sich zu opfern (z. B. bei Canetti). Das stimmt tatsächlich in der Hinsicht, dass die Frau, die ihr ganzes Leben auf die Rolle der Mutter und Hausfrau beschränkt, einen wesentlichen Teil ihrer Bedürfnisse nach Entfaltung ihrer eigenen Persönlichkeit opfert. Jeder Mensch braucht für das Opfer seiner Bedürfnisse eine Gratifikation – was liegt näher, als sie beim Nachwuchs zu suchen, der der Nutznießer des Opfers ist? Sie verlangt

[41] In ihren neuesten Büchern aus den letzten Jahren kritisiert Badinter allerdings vehement den heutigen separatistischen Feminismus, z. B. in »Fausse route« (2003).

deshalb umgekehrt auch von ihren Kindern ein entsprechendes Opfer, insbesondere vom Sohn, da ihr ja der Mann die Rolle von Hausfrau und Mutter aufgedrängt hat und der Nutznießer davon ist.

Aber auch unabhängig von einem ihm abverlangten Opfer wird das Kind betrogen. Hat eine Mutter ihre Bedürfnisse geopfert, so steht sie dem Kind nicht mehr als eine konkrete Person mit einem Profil von eigenen Bedürfnissen gegenüber. Es gibt keine klare Grenze zwischen den beiden Personen, an der Kontakt stattfinden kann. Das Kind trifft auf eine Maske, und es wird in einem tiefen Sinne alleingelassen.

Die Ideologie von der selbstlosen und sich aufopfernden Mutter stellt selbst einen Missbrauch der Frau dar. Es verstößt gegen ihre Würde als Mensch, sie auf eine bestimmte Funktion zu reduzieren.

Zum Abschluss soll noch die Frage aufgeworfen werden, wie sich der Missbrauch in der Eltern-Kind-Beziehung vermeiden oder zumindest vermindern lässt. Als Therapeut verzichte ich auf Ratschläge, da Ratschläge meiner Erfahrung nach sowieso nur in den seltensten Fällen etwas nützen. Ein Patient (Fritz) hat schon als Kind und Jugendlicher die Haltung seiner Mutter, sich für andere aufzuopfern, klar erkannt. Er wollte ihr helfen, »sich selbst zu leben«. Damit hat er sicher den Gegenpol des Aufopferns getroffen. Allerdings kann niemand einem anderen dazu verhelfen, sich selbst zu leben: Sich selbst leben kann jeder eben nur selbst.

Allerdings ist es möglich und zulässig, aus den vorliegenden Ergebnissen einige gesellschaftspolitische Folgerungen zu ziehen. Nach meiner Auffassung bestünde die beste Vorbeugung gegen den mütterlichen Missbrauch der Kinder in einer völligen gesellschaftlichen Gleichstellung der Geschlechter. Das ist dann besonders einsichtig, wenn die Frau ihr entgangene Lebensaufgaben an ihre Kinder delegiert, weil ihr auf Grund der gesellschaftlichen Verhältnisse bestimmte Berufe und Positionen versagt geblieben sind. Die Frau müsste also die gleichen politischen, wirtschaftlichen und sozialen Chancen für ihre Entwicklung erhalten wie der Mann.

Auf der anderen Seite müsste der Mann in der ureigensten Domäne der Frau, nämlich bei der Erziehung der Kinder, die gleiche Stellung wie die Frau erhalten. Bis heute ist die Erziehung der Kinder fast ausschließlich Sache der Frauen. In der Familie ist weitgehend die Mutter zuständig. In den staatlichen Institutionen ist das Lehrpersonal überwiegend weiblich: Im Kindergarten zu 90 %, an Grundschulen zu 85 %, an Hauptschulen zu 53 %, an Sonderschulen zu 72,5 %, Realschulen zu 60,9 % (siehe Etzold, 2002, S. 23). Hier haben die Frauen eine Machtposition erobert, die sie trotz aller ihrer sonstigen Forderungen nach einer Gleichstellung mit dem Mann nicht ohne weiteres aufzugeben geneigt scheinen.

Es geht hier nicht in erster Linie um eine rechtliche Gleichstellung – die besteht ja weitgehend –, sondern um die Aufhebung der tatsächlichen Ungleichheit, die vor allem in Gewohnheiten, Einstellungen, Vorurteilen usw. wurzelt. Wenn in anderen gesellschaftlichen Bereichen die »Quotenfrau« als Mittel der Gleichstellung mit dem Mann fungiert hat, müsste im Erziehungswesen entsprechend der »Quotenmann« eingeführt werden.[42] Für die familiäre Erziehung würde die Gleichstellung bedeuten, dass sich Väter und Mütter in gleichem Umfang um die Erziehung der Kinder kümmern. Das ist nur möglich – zumindest solange die Kinder klein sind –, wenn beide beruflich Teilzeit arbeiten und wenn die Kinderbetreuung in stärkerem Umfang an gesellschaftliche Einrichtungen (Kinderkrippen, Tagesstätten usw.) übertragen wird.

Ein gravierendes Hindernis für eine solche Regelung lag und liegt bisher in der Inflexibilität der Wirtschaft (vor allem in Deutschland), sich auf Teilzeitarbeit einzulassen. Ich sehe hierfür keinen vernünftigen ökonomischen Grund. Im Gegenteil: Es ist bei gesamtwirtschaftlicher Betrachtung unökonomisch, wenn eine Hausfrau ihre Arbeitskraft ausschließlich für ihren Mann und ihre Kinder aufwendet, denn in den Preis der Arbeitskraft des Mannes gehen ja auch die Kosten für den Unterhalt seiner Ehefrau als Hausfrau mit ein.

Seit 1.1.2001 gilt eine neue gesetzliche Regelung, die die Teilzeitarbeit in weiterem Umfang als bisher ermöglicht: das Teilzeit- und Befristungsgesetz[43]. Danach hat jeder Arbeitnehmer, dessen Arbeitsvertrag länger als 6 Monate bestanden hat, unter bestimmten Bedingungen einen Rechtsanspruch auf Teilzeitarbeit, den er ggf. auch gerichtlich durchsetzen kann. Auch wenn damit nicht alle Hindernisse für Teilzeitarbeit weggefallen sind, so sind in Zukunft doch die Möglichkeiten besser, die Elternfunktionen zu teilen.

Zur hier geforderten Gleichstellung gehört natürlich auch die volle rechtliche und soziale Gleichstellung der unehelichen Väter in Bezug auf ihre Kinder. Ähnliches gilt für die geschiedenen ehelichen Väter beim Sorgerecht und Besuchsrecht bezüglich ihrer Kinder. Hier ist vor allem ein Umdenken der Gerichte und Behörden (Jugendämter) erforderlich.

Es wäre allerdings eine Illusion zu glauben, dass mit der völligen Gleichstellung der Geschlechter in der Elternfunktion alle Formen des Missbrauchs automatisch entfallen würden. Bei Familien, in denen ein Elternteil weitgehend oder ganz fehlt, gelten meine vorangehenden Überlegungen sowieso nur eingeschränkt oder gar nicht. Aber auch in Familien mit zwei Eltern würde die grundsätzliche Tendenz der Eltern, im ehelichen Machtkampf und bei Trennung und Scheidung die Kinder jeweils auf ihre Seite zu ziehen, mehr oder weniger fortbestehen, auch wenn die Chancen dann ausgewogener wären.

Die Neigung eines Elternteils, sei es Mann oder Frau, sich erotisch einem gegengeschlechtlichen Kind zuzuwenden, wäre auch weiterhin nicht ausgeschlossen, allerdings unter egalitären Verhältnissen zwischen den Eltern schwerer zu realisieren, weil der andere Elternteil größere Chancen hätte zu intervenieren. Ähnliches dürfte für die Parentifizierung eines Kindes gelten. Der symbiotische Missbrauch schließlich hätte (in Zwei-Eltern-Familien) die geringsten Chancen, weil eine ausschließliche symbiotische Fixierung zwischen einem Elternteil und dem Kind kaum noch möglich wäre.

[42] So die Forderung von Sabine Etzold, 2002, S. 23.
[43] vom 21.12.2000, BGBl. I, S. 1966.

Literatur

Amendt, G. (1994). Wie Mütter ihre Söhne sehen. Frankfurt a.M: Fischer.

Amendt, G. (1999). Vatersehnsucht. Annäherung in elf Essays. Universität Bremen.

Andresen, K. & Gatterburg, A. (2002, 25. Februar). *Scheidungskampf – Beute Kind. Ein Krieg, den alle verlieren.* Der Spiegel, Nr. 9, S. 124–135.

Andritzky, W. (2003). *Parental Alienation Syndrome. Nicht instrumentalisieren lassen.* Deutsches Ärzteblatt für PP und KJP, 2, 81–82.

Badinter, E. (1981). Die Mutterliebe. Geschichte eines Gefühls vom 17. Jahrhundert bis heute. München: Piper. (Französische Originalausgabe »L´amour en plus«, 1980 bei Flammarion, Paris).

Badinter, E. (2003). Fausse Route. Paris: Odile Jacob.

Blesken, K. W. (1998). *Der unerwünschte Vater. Zur Psychodynamik der Beziehungsgestaltung nach Trennung und Scheidung.* Praxis der Kinderpsychologie und Kinderpsychiatrie, 5, 344–354.

Braconnier, A. (2005). Mère et Fils. Paris: Odile Jacob.

Brinck, C. (2002, 23. Dezember). *Nicht ohne meinen Papa. Trotz Patchwork-Familie und Scheidungswut. Kinder brauchen ihre Väter.* Die Zeit, Heft 1, S. 9.

Brunner, O. (1968). Das »Ganze Haus« und die alteuropäische »Ökonomik«. In: O. Brunner (Hrsg.), Neue Wege der Verfassungs- und Sozialgeschichte (2. Aufl.) (S. 103–127). Göttingen: Vandenhoeck und Ruprecht.

Canetti, E. (1965). Die Blendung. Frankfurt a.M.: Fischer.

Canetti, E. (1979). Die gerettete Zunge. Geschichte einer Jugend. Frankfurt a.M.: Fischer.

Canetti, E. (1982). Die Fackel im Ohr. Lebensgeschichte 1921 bis 1931. Frankfurt a.M.: Fischer.

Canetti, E. (1988). Das Augenspiel. Lebensgeschichte 1931 bis 1937. Frankfurt a.M.: Fischer.

Dornes, M. (2001). Der kompetente Säugling. Die präverbale Entwicklung des Menschen. Frankfurt a.M.: Fischer.

Egle, U. T., Hoffmann, S. O. & Joraschky, P. (2005). Sexueller Missbrauch, Misshandlung, Vernachlässigung (3. Aufl.). Stuttgart, New York: Schattauer.

Etzold, S. (2002, 25. Juli). *Die neuen Prügelknaben. Nicht Mädchen, sondern Jungen werden in Schule und Elternhaus benachteiligt. Doch die Erkenntnis setzt sich bei Pädagogen nur zögernd durch.* Die Zeit, Nr. 31, S. 23.

Freud, S. (1999). Vorlesungen zur Einführung in die Psychoanalyse. In: A. Freud et al. (Hrsg.), *Gesammelte Werke 11.* Frankfurt a.M.: Fischer. (Nachdruck der Ausgabe von 1917)

Freud, S. (1999). Das Ich und das Es. In: A. Freud et al. (Hrsg.), *Gesammelte Werke 13* (S. 235–289). Frankfurt a.M.: Fischer. (Nachdruck der Ausgabe von 1923)

Freud, S. (1999). Der Untergang des Ödipuskomplexes. In: A. Freud et al. (Hrsg.), *Gesammelte Werke 13* (S. 393–402). Frankfurt a.M.: Fischer. (Nachdruck der Ausgabe von 1924)

Freud, S. (1999). Neue Folge der Vorlesungen zur Einführung in die Psychoanalyse. In: A. Freud et al. (Hrsg.), *Gesammelte Werke 15.* Frankfurt a.M.: Fischer. (Nachdruck der Ausgabe von 1932)

Freud, S. (1999). Abriss der Psychoanalyse. In: A. Freud et al. (Hrsg.), *Gesammelte Werke 17* (S. 63–138). Frankfurt a.M.: Fischer. (Nachdruck der Ausgabe von 1938)

Frick, J. (2005). Die Droge Verwöhnung. Beispiele, Folgen, Alternativen (3. Aufl.). Bern, Göttingen, Toronto, Seattle: Hans Huber.

Fromm, E. (1956). Die Kunst des Liebens. Frankfurt a. M., Berlin, Wien: Ullstein.

Hausen, K. (1976). Die Polarisierung der »Geschlechtscharaktere«. Eine Spiegelung der Dissoziation von Erwerbs- und Familienleben.In: W. Conze (Hrsg.), Sozialgeschichte der Familie in der Neuzeit Europas. Neue Forschungen, S. 367–393. Stuttgart: Klett.

Kahlweit, C. (2003). *Weniger Probleme, bessere Noten.* In: Süddeutsche Zeitung vom 1.7.2003, S. 9.

Mahler, M., Pine, F. & Bergman, A. (1980). Die psychische Geburt des Menschen. Symbiose und Individuation. Frankfurt a. M.: Fischer.

Margolis, D.P. (1996). Freud and his Mother. Preoedipal Aspects of Freud's Personality. Northvale, New Jersey, London: Jason Aronson.

Meister Eckehart (1979). Deutsche Predigten und Traktate. Hrsg. und übers. von Josef Quint. Zürich: Diogenes.

Miller, A. (1983). Das Drama des begabten Kindes und die Suche nach dem wahren Selbst. Frankfurt a. M.: Suhrkamp.

Miller, A.(2004). Die Revolte des Körpers. Frankfurt a. M.: Suhrkamp.

Norwood, R. (1986). Wenn Frauen zu sehr lieben. Die heimliche Sucht gebraucht zu werden. Reinbeck bei Hamburg: Rowohlt.

Olivier, C. (1989). Jokastes Kinder. Die Psyche der Frau im Schatten der Mutter. München: dtv.

Porot, M. (1954). L'enfant et les realtions familiales. Paris: Presses Universitaires de France.

Rath, C. (2003). *Der Anspruch auf Familienleben hat seine Grenzen.* Badische Zeitung vom 9.7. 2003.

Richter, H.-E. (2003). Eltern, Kind und Neurose. Psychoanalyse der kindlichen Rolle (31.Aufl.). Reinbeck bei Hamburg: Rowohlt.

Röhr, H.-P. (1998). Ich traue meiner Wahrnehmung. Sexueller und emotionaler Missbrauch oder Das Allerleirauh-Schicksal. Düsseldorf: Walter.

Saint-René Taillandier, M. M. L. (1996). Heinrich IV.: Der Hugenotte auf Frankreichs Thron (2.Aufl.). München: Diederichs.

Sandler, J., Dare, C. & Holder, A. (2001). Die Grundbegriffe der psychoanalytischen Therapie (8. Aufl.) Stuttgart: Klett-Cotta.

Satir, V. (1973). Familienbehandlung. Kommunikation und Beziehung in Theorie, Erleben und Therapie. Freiburg im Breisgau: Lambertus.

Schumann, E. (2000). *Erfüllt das neue Kindschaftsrecht die verfassungsrechtlichen Anforderungen an die Ausgestaltung des nichtehelichen Vater-Kind-Verhältnisses?* Zeitschrift für das gesamte Familienrecht, Heft 7, S. 389–399.

Shengold, L. (1989). Soul Murder. The Effects of Childhood Abuse and Deprivation. New Haven, London: Yale University Press.

Stern, D. (2001). Tagebuch eines Babys (9. Aufl.). München, Zürich: Piper.

Ussel, J. van (1977). Sexualunterdrückung. Geschichte der Sexualfeindschaft (2. Aufl.). Gießen: Fokus.

Walser, M. (1993). Die Verteidigung der Kindheit. Frankfurt a. M.: Suhrkamp.

Wurzbacher, G. (1958): Leitbilder gegenwärtigen deutschen Familienlebens. (3. Aufl.). Stuttgart: Enke.

Stichwortverzeichnis

Kohlhammer